Cordshagen-Fischer • Fischer

Therapie-Tools
Akzeptanz- und Commitmenttherapie (ACT) mit Kindern und Jugendlichen

E-Book inside auf psychotherapie.tools

Mit dem untenstehenden Download-Code erhalten Sie dieses Buch als E-Book im PDF-Format. Hierfür ist eine Registrierung auf www.psychotherapie.tools notwendig:

1. www.psychotherapie.tools/e-book-inside öffnen.
2. Code eingeben.
3. Auf »Freischalt-Code einlösen« klicken. Der Code ist einmal gültig.
4. Im Warenkorb auf »Zur Kasse« klicken und Vorgang nach Login abschließen.

Das E-Book steht Ihnen in Ihrem Kundenkonto unter »Mein Material« zur Verfügung. Es ist ausschließlich für den persönlichen Gebrauch einer einzelnen Person bestimmt.

Für Institutionen und Teams bieten wir gestaffelte Mehrplatz-Lizenzen an, die sich an der Zahl Ihrer Nutzer:innen orientieren. Kontaktieren Sie uns unter vertrieb-psychotherapie.tools@beltz.de und sichern Sie sich Ihre Mehrplatz-Lizenz!

7YHY653MK6

Tanja Cordshagen-Fischer • Jens-Eckart Fischer

Therapie-Tools

Akzeptanz- und Commitmenttherapie (ACT) mit Kindern und Jugendlichen

Mit E-Book inside und Arbeitsmaterial

2., neu ausgestattete Auflage

BELTZ

Tanja Cordshagen-Fischer, Dipl. Psych.
Praxis für Kinder- Jugendlichenpsychotherapie
Bahnhofstraße 15
22880 Wedel

Jens-Eckart Fischer, Dipl. Psych.
Psychiatrische Klinik Lüneburg
Am Wienebütteler Weg 1
21339 Lüneburg

Dieses Buch ist erhältlich als:
ISBN 978-3-621-29264-1 Print
ISBN 978-3-621-29265-8 E-Book (PDF)

2., neu ausgestattete Auflage 2024

Beltz Verlagsgruppe GmbH & Co. KG
Werderstraße 10, 69469 Weinheim
service@beltz.de

Lektorat: Sophia Kremer
Umschlagbild: Lina Marie Oberdorfer
Illustrator: Sylvain Merot

Herstellung: Lelia Rehm
Satz: Markus Schmitz, Altenberge
Druck und Bindung: Beltz Grafische Betriebe, Bad Langensalza
Beltz Grafische Betriebe ist ein Unternehmen mit finanziellem Klimabeitrag (ID 15985-2104-1001).
Printed in Germany

Weitere Informationen zu unseren Autor:innen und Titeln finden Sie unter: www.beltz.de

Inhalt

Verzeichnis der Arbeits- und Informationsblätter

6 Selbst-als-Kontext 198

7 Elternarbeit 235

8 Fallkonzepte 285

Vorwort – An der Kletterwand

Bist du mit dem, was du tust, wirksam und wofür?

Die Anwendung von Akzeptanz- und Commitmenttherapie (ACT) mit Kindern, Jugendlichen und Familien ist wie gemeinsames Klettern an einer Kletterwand mit einer Toprope-Sicherung. Wir Therapierenden begleiten den Weg, die Route an der Kletterwand und ermöglichen, neue Erfahrungen zu machen. Das kann manchmal von unten geschehen, aber auch auf gleicher Höhe mit den Kindern und Jugendlichen.

Wir Therapierenden haben vielleicht schon viele solcher Kletterwände selbst erklommenen, viele Menschen beim Klettern begleitet und für mögliche Techniken angeleitet. Aber wir müssen auch feststellen, dass jede Kletterwand anders ist, ja sogar jede einzelne Kletterstelle an der Kletterwand anders ist und dass die Voraussetzungen eines jeden Kletternden anders sind.

Um gemeinsam eine Kletterwand zu erklimmen, braucht es Absprachen und Vertrauen. Es ist wichtig, sich mit allen Beteiligten darüber zu einigen, wer welche Aufgabe hat, wo wir hinwollen und wie wir dies erreichen können. So geben Eltern und Bezugspersonen Sicherheit, Halt und sind immer da, um Entwicklungen zuzulassen. Dafür müssen sie sich selbst mit ihren Werten, Erlebensvermeidungen und Fusionen beschäftigt haben. Wenn sie die Sicherung übernehmen, halten sie das Seil sicher in ihren Händen, wenn sie zu zweit sind, können sie sich abwechseln. Allein verantwortlich zu sichern bedeutet, zwischendurch Pausen zu machen, um gut mit den eigenen Kräften umzugehen.

Klettern bedeutet, achtsam Schritt für Schritt, Griff für Griff weiterzukommen. Es braucht eine genaue Wahrnehmung für die Gegebenheiten der Kletterwand. Immer wieder tauchen beim Klettern Gedanken auf wie „Werde ich es schaffen?“ oder als Anleiterin „Erkläre ich es verständlich genug?“. Möglicherweise treten auch Gefühle von Angst, Frustration oder Resignation auf. Dann hilft es häufig, das Wohin und das Wofür im Blick zu behalten, um sich gemeinsam einer nächsten Etappe an der Kletterwand zuzuwenden.

Für das Klettern wie für die Psychotherapie sind Mut, Offenheit und die Bereitschaft, Neues zu erproben, wichtig.

Wenn man sich in der Therapie an der Kletterwand mit den Kindern und Jugendlichen und häufig auch mit den Eltern befindet, bemerkt man oft, dass auch wenn wir neben- und miteinander klettern, jede*r seine/ihre eigene Herausforderung hat. Jede*r hat sein bzw. ihr persönliches Stück Kletterwand. Dies gilt es zu beachten: Es ist notwendig, die Perspektive des/der anderen wahrzunehmen, um überhaupt Unterstützung geben zu können. Gleichzeitig sind die Therapierenden mit ihrer Aufgabe bzw. ihrem Abschnitt der Kletterwand beschäftigt. Es ist wichtig, auch dies nicht aus dem Blick zu verlieren.

Klettern macht vielen Kindern, Jugendlichen und auch so manchem Erwachsenen Spaß.

Wir wünschen Ihnen viel Spaß mit diesem Buch sowie interessante und neue Anregungen.

Hamburg, im Winter 2022 *Tanja Cordshagen-Fischer und Jens-Eckart Fischer*

Hinweise zur Arbeit mit diesem Buch

Icons zur Orientierung

Um sich im Buch schnell und effektiv zurechtzufinden, sind auf allen Arbeits- und Informationsblättern Icons abgebildet. Anhand dieser Icons können Sie direkt sehen, für wen das vorliegende Informations- oder Arbeitsblatt gedacht ist und wie es eingesetzt werden kann. Die folgenden Icons werden Ihnen auf den verschiedenen Arbeitsblättern begegnen:

T **Therapeut*in**: Dieses Icon kennzeichnet Informations- oder Arbeitsblätter, die für die Therapeutin bzw. den Therapeuten selbst gedacht sind.

K **Kind**: Diese Arbeitsmaterialien sind primär für Kinder gedacht. Sie können auch für therapeutische Übungen genutzt werden, die das Kind außerhalb der Therapie durchführt.

J Jugendliche: Diese Arbeitsmaterialien sind primär für Jugendliche gedacht. Sie können auch für therapeutische Übungen genutzt werden, die der / die Jugendliche außerhalb der Therapie durchführt.

E Eltern: Diese Arbeitsmaterialien sind für die Eltern gedacht.

Ran an den Stift: Dieses Icon fordert dazu auf, einen Stift zur Hand zu nehmen und Antworten und Überlegungen direkt auf dem Arbeitsblatt oder auch separat zu notieren.

Input für's Köpfchen: Auf diese Weise markierte Abschnitte beinhalten Hintergrundinformationen für eine vertiefte Auseinandersetzung mit den Inhalten der Therapie.

Hier passiert etwas: An dieser Stelle werden Handlungsanweisungen für Therapeut*innen oder Patient*innen gegeben.

Wie sag ich's? Dieses Icon kennzeichnet Beispiele in wörtlicher Rede als Beispielformulierungen für Therapeut*innen.

Einfach zuhören … Mit diesem Icon gekennzeichnete Übungen finden Sie als Audio-Dateien im Online-Arbeitsmaterial.

AB **Arbeitsblätter** stellen in der Regel Grundlagen für Übungen dar.

INFO **Informationsblätter** fassen Informationen zu einem bestimmten Therapiethema zusammen.

Genderneutrale Sprache

Wir verwenden das Gendersternchen (*, z. B. Psychotherapeut*innen, Patient*innen). Indem wir eine diskriminierungssensible Sprache verwenden, sollen möglichst alle Menschen einbezogen und angesprochen werden.

Einführung

Die psychotherapeutische Arbeit mit Kindern und Jugendlichen beinhaltet, sich mit den unterschiedlichen Entwicklungsphasen zu beschäftigen, passende altersentsprechende Interventionen anzubieten und gleichzeitig die wesentlichen Systemmitglieder zu beachten und einzubeziehen. Therapeut*innen werden bei der Arbeit mit Kindern und Jugendlichen und ihren Bezugspersonen mit unterschiedlichen Konstellationen, Notlagen und Herausforderungen konfrontiert. Die Akzeptanz- und Commitmenttherapie (ACT) stellt als integrativer und diagnoseübergreifender, wirksamer Ansatz der Verhaltenstherapie eine wertvolle Ergänzung und Erweiterung dar.

Die Akzeptanz- und Commitmenttherapie zeichnet sich insbesondere durch die Arbeit mit Metaphern, erlebnisorientierten Übungen und einer intensiven professionellen Beziehungsgestaltung aus. Dies bietet breite Möglichkeiten für den Einsatz von kreativen Techniken und ist damit eine ideale Voraussetzung für die Arbeit mit Kindern und Jugendlichen aller Entwicklungsstufen. ACT wird bereits von vielen Psychotherapeut*innen im Bereich der Erwachsenenpsychotherapie in vielfältiger Weise eingesetzt und als bereichernd und hilfreich erlebt. Die Wirksamkeit wurde in einer Vielzahl von Studien nachgewiesen (Gloster et al., 2020). Auch in die Kinder- und Jugendlichenpsychotherapie findet ACT zunehmend Eingang, wobei sich hier Forschung und eine dem Alter und Entwicklungsstand entsprechende Methodik noch in der Entwicklung befinden (Fang & Ding, 2020). Die Akzeptanz- und Commitmenttherapie ist wissenschaftstheoretisch dem Funktionalen Kontextualismus zuzuordnen (Zettle et al., 2016) und baut auf den verhaltensanalytischen Prinzipien des Radikalen Behaviorismus sowie der in der Mitte der 1980er-Jahre entwickelten Bezugsrahmentheorie (engl. Relational Frame Theory, RFT) auf (Törneke, 2010).

Während es bei der Erstellung von Verhaltensanalysen primär um die Darstellung der Funktionalität von Verhalten geht, um es vorhersagen und verändern zu können, wurde die RFT entwickelt, um den Besonderheiten von Sprache und Kognitionen Rechnung zu tragen und so auch eine funktionale Analyse sprachlichen Verhaltens zu ermöglichen. Unter Einbezug der Verhaltenstheorien und der RFT arbeiteten Steven Hayes und seine Kolleg*innen im Weiteren die sechs ACT-Kernprozesse heraus, die die Grundlage von ACT-Interventionen bilden. Ergänzend werden evolutionsbiologische Ansätze und Aspekte der Bindungsforschung integriert (Whittingham & Coyne, 2019).

Insbesondere für die Kinder- und Jugendlichenpsychotherapie bieten diese Konzepte die Chance, entwicklungsbezogene und damit altersentsprechende und passgenaue Fallkonzepte zu entwickeln und entsprechende Interventionsplanungen vorzunehmen.

In der Akzeptanz- und Commitmenttherapie geht es im Kern, um die Erweiterung von psychischer Flexibilität und damit um eine Erweiterung des Verhaltens- und Lebensspielraums. Psychische Flexibilität beschreibt die Fertigkeit eines Individuums, im Kontakt mit dem gegenwärtigen Moment das eigene Verhalten flexibel und an den eigenen Werten orientiert zu wählen und auszuführen (Luoma et al., 2009).

Grundannahmen der ACT. In der Akzeptanz- und Commitmenttherapie wird davon ausgegangen, dass schwierige und unangenehme Erfahrungen, ebenso wie schwierige und unangenehme Gedanken, Erinnerungen, Körperempfindungen und Gefühle, Teile unseres Lebens sind. Psychisches Leid entsteht, wenn wir (beeinflusst durch sprachliche Prozesse) unser Verhalten darauf ausrichten, das innere Erleben, also Gedanken, Erinnerungen, Körperempfindungen und Gefühle, zu kontrollieren. Dann besteht die Gefahr, dass wir die Dinge aus dem Auge verlieren, die wirklich bedeutsam für uns sind, dass wir unser Verhalten einengen und nicht mehr ausreichend in Kontakt mit Verstärkern kommen. Diese Einengung von Verhalten finden wir häufig bei Menschen mit sogenannten psychischen Störungen. So ist es z. B. einer 16-jährigen Jugendlichen möglicherweise vom Herzen her wichtig (in der

ACT nennen wir dies Werte), sich echt und authentisch zu zeigen. Gleichzeitig hat sie immer wieder den Gedanken, dass sie nicht gut genug sei und abgelehnt werde, verbunden mit einem Gefühl von Angst und Scham. Sie versucht, diese Gedanken und Gefühle zu vermeiden, indem sie nicht wirklich zeigt, was sie denkt und fühlt. Sie ist verschmolzen (fusioniert) mit diesen Gedanken, sie nimmt diese wörtlich und hält sie für wahr. Sie ist beschäftigt mit Erlebensvermeidung – Vermeidung von Angst und Scham –, indem sie Situationen vermeidet, in denen diese Gefühle auftreten könnten. Ihren Wert verliert sie hierdurch zunehmend aus dem Blick und handelt nicht mehr in Richtung dieses Wertes. Zeigt sie diese Verhaltensweisen öfter, kann dies z. B. mit der Entwicklung von depressiven Denk- und Verhaltensmustern einhergehen.

Hier setzen die sechs ACT-Kernprozesse an.

(1) Defusion versus Kognitive Fusion

In diesem Kernprozess der ACT geht es darum, Gedanken als Gedanken zu erkennen anstatt als Wahrheiten. Wir Menschen sind oft in unseren Gedanken, verschmelzen mit ihnen (Fusion), nehmen sie wörtlich und lassen sie unser Handeln bestimmen. Wir sind dann häufig nicht mehr ausreichend sensitiv für (innere und äußere) Hinweisreize sowie mögliche Handlungsalternativen und verlieren aus dem Blick, was uns wirklich wichtig ist. Ziel der Defusion ist, die Fusion zu lösen und Gedanken als das, was sie sind, zu erkennen, nämlich Produkte unseres Verstandes und somit einen Abstand von diesen und einen Spielraum für hilfreiche Entscheidungen und Handlungen zu ermöglichen.

(2) Akzeptanz versus Erlebensvermeidung

Akzeptanz bedeutet »das bewusste Annehmen einer absichtsvoll offenen, empfänglichen, flexiblen und nicht urteilenden Haltung gegenüber dem Erleben im gegenwärtigen Augenblick« (Eifert & Gloster, 2016, S. 16). Oft versuchen wir von uns als unangenehm bewertetes Erleben zu vermeiden. Wir wenden hier Strategien, welche in der äußeren Welt gut funktionieren, für unsere innere Welt (unser Erleben) an. Wenn uns z. B. ein Möbelstück nicht mehr gefällt, können wir es entsorgen. Ähnlich versuchen wir das Erleben aversiver innerer Ereignisse zu kontrollieren oder zu minimalisieren. Erlebensvermeidung und -kontrolle führen oft zu einer kurzfristigen Erleichterung, wodurch dieses Verhalten negativ verstärkt wird (etwas Unangenehmes fällt weg). Gleichzeitig kann Erlebensvermeidung die Kenntnis eigener Gefühle behindern. Wenn wir mit Erlebensvermeidung beschäftigt sind, verlieren wir den Kontakt zum jeweiligen Moment, dies schränkt unsere Sensitivität für innere und äußere Hinweisreize ein. Langfristig führt Erlebensvermeidung zu einer oft weitreichenden Einschränkung des Lebensraumes, die der Kern vielen Leidens ist (Eifert, 2011). Akzeptanz hingegen bedeutet, das aktuelle Erleben anzunehmen ohne gegen dieses zu kämpfen.

(3) Kontakt mit dem gegenwärtigen Augenblick versus Dominanz der vorgestellten Vergangenheit und Zukunft

Achtsamkeit bedeutet, auf eine bestimmte Weise aufmerksam zu sein, bewusst im gegenwärtigen Augenblick, ohne Bewertung und ohne Veränderung des Erlebten (Kabat-Zinn, 2007). Es geht nicht darum, etwas Bestimmtes zu fühlen oder zu erreichen, sondern wohlwollend und neugierig auf den gegenwärtigen Augenblick zu achten, ihm bewusst zu begegnen anstatt zu reagieren. Achtsamkeit ermöglicht die Wahrnehmung innerer und äußerer Hinweisreize und zwischen diesen zu unterscheiden. Innere Hinweisreize im jeweiligen aktuellen Moment wahrzunehmen, ist eine wichtige Voraussetzung für Akzeptanz: Erst indem ich den stetigen Strom meiner Gedanken im jeweiligen Moment wahrnehme, kann ich aktiv Abstand zu ihnen einnehmen (Defusion). Achtsamkeit ermöglicht auch, aus automatisierten Handlungen auszusteigen. Es geht nicht darum, »dass wir sämtliche Gedanken an die Zukunft oder Vergangenheit unterbinden«. Es geht darum, flexibel zu sein, »in der Gegenwart zu sein, wenn das Fokussieren darauf am zweckmäßigsten ist, in der Zukunft zu sein, wenn es am wichtigsten ist zu planen und in der Vergangenheit zu weilen, wenn das Erinnern die besten Resultate liefert« (Luoma et al., 2009, S. 57).

(4) Werte versus mangelnde Werteklarheit

Werte helfen uns Menschen, eine Richtung für unser Leben auszuwählen, sie geben uns eine Orientierung. Werte sind das Ergebnis einer freien Wahl dessen, was in unserem Leben bedeutsam sein soll. Es geht darum zu überlegen, was mir etwas bedeutet, was wirklich wichtig für mich ist und welche Version meiner selbst ich sein möchte. Im Gegensatz zu Zielen können Werte nicht erreicht und abgehakt werden, sie können in jedem Moment des Lebens gelebt werden. Werte können die Motivation erhöhen, möglicherweise auftretende, kurzfristige, negative Konsequenzen in Kauf zu nehmen, um dann in Kontakt mit möglichen, langfristigen, positiven Konsequenzen zu kommen. So können sie die Auftretenswahrscheinlichkeit von Verhaltensweisen erhöhen, welche mit einer Bereicherung des Lebens einhergehen. Die Erarbeitung von Werten in der Therapie ermöglicht, eine Richtung zu wählen, welche eine Alternative zum Kampf und zur Beseitigung der eigenen, schwierigen Gedanken und Gefühle darstellt.

(5) Engagiertes Handeln versus Untätigkeit und Vermeidung

Engagiertes Handeln meint, im Einklang mit seinen Werten zu handeln. Es geht darum, konkrete Ziele aus den gewählten Werten abzuleiten und schrittweise umzusetzen. Es bedeutet auch, flexibel zu handeln, sich also an die Herausforderungen einer Situation anzupassen und das Verhalten, je nach Erfordernissen, entweder beizubehalten oder zu ändern.

(6) Selbst-als-Kontext versus Selbst-als-Konzept

In der ACT werden drei Formen des Selbst unterschieden:

(1) Selbst-als-Konzept (auch Selbst-als-Inhalt genannt)
Unser Selbstkonzept entwickelt sich im Laufe der Kindheit und Jugend. Hiermit sind die Inhalte unseres Selbst gemeint, dazu gehören alle Überzeugungen, Vorstellungen, Bilder, Urteile und Erinnerungen, die unser Selbstkonzept bilden, die beschreiben, wer wir sind (Harris, 2011).
Es wird im Laufe der Jahre aus den Zuschreibungen anderer und unseren Selbstbeschreibungen gespeist. Diese Selbstkonzepte können nützlich sein. Sie machen uns verlässlicher und vorhersehbarer für unsere Mitmenschen. Ein starres Festhalten an ihnen kann jedoch zu einem eingeschränkten Verhalten führen und engt dadurch unseren Lebensraum ein.

(2) Selbst-als-Prozess (auch Wahrnehmendes Selbst genannt)
Hiermit ist »der kontinuierliche Prozess der Wahrnehmung unseres Erlebens gemeint« (Harris, 2011, S. 280). Es geht um die Wahrnehmung von Gedanken, Gefühlen und Körpersensationen im jeweiligen Moment und es geht darum, in der Lage zu sein, diese zu benennen.

(3) Selbst-als-Kontext (oder auch Beobachter-Selbst genannt)
Hier geht es um einen übergeordneten Aspekt des Selbst, einen Aspekt, der nicht betrachtet werden kann. Es ist »die Perspektive / der Standpunkt, von dem aus Wahrnehmung geschieht« (Harris, 2011, S. 281). Es geht darum, dass wir nicht unsere Erfahrungen (Gedanken, Gefühle, Körpersensationen) sind. Wenn wir unsere Erfahrungen wahrnehmen können, können wir nicht unsere Erfahrungen sein. Das Beobachter-Selbst ist ein sicherer und stabiler Ort, von dem aus auch als schwierig bewertete Gedanken und Gefühle mit Abstand beobachtet und die stetigen Veränderungen unseres Erlebens betrachtet werden können.

Die folgende grafische Darstellung der sechs Kernprozesse im sogenannten »Hexaflex-Modell« (Abb. 0.1) macht besonders deutlich, dass alle sechs Prozesse sich gegenseitig beeinflussen.

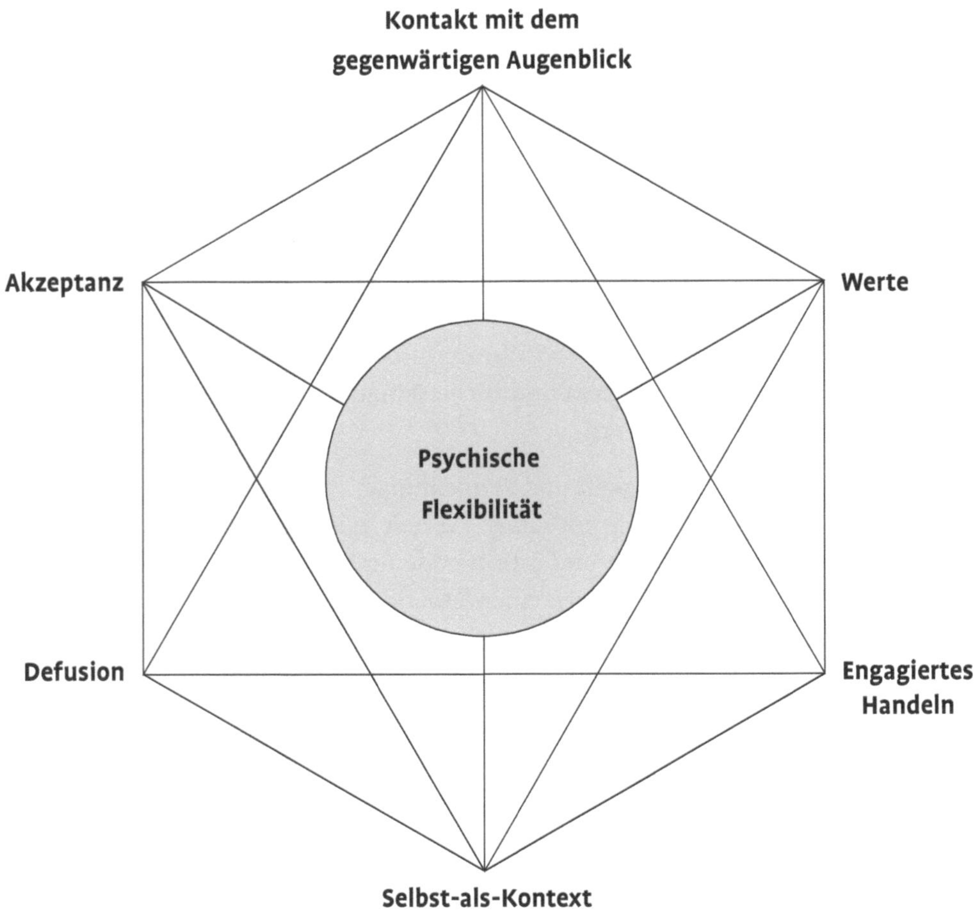

Abbildung 0.1 Hexaflex der sechs Kernprozesse

Ebenso wie in der psychotherapeutischen Arbeit mit Erwachsenen geht es in der ACT mit Kindern und Jugendlichen im Kern um die Erweiterung von psychischer Flexibilität. Besonderheiten der Anwendung von ACT in der Arbeit mit Kindern und Jugendlichen sind der Entwicklungsaspekt und der notwendige Einbezug von Bezugspersonen.

In der Arbeit mit Kindern und Jugendlichen kann die ACT unter Einbezug dieser Besonderheiten auf mehreren Ebenen wirkungsvoll angewendet werden. Diese werden im Folgenden erläutert.

ACT in der Arbeit mit Jugendlichen

Häufig kommen Jugendliche mit der Sorge »Wenn ich eine Psychotherapie mache, bin ich dann ein Psycho?« in die ersten Sitzungen. Die ACT, als prozessbasiertes und transdiagnostisches Verfahren, trägt deutlich zu einer Entlastung und zu einer tatsächlichen und erlebten Entpathologisierung der Jugendlichen bei. In der ACT ist eine explizite klassifikatorische Diagnose nicht gefordert, stattdessen orientiert sich die Behandlungsplanung an den Fertigkeiten in den jeweiligen Kernprozessen und nicht an einem manualisierten, störungsspezifischen Vorgehen. Aus der ACT-Perspektive betrachten wir die Jugendlichen nicht als krank, sondern als Menschen, die sich mit ihren aktuellen Lösungsstrategien festgefahren haben. Grundhaltungen der ACT sind die Begegnung auf Augenhöhe von Patient*in und Therapeut*in« und die Überzeugung »Wir Menschen sitzen alle in einem Boot«, da wir alle immer wieder mit eigenen schwierigen Gedanken und Gefühlen konfrontiert sind und uns alle auch immer wieder im Umgang mit diesen »verkämpfen«. Diese Haltung erweist sich unserer Erfahrung nach als hilfreich und passend in der Beziehungsgestaltung mit Jugendlichen.

Viele Jugendliche sind in ihrem Alltag mit diversen »Du musst«-Aussagen der begleitenden Erwachsenen konfrontiert: »Du musst deine Hausaufgaben machen«, »Du musst einen guten Schulabschluss schaffen« etc. Gleicheichzeitig ist die Entwicklung von Autonomie im Jugendalter ein zentrales Thema. Die Jugendlichen wenden sich zunehmend von den begleitenden Erwachsenen ab und orientieren sich an ihrer Peergroup. Diese Entwicklungsschritte gehen häufig mit Verunsicherungen einher, verschiedene Versionen des Selbst werden ausprobiert. Hier erweist sich Wertearbeit als passend und hilfreich. In der Wertearbeit geht es um eine eigene freie Wahl, darum, gemeinsam herauszufinden, was den Jugendlichen wirklich wichtig ist, was ihre Werte sind, um letztlich hiernach das eigene Handeln auszurichten. Dieser Prozess hat eine hohe Passung sowohl mit der Autonomieentwicklung als auch mit der Suche nach einem »Wer bin ich eigentlich?« der Jugendlichen. Außerdem kann die Wertearbeit Halt und Orientierung in dieser Phase der Veränderungen und Verunsicherungen bieten. Ebenso hilfreich ist hier eine Stärkung der Selbstwahrnehmung und des Beobachter-Selbst im Sinne der Kernkonzepte »Selbst-als-Prozess« und »Selbst-als-Kontext«. Zudem finden in der Adoleszenz wesentliche Veränderungen im Gehirn statt, zunächst Umstrukturierungen im limbischen System. Der präfrontale Cortex, welcher für höhere kognitive Funktionen – wie etwa die Handlungskontrolle, das Planen oder die Risikoabschätzung von Entscheidungen – verantwortlich ist, reift zuletzt. Hierdurch entsteht vorübergehend ein Ungleichgewicht zwischen präfrontalen und subkortikalen Hirnstrukturen, welches impulsives Handeln und auch Vermeidung als erste Handlungsstrategie begünstigt. Gleichzeitig haben Jugendliche noch wenig Erfahrung mit langfristigem Handeln. Die sechs ACT-Kernprozesse zielen darauf ab, Vermeidung abzubauen und das Verhalten eher an langfristigen als an kurzfristigen Konsequenzen zu orientieren. Durch die Förderung von Achtsamkeit und einer Orientierung auf eigene Werte können Jugendliche für sich erlernen, ihr Handeln weniger impulsiv und vermeidend auszurichten. Nicht immer kommen Jugendliche mit einer eindeutigen Therapie- und Veränderungsmotivation in die Behandlung. Wertearbeit kann in der Arbeit mit Jugendlichen erheblich zur Förderung der Therapiemotivation beitragen und noch über die Therapie hinaus hilfreich orientierend wirken.

ACT in der Arbeit mit Kindern

Auch Kinder neigen zu Erlebensvermeidung sowie kognitiver Fusion und auch sie schränken ihren Handlungsradius ein. Mit fortschreitender Sprachentwicklung (also Zunahme von verbal geleitetem Verhalten) nehmen diese Prozesse zu. Studien zur Relational Frame Theory (RFT) konnten zeigen, dass beim Erlernen von Sprache verbale Beziehungen zwischen Umgebungsreizen, innerem Erleben und Erfahrungen abgeleitet werden. Werden die Beziehungen rigide angewendet, können sie sich ungünstig auf Verhalten auswirken. Dies ist z. B. bei Kindern mit einer Angststörung sehr gut zu beobachten.

Beispiel

Einer unserer kleinen Patienten namens Jonas, ein 8-jähriger Grundschüler, verband viele Dinge des Lebens mit dem Wort *Gefahr*. Diese Bezugnahme war vor dem Hintergrund der erhöhten Ängstlichkeit seiner Mutter, lerngeschichtlich zu verstehen. Für ihn war Dunkelheit mit Gefahr assoziiert, ebenso Hunde, Kopfballschießen, allein einkaufen und einiges mehr. Das Wort *Gefahr* war mit dem Gefühl von Angst verknüpft und löste bei ihm unmittelbar Vermeidungsverhalten aus. Er war stark fusioniert mit dem Gedanken: »Das ist gefährlich!«, und reagierte mit unmittelbarer Erlebensvermeidung, indem er sogar vermied, über diese Dinge zu sprechen. So war er mittlerweile recht begrenzt in seinem Verhaltensrepertoire und zeigte wenig exploratives Verhalten, er war deutlich eingeschränkt in seiner psychischen Flexibilität und auch in seiner Lebensqualität.

In der Arbeit mit Kindern ist dem Alters- und Entwicklungsaspekt Rechnung zu tragen. Da die Lernprinzipien im Sinne der klassischen Konditionierung und auch der operanten Konditionierung bereits direkt nach der Geburt greifen, können diese in jedem Altersbereich hilfreich eingesetzt werden. Zum einen kann in den Therapiesitzungen Zielverhalten (bei Jonas war es z. B. zunächst exploratives Verhalten) operant verstärkt werden, zum anderen können mit den Eltern Verstärkerpläne (bei Jonas z. B. bezogen auf allein im Bett verbleiben) erarbeitet werden. Aufgrund der noch eingeschränkten Fähigkeit zur Abstraktion bei Kindern ist es wichtig, Lernerfahrungen so konkret wie möglich zu gestalten, indem konstant ein Raum für neue Erfahrungen (im Sinne neuen Verhaltens und neuen Erlebens) geschaffen wird. Dabei ist es hilfreich, gemeinsam mit dem Kind eine Haltung von Neugierde und Offenheit zu erschaffen – Offenheit für Experimente, im Sinne von Versuch und Irrtum. Außerdem kann durch konkrete Lernerfahrungen im Sinne von Aktivitäten im Therapieraum das erhöhte Aktivitätsbedürfnis, insbesondere von kleineren Kindern, einbezogen werden. Der / Die Therapeut*in nutzt dabei verhaltenstherapeutische Lernprinzipien, z. B. indem er / sie dem Kind Verhalten vorlebt (Lernen am Modell). Außerdem werden Anlässe für bestimmte Verhaltensweisen geschaffen, um dann dieses Verhalten zu verstärken. Zusätzlich zu diesen Prinzipien des direkten Lernens bietet die RFT hilfreiche Konzepte, welche wertvolle Hinweise für die Auswahl und die Umsetzung von weiteren Interventionen geben. Am Beispiel des 8-jährigen ängstlichen Grundschülers wird deutlich, dass auch bei Kindern Sprache dazu beiträgt, insensitiv für direkte Erfahrungen zu werden. Aufgrund seines Vermeidungsverhaltens kam Jonas mit vielen Verstärkern gar nicht erst in Kontakt. So vermied er z. B. grundsätzlich beim Fußballspielen, Bälle mit dem Kopf anzunehmen, so konnte er hier zum einen seine Fertigkeiten nicht trainieren und verpasste zum anderen mögliche Erfolgserlebnisse. Sein Vermeidungsverhalten war auf die sprachlichen Regeln »Das ist gefährlich« und »Gefährliches probiere ich nicht aus« zurückzuführen. Gleichzeitig war er insensitiv für innere und äußere Hinweisreize. Schon das Wort Kopfball löste bei ihm direkt Angst aus. Er nahm nicht mehr wahr, dass es möglicherweise unterschiedliche Bälle gibt (z. B. Softbälle), dass es einen Unterschied macht, wie hart geschossen wird und dass möglicherweise sein inneres Angsterleben variiert. Ein erster Schritt in der Therapie war, seine Kontextsensitivität (ein wesentliches RFT-Konzept) durch die Förderung von Aufmerksamkeitslenkung auf innere und äußere Reize zu erweitern.

Definition

Kontextsensitivität meint »das Ausmaß, mit dem man die verschiedenen Elemente des Kontextes oder Einflussgrößen wahrnimmt und darauf reagiert« (Vilatte et al., 2020, S. 74).

Zunächst ging es in der therapeutischen Arbeit mit Jonas um Wahrnehmung und Benennung eigener Gedanken, Gefühle und Körpersensationen, um so seine Fertigkeiten im Kernprozess Selbst-als-Prozess zu fördern. Um hierfür einen hilfreichen therapeutischen Rahmen zu schaffen, wurden vielfältige Verhaltensanlässe im Sinne von erlebensorientierten Übungen geschaffen, welche auch in diesem Buch dargestellt werden.

Die in den Übungen gemachten Erfahrungen werden gemeinsam mit dem Kind ausgewertet. Bei der Auswertung stehen u. a. folgende Fragen im Mittelpunkt: »Was ist für mich wirklich wichtig?«, »Wo möchte ich hin?« und »Ist mein Handeln dafür nützlich?« Diese Fragen ermöglichen die Förderung von funktionaler Kohärenz (ein weiteres wesentliches RFT-Konzept). Verhalten, im Sinne von funktionaler Kohärenz, beinhaltet eine Sensitivität gegenüber direkten Erfahrungen. Die Aufmerksamkeit wird auf die Effektivität eigenen Verhaltens gelenkt im Sinne der eigenen Werte, mit dem Ziel, psychische Flexibilität zu fördern.

ACT in der Elternarbeit

Eltern zu sein bedeutet ständige Veränderung und erfordert somit immer neue, sich der jeweiligen Situation anpassende Verhaltensweisen, d. h. psychische Flexibilität. Eltern sind gefordert, sich immer wieder aufs Neue mit dem Entwicklungsstand ihrer Kinder zu beschäftigen. Elterliches Verhalten, welches beim Kleinkind funktionierte, passt möglicherweise im Grundschulalter schon nicht mehr. Studien haben gezeigt, dass ein achtsamer Umgang von Eltern mit ihren Gedanken und Gefühlen entscheidenden Einfluss darauf hat, wie gut Eltern darin sind, ihre Kinder zu fördern und ihnen Grenzen zu setzen (Singh, 2007). Kinder achtsamer Eltern weisen darüber hinaus weniger Verhaltensauffälligkeiten und bessere soziale Fähigkeiten auf (Singh, 2006). Damit Eltern ihr Verhalten adaptiv an den jeweiligen Entwicklungsstand ihres Kindes anpassen können, ist es wichtig, dass sie die Auswirkungen ihres eigenen Verhaltens auf das Verhalten ihres Kindes stetig wahrnehmen und evaluieren. In unserer psychotherapeutischen Arbeit erleben wir oft, dass Eltern ebendies aufgrund von Erlebensvermeidung und Fusion schwerfällt. So reagieren manche Eltern mit Gefühlen von Schuld und Scham auf Verhaltensauffälligkeiten ihrer Kinder. Diesen Eltern fällt es dann zumeist schwer, die in den Elternterminen besprochenen hilfreichen, an den eigenen Werten orientierten Handlungen auszuführen. Oft sind Eltern dann fusioniert mit zweifelnden und selbstabwertenden Gedanken wie »Ich bin eine schlechte Mutter / ein schlechter Vater« oder »Das ist alles meine Schuld«. Sie empfinden Gefühle von Schuld und Scham, erleben diese als aversiv und geraten in ein inneres Stresserleben. Hier kann eine Arbeit an den sechs Kernprozessen hilfreich sein. Gemeinsam mit den Eltern werden die elterlichen Werte mit Hinblick auf die Frage »Was für eine Mutter bzw. für ein Vater möchte ich gerne sein?« erarbeitet. Darüber hinaus kann Defusion Abstand zu den zweifelnden und selbstabwertenden Gedanken ermöglichen. Eine akzeptierende Haltung zu den als aversiv erlebten Gefühlen kann helfen, den Kampf mit diesen zu beenden und das elterliche Verhalten an den eigenen Werten auszurichten.

In der ACT geht es darum, Verhalten (hier das kindliche Problemverhalten) hinsichtlich seiner Funktion im jeweiligen Kontext zu betrachten und durch Kontextveränderungen neues adaptives Verhalten zu ermöglichen. Ein wesentlicher Kontext der Kinder und Jugendlichen sind ihre Eltern. Die Elternarbeit in der ACT-KJP ermöglicht es, den Kontext des Kindes direkt zu verändern.

Die Eltern-Kind-Interaktion

Eltern sind für Kinder das erste zentrale Lernumfeld. Eltern können das Verhalten ihrer Kinder gezielt durch Vorleben und Verstärkung von gewünschtem Verhalten fördern. Sie sind außerdem das erste zentrale sprachliche Umfeld ihrer Kinder. Eltern treten aber nicht nur einseitig kommunikativ in Kontakt mit ihren Kindern, sondern sie erfahren auch Reaktionen ihrer Kinder. Es geht also um Interaktion. Zur konkreten Arbeit an der Eltern-Kind-Interaktion kann der ACT-Ansatz wirkungsvoll um videogestützte, ACT-konsistente Interventionen ergänzt werden. Das Medium Video einzubeziehen, bietet vielfältige Vorteile und Möglichkeiten. Wesentlich hierbei ist das Training von Wahrnehmungsgenauigkeit. Anhand der Videoaufnahmen können die Eltern konkret lernen, das gewünschte Verhalten des Kindes zu bemerken und passend positiv zu benennen (Verstärkung). Auch können sie lernen, ihr eigenes Verhalten mit den darauffolgenden Reaktionen ihres Kindes zu beobachten, um so ihr Interaktionsverhalten zu evaluieren und immer wieder adaptiv anzupassen. Die Arbeit mit dem Medium Video ermöglicht außerdem, weniger über Erziehung und Interaktion reden zu müssen, sondern an diesen erfahrungsbezogen im eigenen Erleben zu arbeiten. Reaktionen der Eltern auf einzelne Videosequenzen können direkt besprochen werden. Dies bietet ideale Voraussetzungen, um gemeinsam mit den Eltern ihre Werte und das darauf aufbauende, engagierte elterliche Handeln zu erarbeiten. Beim gemeinsamen Betrachten der Aufnahmen können gezielt die Gedanken und Gefühle der Eltern in diesen Erziehungssituationen exploriert werden. Zusätzlich kann gemeinsam an den Prozessen Defusion und Akzeptanz gearbeitet werden. Durch Zuwendung zum eigenen inneren Erleben und durch die Förderung von Wahrnehmungsgenauigkeit in Bezug auf das Kind wird die Präsenz der Eltern in dem jeweiligen Moment deutlich gefördert.

Die gemeinsame Betrachtung von Videosequenzen ermöglicht es den Eltern außerdem, sich in eine Beobachterperspektive hinsichtlich ihres eigenen Verhaltens und des ihres Kindes zu begeben. Durch gezielte Fragen kann die Fähigkeit zum Perspektivwechsel bei den Eltern gefördert werden (z. B. »Was denken Sie, wie Ihr Kind diese Situation erlebt?«).

Die therapeutische Haltung im Sinne psychischer Flexibilität

Familien wenden sich oft an uns, wenn sich die Eltern als hilflos im Umgang mit ihren oppositionellen Kindern erleben. Andere Eltern machen sich Sorgen um ihre ängstlichen Kinder oder finden keinen Zugang mehr zu ihren Jugendlichen. Bei uns im Therapieraum sehen wir Kinder, welche kaum ruhig auf dem Stuhl sitzen können, andere verweigern es, überhaupt mit uns zu sprechen. Oft erleben wir als Therapeut*innen einen intensiven Veränderungsdruck, welcher zum Teil von den Eltern ausgeht, aber oft auch von anderen Systemmitgliedern, z. B. Schule und Jugendamt.

Immer wieder werden Therapeut*innen mit dem Wunsch der Beteiligten konfrontiert, so schnell wie möglich eine Problemlösung zu finden. Im Umgang mit diesen komplexen Situationen können die sechs ACT-Kernprozesse auch hilfreich dabei sein, unser eigenes therapeutisches Verhalten immer wieder adaptiv auszurichten und unsere eigene psychische Flexibilität zu erhalten.

Hierbei kann hilfreich sein,

- achtsam wahrzunehmen, wer im System welchen Auftrag an uns hat und welche Handlungsimpulse die damit verbundenen Appelle bei uns auslösen.
- unsere eigenen Erlebensvermeidungen wahrzunehmen, wenn uns z. B. die Sorge vor Ablehnung durch die Eltern davon abhält, ihnen freundlich, aber bestimmt zu sagen, was im elterlichen und damit nicht in unserem Verantwortungsbereich liegt.
- wahrzunehmen, dass wir mit Gedanken verschmolzen sind, z. B. »Wenn ich das Problem nicht gelöst bekomme, bin ich eine schlechte Therapeutin«.
- immer wieder in eine Beobachterperspektive zu wechseln, aus welcher wir alle Systembeteiligten und uns selbst wahrnehmen.
- immer wieder für uns zu klären, was unsere Werte als Therapeut*innen sind, um so eine Richtung für unser Verhalten zu wählen.

Ein geübter Umgang mit den sechs Prozessen zur Förderung der eigenen psychischen Flexibilität als Therapeut*in bedeutet ein eigenes konstantes Training, beispielweise indem wir möglichst viele der Übungen in Eigenerfahrung erproben.

Auf der Grundlage langjähriger Erfahrungen in der Arbeit mit Kindern und Jugendlichen in den unterschiedlichsten Settings haben wir uns, ausgestattet mit einer systemisch-lösungsorientierten Herangehensweise sowie verhaltenstherapeutischen Ansätzen (insbesondere der ACT), seit mehreren Jahren intensiv mit der Entwicklung und Erprobung von erlebnisorientierten Übungen beschäftigt, welche insbesondere dem Entwicklungsaspekt Rechnung tragen.

In diesem Buch werden vielfältige, kreative und altersentsprechende Übungen, Experimente und Metaphern dargestellt. Es besteht die Möglichkeit, einzelne Übungen herauszugreifen und isoliert anzuwenden. Ausgehend von der Idee, dass für eine hilfreiche Psychotherapie ein individuelles Fallkonzept mit darauf aufbauend adaptiv angewendeten Interventionen von Bedeutung ist, werden insbesondere auch Möglichkeiten zur Erstellung einer ACT-Fallkonzeption dargestellt. So können dann auf der Grundlage des Fallkonzeptes gezielt Übungen ausgewählt werden. Ein wesentlicher Aspekt vieler Übungen ist, neue Erfahrungen zu ermöglichen und das Verhaltensrepertoire zu erweitern. Die Aufgabe des / der Therapeut*in ist dabei, diese Übungen so anzuleiten, dass kontinuierlich Kontextsensitivität und funktionale Kohärenz gefördert werden, damit sich letztlich die psychische Flexibilität des Kindes / Jugendlichen erweitern kann. In den einzelnen Übungen finden sich immer wieder Hinweise dazu. Es geht nicht darum, etwas Vorgegebenes zu erreichen oder bestimmte Erfahrungen zu machen, sondern darum, persönliche Prozesse zu fördern und in ihrer Wirksamkeit gemeinsam zu erfahren.

Da auch wir Therapierenden zu Fusion und Erlebensvermeidung mit unseren eigenen Bewertungen, Erwartungen und Selbstbewertungen neigen und dies uns selbst immer wieder in die Quere kommt, ist, um eine konstante Haltung von Offenheit und Neugierde zu erhalten, ein eigener ACT-Prozess als Therapeut*in von grundsätzlicher Bedeutung. Wir wünschen Ihnen viele neue Erfahrungen und natürlich auch Spaß mit Ihren großen und kleinen Patient*innen beim Ausprobieren und Anwenden.

Informationsmaterial

INFO 1 ACT-Wissen vertiefen und sich vernetzen

Therapeutinnen und Therapeuten finden hier eine Zusammenstellung weiterführender und vertiefender Literatur zur Akzeptanz- und Commitmenttherapie.

INFO 1 • T

ACT-Wissen vertiefen und sich vernetzen

Wenn Sie sich mit der Akzeptanz- und Commitmenttherapie in der Arbeit mit Kindern, Jugendlichen und Familien über dieses Buch hinaus beschäftigen möchten, gibt es verschiedene Möglichkeiten.

Die Deutschsprachige Gesellschaft für Kontextuelle Verhaltenswissenschaften (DGKV) versteht sich als Verein, welcher die Verbreitung von ACT im deutschsprachigen Raum fördert, indem er unter anderem die Vernetzung von ACT-Interessierten unterstützt. Es gibt diverse regionale Netzwerke und spezielle Interessengruppen, u. a. auch ACT-Gruppen für die Kinder- und Jugendpsychotherapie. Informationen darüber, welche Netzwerke und welche speziellen Interessengruppen aktiv betrieben werden und wie eine Kontaktaufnahme möglich ist, finden Sie auf der Homepage der DGKV (www.dgkv.info). Hier finden Sie auch eine eigene Seite zum Thema ACT in der Arbeit mit Kindern und Jugendlichen. Außerdem kann auf der Homepage der DGKV ein Veranstaltungskalender eingesehen werden. Mitglieder haben die Möglichkeit, eine umfangreiche Materialiensammlung zu nutzen.

Auf der Homepage der Association for Contextual Behavioral Science (ACBS; contextualscience.org) können wissenschaftliche Artikel, Videos und vieles mehr in englischer und zum Teil auch in deutscher Sprache eingesehen werden. Die Website stellt eine breite Materialiensammlung für die Arbeit mit Kindern, Jugendlichen und Familien zur Verfügung. Auch hier kann ein Veranstaltungskalender eingesehen werden. Einmal jährlich führen sowohl die DGKV als auch die ACBS einen Kongress durch.

Eine erste Einführung in die ACT ermöglichen die folgenden Bücher:

Eiffert, G. (2011). Akzeptanz- und Commitment-Therapie (ACT). Göttingen: Hogrefe.
Harris, R. (2011). ACT leicht gemacht. Freiburg: Arbor.
Hayes, S. C., Strosahl, K. D. & Wilson, K. G. (2014). Akzeptanz- & Commitment-Therapie. Achtsamkeitsbasierte Veränderungen in Theorie und Praxis. Paderborn: Junfermann.

Eine Vertiefung speziell für die Arbeit mit Kindern und Jugendlichen bieten die folgenden Bücher:

Bell, M. & Turell, S. L. (2016). ACT for Adolescents. Treating Teens and Adolescents in Individual and Group Therapy. Oakland: Context Press.
Ciarrochi, J. V., Hayes, L. & Bailey, A. (2012). Get out of your mind & into your life for teens. A guide to living an extraordinary life. Oakland: New Harbinger Publications.
Coyne, L. W. & Murell, A. R. (2011). Freude am Elternsein – Mut zum Erziehen. Hilfe für einen achtsamen und wirksamen Umgang mit Ihrem Kind. Göttingen: Hogrefe.
Dixon, M. R. & Paliliunas, D. (2018). A Behavior Analytic Curriculum for Social-Emotional Development in Children. Illinois: Shawnee Scientific Press.
Greco, L. A. & Hayes, S. (2011). Akzeptanz und Achtsamkeit in der Kinder- und Jugendlichenpsychotherapie. Weinheim: Beltz.
Hayes, L. (2015). The Thriving Adolescent: Using Acceptance and Commitment Therapy and Positive Psychology to Help Teens Manage Emotions, Achieve Goals, and Build Connection. Oakland: New Harbinger.
Muttenhammer, J. & Geisler, U. (2016). Achtsamkeitsübungen mit Kindern und Jugendlichen in der Psychotherapie. Paderborn: Junfermann.
McCurry, C. (2011). Ihr ängstliches Kind mit Achtsamkeit und Akzeptanz begleiten. Freiburg: Arbor.
Sedly, B. (2019). Stuff that Sucks. Tübingen: DGVT.
Sedley, B. & Coyne, L. (2020). Stuff that's Loud – A teen's guide to unspiraling when OCD gets noisy. Oakland: New Harbinger.
Whittingham, K. & Coyne, L. (2019). Acceptance and Commitment Therapie, The Clinicians Guide for Supporting Parents. London: Academic Press.

1 Kontakt mit dem gegenwärtigen Augenblick

Was erlebst du gerade in diesem Augenblick? Und was noch?

Der Kontakt mit dem gegenwärtigen Augenblick ist von Geburt an vorhanden und bei jedem Kind ist dieser für jede Lernerfahrung elementar wichtig und jederzeit zu entdecken. Sie brauchen nur zu beobachten oder sich zu erinnern, wie kleine Kinder Bauklötze oder anderes Spielzeug für sich entdecken.

Hoch aufmerksam, mit allen zur Verfügung stehenden Sinnen, sind sie bei ihrem nächsten kleinen Ziel. Begeisterung, Konzentration und Achtsamkeit oder Gegenwärtigkeit sprechen aus jeder Bewegung, Mimik und Gestik. Es wird mit einer besonderen Beharrlichkeit leidenschaftlich geübt und ausprobiert. Ist das Ziel erreicht, ist es als neues Können in ein sich entwickelndes Repertoire integriert worden. Ist noch Energie vorhanden, wird sich dem nächsten kleinen Ziel mit ganzer Aufmerksamkeit gewidmet. Falls die Energie verbraucht ist, wird zunächst einmal eine Ruhepause zur Erholung eingelegt, bevor der Zyklus von neuem beginnt.

Im Laufe der Entwicklung geht dieser Anfängergeist, sich genauso neuen Herausforderungen zu stellen, verloren und wir versuchen, neue Situationen mit vorhandenen Erfahrungen zu kategorisieren, einzugruppieren, Regeln zu entdecken, sachlich zu erfassen und unserem Sicherheitsbedürfnis anzupassen. Im Mittelpunkt steht nun stetig die Dominanz der vorgestellten Vergangenheit und Zukunft. Mit dem Motto: Spaß in der eigenen Komfortzone haben!

Können wir etwas dafür und sind wir in der Lage, etwas zu verändern? Wir sind jederzeit inneren (Gefühle, Emotionen, Gedanken, Sprache) und äußeren Reizen (Begebenheiten, Situationen, Gespräche) ausgesetzt. Im Autopilotmodus gibt es bestimmte, entwickelte Reiz-Reaktion-Ketten bzw. haben sich Muster in Wenn-Dann-Beziehungen stabil festgelegt. Die Folge ist, dass wir oft nicht situationsorientiert flexibel handeln, sondern unsere Reaktion immer wieder nach dem gewohnten gleichen Muster abläuft.

Wird ein Hinweisreiz erkannt, z. B. ein Geräusch oder ein optischer Eindruck, und wird dieser subjektiv als bedrohlich eingestuft, so löst das Gehirn eine biochemische Kettenreaktion aus. Eine akute Alarmreaktion findet statt, die auf Kampf oder Flucht ausgerichtet ist. Diese läuft automatisch ab, je nach dem jeweiligen Erregungszustand und in der heutigen Zeit oftmals unverhältnismäßig für die Situation und den Kontext. Unsere Vorstellungen aus der Vergangenheit und für die Zukunft zeigen Wirkung.

In vielen Routinehandlungen unseres Alltags ist unser Autopilotmodus sicher hilfreich, besonders wenn es zu Planungs- und Erledigungshandlungen kommen soll. Im Zusammenhang mit unseren Gefühlen ist dieser nicht immer vorteilhaft, sondern führt zu deutlichen Schwierigkeiten und beschreibt eher unsere eingefahrenen Handlungsmuster. Auf einen bestimmten Reiz folgt die gewohnte Reaktion, immer, jahrelang bestätigt durch unsere Bewertungen und Interpretationen. Die notwendige psychische Flexibilität geht verloren und Handlungen werden je nach Befindlichkeit bewertet und als immer wiederkehrender Ablauf vollzogen. Die Freiheit liegt zwischen Reiz und Reaktion, wie Viktor Frankl feststellte, also indem wir innehalten, überlegen, welche unserer Reaktionsmöglichkeiten jetzt die beste ist, erlangen wir unsere Wahlfreiheit zurück. Eine Wahlfreiheit stabilisiert unser Wohlbefinden.

Exkurs

Geschichte von den zwei Mönchen

Zwei Mönche, der eine bejahrt, der andere noch ganz jung, wanderten im Regenwald einen schlammigen Pfad entlang. Sie waren auf dem Heimweg zu ihrem Kloster. Da begegneten sie einer schönen Frau, die hilflos am Ufer eines reißenden Flusses stand.

Der alte Mönch, der die Not der Frau erkannte, hob sie auf seine starken Arme und trug sie hinüber. Sie lächelte und schlang ihre Arme um seinen Hals, bis er sie am anderen Ufer sanft absetzte. Mit einer anmutigen Verbeugung dankte sie ihm, und die Mönche setzten schweigend ihren Weg fort.

Nicht weit von der Klosterpforte konnte der junge Mönch nicht mehr an sich halten: »Wie konntest du nur eine schöne Frau in die Arme nehmen? So etwas ziemt sich nicht für einen Mönch!«

Der alte Mönch sah seinen Gefährten an und sagte: »Ich habe sie dort zurückgelassen. Trägst du sie immer noch?«

Auch unsere Bewertungen und Festlegungen engen uns und andere ein. Wir entfernen uns damit von unserem Anfängergeist, jede Situation wird bewertet und damit eingeengt auf das Maß unseres Sicherheitsbedürfnis. Jede*r Interaktionspartner*in muss den Weg mitgehen oder die Interaktion beenden. Wirklich neue Erfahrungen werden somit verhindert und auf das Maß der/des einen Interaktionspartner*in reduziert. Nicht-Bewerten ermöglicht Freiheit, neue Erfahrung und Vielfalt. Das Prinzip »Kontakt mit dem gegenwärtigen Augenblick« und weiterführend das der Achtsamkeit besteht darin, alle Lebenssituationen – angenehme wie unangenehm scheinende – bewusst wahrzunehmen, ohne sie zu bewerten oder sie verhindern zu wollen, denn der Kern von Leiden sind nicht die Gefühle selbst, sondern unser Umgang mit diesen. Jeder Mensch hat Angst, Wut und Traurigkeit, Schmerzen und viele individuelle Gefühle. Problematisch wird es, wenn wir versuchen, unsere Erfahrungen mit diesen Gefühlen zu vermeiden – also sich eine Erlebensvermeidung entwickelt hat – und dies uns vom engagieren Handeln abhält. Auch nicht unsere Gedanken sind das Problem, sondern unsere Annahme, dass unsere Gedanken (mit einer Dominanz der vorgestellten Vergangenheit und Zukunft) und die Realität eins sind.

Achtsamkeit. Die theoretische Basis der Anwendung achtsamkeitsbasierter Methoden in der Psychotherapie beruht auf der Sicht, dass ein kontraphobischer Umgang mit negativen Emotionen wie Angst, Trauer oder Wut als problemverstärkend erachtet wird.
Schulenübergreifend sind sich Kliniker*innen und Forscher*innen meist einig, dass Vermeidungsverhalten im Umgang mit unangenehmen Erfahrungen als eine wesentliche Ursache für psychische Probleme angesehen werden kann (Meibert, 2016).

Achtsamkeitsübungen ermöglichen uns im gegenwärtigen Augenblick oder im offenen Gewahrsein zu sein, also einfach zu sein, ohne etwas lenken, bewerten oder verändern zu wollen. Den gegenwärtigen Augenblick so anzunehmen, wie er ist und alles was da ist, im Dasein zu lassen. Das Training der Achtsamkeit führt dazu, leichter wahrnehmen zu können, wann es gut ist zu handeln oder besser stillzuhalten. Achtsamkeitsübungen sind von Konzentrations- und Geschicklichkeitsübungen zu unterscheiden. Diese können uns helfen, überhaupt zu lernen, eine Achtsamkeitsübung durchzuführen, wie die Übung auf **AB 3** »Konzentration auf den Atem im Sitzen«. Die Konzentrationsübung mit dem Fokus auf den Atem ist dabei die Einleitungsübung, um im späteren Ablauf im offenen Gewahrsein zu verweilen. In Erweiterung dazu »zielen Meditationsübungen darauf hin, inneres Gleichgewicht, Harmonie und Mitgefühl zu fördern sowie die Weisheit des Wissens darum …« (Frantzis, 2014, S. 53).

Konzentrations- und Geschicklichkeitsübungen verbinden uns ebenso mit dem gegenwärtigen Augenblick, können aber nur mit einer Fokussierung auf einen kognitiven Prozess oder einer motorischen Geschicklichkeit gelingen. Im Gegensatz dazu benötigen Achtsamkeit- und Meditationsübungen nicht die motorische Geschicklichkeit und nicht die Kognition.

Was wir unterscheiden und praktizieren, macht uns aus und wir sollten unsere eigenen Praktiken klar benennen und unterscheiden können. Ein chinesisches Sprichwort der inneren Kampfkünste besagt: »Das, was du praktizierst, das wirst du.«

Leben im Hier und Jetzt. Durch das Training der Achtsamkeit lernen wir, im Hier und Jetzt zu sein, und dass es möglich ist, relativ ruhig und fokussiert zu bleiben, auch wenn schwierige Erfahrungen wie Gefühle, ruminative Gedanken oder Schmerzen ins Bewusstsein treten. Während eines Trainings zum Kontakt mit dem gegenwärtigen Augenblick entwickeln wir Schritt für Schritt eine beobachtend-wahrnehmende Haltung, identifizieren uns nicht mehr so stark mit dem Inhalt der Gedanken und der Intensität der Gefühle und können die vergängliche Natur von Gedanken und Gefühlen erkennen. Das Training der Achtsamkeit und der Kontakt mit dem gegenwärtigen Augenblick führt dazu, die ständigen Aufträge unserer Gedanken, Gefühle und Empfindungen für unmittelbare Problemlösungen wahrzunehmen und sie mit Bewusstheit nicht immer annehmen zu müssen.

Kontakt mit dem gegenwärtigen Augenblick herstellen

Den Kontakt mit dem gegenwärtigen Augenblick herzustellen ist in jeder Situation im Alltag möglich. Achtsamkeit in den Alltag zu integrieren bedeutet, gerade die Dinge mit voller Bewusstheit zu tun, die jetzt getan werden müssen.

Versuchen Sie es, schließen Sie einfach einmal beim morgendlichen Duschen die Augen, erlauben Sie sich eine neue Erfahrung im Sinne »des Anfängergeistes« zu machen. Sie werden feststellen, dass Ihre Handlung »Duschen« komplett abgespeichert ist. Sie haben die Raumgröße im Gefühl und Sie werden auch nicht viel länger als üblich für das Duschen brauchen. Sie werden aber auch feststellen, dass Sie nur duschen und nicht von Gedanken und Gefühlen, Vorbereitungen für den Tag, Beziehungsverwirrungen oder ähnlichem gestört werden. Einfach duschen kann sehr erholsam sein.

Ein weiteres Beispiel aus dem Alltag ist, beim Putzen »nur« zu putzen und nicht an die Arbeit, an zu erledigende Aufgaben, an vergangene Gespräche und vieles mehr zu denken. Auch Gedanken wie »Putzen ist aber langweilig« oder »Ich habe keine Lust dazu« können präsent sein.

Lernen, nur zu putzen, kann sehr hilfreich sein und die Konzentration auf das Wesentliche fördern. Putzen als Alltagsaufgabe wird nur zu einem Problem durch die individuelle Bewertung »langweilig«, »keine Lust« oder die Hoffnung auf eine Belohnung danach und die individuell starke Sehnsucht nach der unmittelbaren Bedürfnisbefriedigung. Dieses können gute Beispiele dafür sein, die Erledigungen des Alltags nicht noch mit Rumination, Vorausplanungen oder möglicherweise mit einer negativen Bewertung zu beschweren. Widerstände fallen immer auf uns selbst zurück. Oftmals gehen wir davon aus, dass jegliche Situation unseres Lebens immer spannend und angenehm sein soll und wir versuchen jederzeit durch Ablenkungen oder Verblendungen von uns selbst als unangenehm eingeordnete Erledigungen zu verschönern oder ein gut funktionierendes Belohnungssystem zu installieren.

In Achtsamkeitstrainings werden die Teilnehmenden ermutigt, mit der gegenwärtigen Erfahrung in einen achtsamen, freundlichen und mitfühlenden Kontakt zu kommen und zunächst möglichst wertfrei wahrzunehmen, was sie erleben, ohne gleich üblichen Handlungsimpulsen zu folgen. Ablehnung von eigenen Gedanken und Gefühlen führt eher zum Kampf und Vermeidungsverhalten und damit zur Verstärkung und Festigung von Problemen.

Achtsamkeit führt nicht zu Gleichgültigkeit, wie oft postuliert wird, sondern eher zu mehr Gelassenheit, Wahrnehmungsgenauigkeit und einem bewussteren Umgang mit unseren Gefühlen und Gedanken. Außerdem werden schwierige Gedanken – und auch Emotionen – nicht verändert bzw. belohnt, sondern es geht darum, ihre vergängliche Natur zu erkennen, indem sie beobachtet werden, ohne sich dabei mit ihnen zu identifizieren oder sie mit eigenen Erfahrungen, Bildern und Bewertungen aufrechtzuerhalten.

In einem achtsamen Leben geht es nicht so sehr um Mitleid oder Leid, sondern eher um Mitgefühl und darum, die Klarheit des jeweiligen Gefühls bewusst wahrzunehmen.

Achtsame Menschen nehmen Gefühle sehr klar wahr und sie werden berührt im Sinne des Mitgefühls, aber sie lassen sich nicht unbewusst von Gefühlen beeinflussen. Der Kern von Leiden ist nicht das Gefühl selbst, sondern unser Umgang mit diesem.

Den Kontakt zum gegenwärtigen Augenblick in einen Therapieprozess zu integrieren bedeutet auch, dass die Patient*innen dazu aufgefordert werden, ihren Anfängergeist zu reaktivieren! Eigentlich erscheint eine Reaktivierung ganz einfach zu sein, da uns die grundsätzliche Fähigkeit von Geburt an mitgegeben ist. Oft ist es aber nicht leicht, unseren Anfängergeist zu aktivieren und ihn trotz all unserer Selbstüberzeugungen und vielen Erfahrungen wieder anzuwenden. Dies kann dann oft nur durch einen bewussten Prozess erfolgreich umgesetzt werden.

Hinderlich kann dabei unser Umgang mit eigenen Fehlern und den Fehlern anderer sein, dieses Hindernis sollte achtsam wahrgenommen werden.

Fehler und Achtsamkeit

- Der Versuch, Fehler zu vermeiden, führt zu Anspannung, zu Druck und zu Enttäuschungen.
- Das Streben, andere auf ihre Fehler hinzuweisen, führt zu Einengung und Isolierung.
- Die Ignoranz gegenüber eigenen Fehlern führt zu Gleichgültigkeit.
- Die Toleranz, Fehler machen zu können, führt zu Offenheit.
- Die Einsicht, aus Fehlern zu lernen, führt zu Lösungen und Entwicklungen.
- Aus Fehlern lernen zu wollen, führt zu Konzentration und Aufmerksamkeit.
- Das Training der Achtsamkeit führt dazu, bei jeder Aufgabe und Herausforderung mit Ruhe und Gelassenheit diese Unterschiede wahrzunehmen.

Es gibt drei Ebenen, über welche Achtsamkeit und der Kontakt mit dem gegenwärtigen Augenblick in die Therapie und Beratung integriert werden können:

(1) durch den / die Achtsamkeit übende*n Therapeut*in,

(2) durch einen über Achtsamkeit informierenden Therapieansatz wie ACT – bei diesem Ansatz erfolgt keine Anleitung einer Meditations-Praxis – oder

(3) durch die achtsamkeitsbasierte Therapie mit Anleitung von Achtsamkeits- und Meditationsübungen.

> Therapeut*innen und Berater*innen können selbst von den Achtsamkeitsübungen profitieren – unabhängig davon, ob sie nun achtsamkeitsbasiert arbeiten oder nicht. Die Forschung hat gezeigt, dass entsprechende Trainings bei Psychotherapeut*innen und Ärzt*innen zu einer Senkung der Stressbelastung und des Burnout-Risikos führen und darüber hinaus zu einer Steigerung des Wohlbefindens und der Arbeitszufriedenheit.
>
> Meibert, 2016, S. 14

Wir alle müssen täglich üben und trainieren!

Alle von uns ausgewählten Übungen und somit auch alle anderen der sechs Kernprozesse der Akzeptanz- und Commitmenttherapie stehen im direkten Zusammenhang mit dem Kernprozess »Kontakt mit dem gegenwärtigen Augenblick«. Jede Übung ist nur wirksam, wenn das Kind bzw. der / die Jugendliche, die Eltern und besonders die Therapeut*innen im gegenwärtigen Augenblick der Übung, der Erfahrung oder der Anleitung sind. Alle Beteiligten müssen ihren Anfängergeist reaktiviert haben und Neugierde für eine neue, andere Erfahrung zulassen, um neue Entwicklungen zu ermöglichen. Sie dürfen nicht durch Routine und Bewertung im alten Stillstand verweilen und diesen sogar noch verfestigen. Der stetige Kontakt zum gegenwärtigen Augenblick ermöglicht Handlungsorientierung und psychische Flexibilität.

Arbeitsmaterial

AB 1 Wahrnehmung von Veränderungen im Raum
Bei dieser Übung geht es um die spielerische Schulung der Aufmerksamkeit und der Wahrnehmungsgenauigkeit. Eine gute Wahrnehmung führt zu mehr Sicherheit, wohingegen Wahrnehmungsfehler oft zu übereilten Reaktionen führen. Zur Nachbereitung dieser Übung kann der Fragebogen **AB 2** »Vertiefungsfragen zur Übungsexploration« eingesetzt werden.

AB 2 Vertiefungsfragen zur Übungsexploration
Dieser Fragebogen kann zum Nachbereiten von Übungen eingesetzt werden, um das Erleben und Empfinden der Teilnehmenden während und nach der Durchführung weiter zu explorieren.

AB 3 Konzentration auf den Atem im Sitzen
Diese Übung kann von Therapeut*innen, Kindern, Jugendlichen und Erwachsenen als tägliche Übung der Achtsamkeit in den Alltag integriert werden. In der Übung wird der Kontakt mit dem gegenwärtigen Augenblick trainiert. Zur Nachbereitung dieser Übung kann der Fragebogen **AB 2** »Vertiefungsfragen zur Übungsexploration« eingesetzt werden. Diese Übung finden Sie als Audio-Datei im Online-Material.

AB 4 Wahrnehmung von Veränderungen im Koffer
Mit dieser Übung werden spielerisch die Schnelligkeit und Genauigkeit von Wahrnehmungen gefördert und das Gedächtnis trainiert. Zur Nachbereitung dieser Übung kann der Fragebogen **AB 2** »Vertiefungsfragen zur Übungsexploration« eingesetzt werden.

AB 5 Wahrnehmung von Veränderungen am Gegenüber
Mit der Übung werden spielerisch die Schnelligkeit und Genauigkeit von Wahrnehmungen gefördert und das Gedächtnis trainiert. Eine gute Wahrnehmung führt zu mehr Sicherheit, Wahrnehmungsfehler hingegen führen oft zu übereilten Reaktionen. Die Förderung des Arbeitsgedächtnisses hat Einfluss auf Lernerfolge. Zur Nachbereitung dieser Übung kann der Fragebogen **AB 2** »Vertiefungsfragen zur Übungsexploration« eingesetzt werden.

AB 6 Steine ertasten
Die Übung kann zusätzlich zur Verhaltensbeobachtung genutzt werden. Wie geht das Kind vor (strukturiert oder wahllos)? Handelt es impulsiv? Versucht es, zu schummeln? Zeigt es Geduld? Zur Nachbereitung dieser Übung kann der Fragebogen **AB 2** »Vertiefungsfragen zur Übungsexploration« eingesetzt werden.

AB 7 Stehe auf einem Bein
Mit der Übung werden Gedankenmuster unterbrochen, da man sich auf das Balancieren konzentrieren muss. Es ist eine sehr einfache, aber nachhaltige Übung. Es wird nur der eigene Körper gebraucht und sie kann an jedem Ort durchgeführt werden. Gute Wahrnehmung und ein stetiges Training führen zu mehr Sicherheit. Zur Nachbereitung dieser Übung kann der Fragebogen **AB 2** »Vertiefungsfragen zur Übungsexploration« eingesetzt werden.

AB 8 Den Wecker finden
Die Übung kann zusätzlich zur Verhaltensbeobachtung genutzt werden. Wie geht das Kind vor (strukturiert oder wahllos)? Handelt es impulsiv? Versucht es, zu schummeln? Zeigt es Geduld?

AB 9 Die eigene Mitte finden
Wie fühlt es sich an, im Gleichgewicht und in Balance zu sein? Wie ist es, die eigene Mitte zu erspüren?

AB 10 Einen neuen Raum entdecken
In der Übung werden spielerisch die Genauigkeit von Wahrnehmungen gefördert und die Aufmerksamkeit trainiert. Eine gute Wahrnehmung führt zu mehr Sicherheit. Eingeschränkte Aufmerksamkeit hingegen führt oft zu übereilten Reaktionen.

AB 11 Achtsamkeitsdyade
Vielen Kindern und Jugendlichen fällt es schwer, eigene Gedanken, Gefühle und Bedürfnisse wahrzunehmen und zu benennen. Indem die Therapierenden dies modellhaft vorleben, kann ein ideales Lernumfeld hierfür geschaffen werden. Diese Übung wurde von Ralf Steinkopff entwickelt.

AB 12 Achtsamer Umgang mit Angst, Wut und Traurigkeit
Dieses Arbeitsblatt eignet sich zur Förderung von Selbstwahrnehmung und Selbsteinschätzung im Sinne der ACT-Kernprozesse »Kontakt zum gegenwärtigen Augenblick« und »Selbst-als-Prozess«. Das Arbeitsblatt kann in der Therapiestunde gemeinsam mit dem Kind durchgegangen werden oder als Beobachtungsaufgabe mit nach Hause gegeben werden. Es eignet sich auch als eine Vorlage für ein Gefühle-Tagebuch. Zusätzlich können hier die Arbeitsmaterialien **AB 15** »Körperumriss für Jungen« und **AB 16** »Körperumriss für Mädchen« eingesetzt werden. Diese ermöglichen den Patient*innen, ihre Empfindungen im Körper zu verorten.

AB 13 Achtsamer Umgang mit Angst
Dieses Arbeitsblatt mit dem Fokus auf Angst eignet sich zur Förderung von Selbstwahrnehmung und Selbsteinschätzung im Sinne der ACT-Kernprozesse »Kontakt zum gegenwärtigen Augenblick« und »Selbst-als-Prozess«. Das Arbeitsblatt kann in der Therapiestunde gemeinsam mit dem Kind durchgegangen werden oder als Beobachtungsaufgabe mit nach Hause gegeben werden. Es eignet sich auch als eine Vorlage für ein Gefühle-Tagebuch. Zusätzlich können hier die Arbeitsmaterialien **AB 15** »Körperumriss für Jungen« und **AB 16** »Körperumriss für Mädchen« eingesetzt werden. Diese ermöglichen den Patient*innen, ihre Empfindungen im Körper zu verorten.

AB 14 Achtsamer Umgang mit Schmerzen
Dieses Arbeitsblatt mit dem Fokus auf Schmerzen eignet sich zur Förderung von Selbstwahrnehmung und Selbsteinschätzung im Sinne der ACT-Kernprozesse »Kontakt zum gegenwärtigen Augenblick« und »Selbst-als-Prozess«. Das Arbeitsblatt kann in der Therapiestunde gemeinsam mit dem Kind durchgegangen werden oder als Beobachtungsaufgabe mit nach Hause gegeben werden. Es eignet sich auch als eine Vorlage für ein Gefühle-Tagebuch. Zusätzlich können hier die Arbeitsmaterialien **AB 15** »Körperumriss für Jungen« und **AB 16** »Körperumriss für Mädchen« eingesetzt werden. Diese ermöglichen den Patient*innen, ihre Empfindungen im Körper zu verorten.

AB 15 Körperumriss für Jungen
Auf diesem Arbeitsblatt können die Patienten ihre Gefühle bzw. ihren Schmerz in einen Körperumriss einzeichnen.

AB 16 Körperumriss für Mädchen
Auf diesem Arbeitsblatt können die Patientinnen ihre Gefühle bzw. ihren Schmerz in einen Körperumriss einzeichnen.

Wahrnehmung von Veränderungen im Raum

Altersbereich: 8–17 Jahre
Themen: Kontakt mit dem gegenwärtigen Augenblick, Veränderungen entdecken, Sinne nutzen, visuellen Sinn trainieren, sich orientieren
Dauer: 25 Minuten
Materialien: Therapieraum mit Gegenständen, Stifte, Uhr

Jede teilnehmende Person wird aufgefordert, sich für eine Minute den Therapieraum genau anzugucken. Nun wird sie gebeten, vor die Tür zu gehen und sich im Geiste Einzelheiten des Raumes nochmal zu vergegenwärtigen.
In der Zwischenzeit verändern die Therapeut*innen durch Umplatzierung oder Wegnahmen die räumliche Struktur oder das Bild des Therapieraumes. Nun wird die teilnehmende Person gebeten, wieder den Raum zu betreten, und angewiesen, die Veränderungen wahrzunehmen und für sich zu notieren. Papier und Stifte werden verteilt. Anschließend wird über die Entdeckungen diskutiert und die Wahrnehmung der teilnehmenden Person interessiert und neugierig herausgefunden. Viele haben Spaß dabei, besondere Feinheiten (umgelegte Schalter, verstellte Uhrzeit etc.) herauszufinden. Es ist möglich, die Übung in Gruppen durchzuführen und zu variieren – bei Wiederholung kann der Schweregrad erhöht werden.

Lerneffekte und Gesprächsthemen
In dieser Übung geht es um die spielerische Schulung der Aufmerksamkeit und der Wahrnehmungsgenauigkeit. Eine gute Wahrnehmung führt zu mehr Sicherheit, wohingegen Wahrnehmungsfehler oft zu übereilten Reaktionen führen.
- ▶ Wer nimmt sich die Zeit für genaue Beobachtungen?
- ▶ Können auch kleinste Veränderungen entdeckt werden?

Wichtig

Vermeiden Sie Situationen, die für Kinder und Jugendliche mit Schreib- und Leseproblemen peinlich sein könnten. Diese Problematik steht hier nicht im Mittelpunkt und sollte an entsprechender Stelle Beachtung finden.

Wahrnehmung von Veränderungen im Raum

Welche Veränderungen im Raum hast du wahrgenommen?

(1) ....

(2) ....

(3) ....

(4) ....

(5) ....

(6) ....

(7) ....

(8) ....

(9) ....

(10) ....

(11) ....

(12) ....

(13) ....

(14) ....

Vertiefungsfragen zur Übungsexploration

Was hast du bei der Übung erlebt?

....

....

Und was noch?

....

....

....

Hast du bei der Übung etwas Neues erlebt?

....

....

Und was noch?

....

....

....

Was hast du bei der Übung wahrgenommen?

....

....

Und was noch?

....

....

....

Vertiefungsfragen zur Übungsexploration

Hast du bei der Übung Neues wahrgenommen?

....

....

Und was noch?

....

....

....

Was hat dir geholfen, die Übung durchzuführen?

....

....

Und was noch?

....

....

....

Was hat zum Gelingen der Übung beigetragen?

....

....

Und was noch?

....

....

....

Vertiefungsfragen zur Übungsexploration

Welche Körperempfindung hast du wahrgenommen?

....

....

Und welche noch?

....

....

War es für dich eine einfache oder eine schwierige Aufgabe?

....

....

Was war schwierig?

....

....

Und was noch?

....

....

Was war leicht?

....

....

Und was noch?

....

....

Vertiefungsfragen zur Übungsexploration

Kannst du dir vorstellen, die Übung wieder durchzuführen?

....

....

Was würde dafür sprechen?

....

....

Und was noch?

....

....

Welche Hindernisse könnte es geben?

....

....

Und welche noch?

....

....

Konzentration auf den Atem im Sitzen

Altersbereich: ab 9 Jahren
Themen: Kontakt mit dem gegenwärtigen Augenblick, Einfachheit, inneres Gleichgewicht
Dauer: 10 Minuten
Materialien: Sitzkissen, Sitzbank, bequeme Kleidung, Gong, Klangschale, Glocke oder ein Klingelton des Telefons, um die Übung einzuläuten

Diese Übung kann von Therapeut*innen, Kindern und Jugendlichen als tägliche Übung der Achtsamkeit in ihren Alltag integriert werden.
Es wird dafür ein Sitzplatz, ein fester Ort, eine bestimmte Zeit und jemand, der diesen Zeitraum schützt, benötigt.

Durchführung

Intro (1 x läuten)

»In der Übung der Achtsamkeit gibt es nichts zu tun oder zu erreichen. In dieser Zeit geht es nur darum, in der Stille zu sitzen und zu sein, einfach nur präsent zu sein.
Wähle dir dafür einen sicheren Ort, an dem du dich wohlfühlst, und eine Zeit, in der du nicht gestört wirst.
Du kannst die Augen schließen oder offenhalten. Wenn du sie offenhältst, ist es gut, sie auf einen Punkt ca. eineinhalb Meter vor dir entfernt auf den Boden auszurichten.
Richte dich bequem auf einem Stuhl, einer Sitzbank oder einem Sitzkissen ein und nimm eine aufrechte und gerade Position ein. Eine Position, die eine innere wache und würdevolle Haltung ausdrückt. Spüre den Kontakt zum Boden.
Nimm wahr, was jetzt gerade da ist, wenn du magst, kannst du überprüfen, ob du die Muskeln im Nacken und im Schulterbereich oder im Kiefer ein wenig mehr loslassen möchtest. Gerade so viel, wie dir angenehm ist.

Einläuten der Achtsamkeitsübung (4 x läuten)

Nun richte die Aufmerksamkeit auf den Atem.
Werde dir bewusst, dass dein Körper atmet.
Beobachte, wie die Luft in den Körper einströmt, sich dort ausbreitet und dann wieder aus dem Körper ausströmt.
Dabei ist es hilfreich, den Ort im Körper zu finden, an dem der Atem für dich heute am deutlichsten zu spüren ist.
Vielleicht das Ein- und Ausströmen der Atemluft an der Nase, vielleicht eine Bewegung im Körper, das Ausdehnen oder Zusammenziehen im Brustbereich oder am Bauch.
Oder wo auch immer für dich heute der Atem am besten zu spüren ist.
Lenke die Achtsamkeit auf den Atem. Einfach atmen.

Die Stille in der Anleitung ermöglicht, das Gesagte wirken zu lassen.

Bleibe mit deiner Aufmerksamkeit bei jedem Atemzug, vom Beginn des Einatmens bis zum Ende des Ausatmens.
Vielleicht kannst du auch die Pause zwischen Ein- und Ausatmen wahrnehmen.
Es geht nicht darum, den Atem zu beeinflussen, sondern um das bewusste Beobachten deines Atems, wie er einströmt und wieder ausströmt.

Konzentration auf den Atem im Sitzen

[*Pause*]

Mit dem eigenen Atem sein.

[*Pause*]

Einfach den natürlichen Atemfluss beachten.

[*Pause*]

Bemerke, wo deine Aufmerksamkeit jetzt ist.
Wenn Gedanken die Aufmerksamkeit an sich ziehen, nimm wahr, dass sie da sind, verbinde dich nicht mit ihnen, sondern kehre sanft wieder zurück zur Beobachtung des Atems.
Der Atem zeigt den gegenwärtigen Moment, denn atmen kann man nur im Jetzt.

[*Pause*]

Es ist ganz normal, dass Gedanken auftauchen, sie kommen, verweilen einen Moment und gehen wieder.
Sie kommen und gehen lassen.
Ganz mit deinem Atem sein.

[*Pause*]

Wenn du bemerkst, dass Gedanken kommen, nimm sie einfach als deine Gedanken wahr und lass sie wieder ziehen, dabei ist es hilfreich, die Aufmerksamkeit wieder behutsam und akzeptierend auf den Atem zu lenken.
Richte deine Aufmerksamkeit auf den Atem. Einfach atmen.

[*Pause*]

Es kann sein, dass Körperempfindungen auftauchen. Nimm sie einfach als deine Empfindungen wahr und richte dann deine Aufmerksamkeit wieder auf deinen Atem.
Mit dem Atem sein.
Verweile in dieser Weise noch einige Atemzüge bei deinem Atem.

[*Pause*]

Wenn du gleich diese Übung beendest und zurück in deinen Alltag kehrst, kannst du vielleicht etwas von dieser akzeptierenden und wohlwollenden Aufmerksamkeit mit in den Alltag nehmen und achtsam deinem Alltag begegnen.«

Ausläuten der Übung (1 x läuten)

Wahrnehmung von Veränderungen im Koffer

Altersbereich: 8–17 Jahre
Themen: Kontakt mit dem gegenwärtigen Augenblick, Training der Wahrnehmung, Veränderungen erkennen
Dauer: 45 Minuten
Materialien: Koffer (Behältnis) mit vielen verschiedenen Gegenständen, Stifte

Durchführung
Papier und Stifte werden verteilt. Im Gruppensetting sitzen die teilnehmenden Personen im Kreis. Den teilnehmenden Personen wird ein Koffer mit vielen sichtbaren Gegenständen (alle Gegenstände müssen wirklich sichtbar sein) für eine Minute präsentiert, verbunden mit der Aufforderung, sich die Gegenstände zu merken.
Nun verändert der / die Therapeut*in die Anzahl der Gegenstände im Koffer. Es können maximal drei weggenommen oder drei andere hinzugefügt werden. Dann wird der teilnehmenden Person der geöffnete Koffer wieder für eine Minute präsentiert, anschließend wird sie dazu aufgefordert, die Veränderungen zu notieren.
Die Ergebnisse und Beobachtungen werden besprochen. Es wird gemeinsam interessiert und neugierig herausgefunden, wie die teilnehmenden Personen die Veränderungen wahrgenommen haben.

Die Übung kann beliebig oft wiederholt und variiert werden, indem man z. B. den Schweregrad, die Zeitspanne oder die Anordnung der Gegenstände im Koffer verändert.

Lerneffekte und Gesprächsthemen
Mit der Übung werden spielerisch die Schnelligkeit und Genauigkeit von Wahrnehmungen gefördert und das Gedächtnis trainiert. Eine gute Wahrnehmung führt zu mehr Sicherheit, wohingegen Wahrnehmungsfehler oft zu übereilten Reaktionen führen. Die Förderung des Arbeitsgedächtnisses hat Einfluss auf Lernerfolge.

Wichtig

Vermeiden Sie Situationen, die für Kinder mit Schreib- und Leseproblemen peinlich sein könnten. Diese Problematik steht hier nicht im Mittelpunkt und sollte an entsprechender Stelle Beachtung finden.

Wahrnehmung von Veränderungen im Koffer

Welche Veränderungen im Koffer hast du wahrgenommen?

(1) ....

(2) ....

(3) ....

(4) ....

(5) ....

(6) ....

(7) ....

(8) ....

(9) ....

(10) ....

(11) ....

(12) ....

(13) ....

(14) ....

(15) ....

AB 5 • T

Wahrnehmung von Veränderungen am Gegenüber

Altersbereich: 8–17 Jahre
Themen: Kontakt mit dem gegenwärtigen Augenblick, Training der Wahrnehmung, Veränderungen erkennen, das Gegenüber achtsam wahrnehmen, Fremdwahrnehmung
Dauer: 15 Minuten

Durchführung

Kind bzw. Jugendliche*r und Therapeut*in stehen sich gegenüber und betrachten sich gegenseitig genau. Das Kind bzw. der / die Jugendliche wird aufgefordert, sich umzudrehen. Der / Die Therapeut*in verändert ein bis drei Details an der eigenen Kleidung, Frisur etc. Dann wird das Kind bzw. der / die Jugendliche aufgefordert, die vorgenommenen Veränderungen herauszufinden. Anschließend werden die Rollen getauscht.

Die Ergebnisse und Beobachtungen werden besprochen. Anschließend wird gemeinsam interessiert und neugierig herausgefunden, wie die Wahrnehmung von Veränderungen für die teilnehmende Person war.

Lerneffekte und Gesprächsthemen

Mit der Übung werden spielerisch die Schnelligkeit und Genauigkeit von Wahrnehmungen gefördert und das Gedächtnis trainiert. Eine gute Wahrnehmung führt zu mehr Sicherheit, wohingegen Wahrnehmungsfehler oft zu übereilten Reaktionen führen. Die Förderung des Arbeitsgedächtnis hat Einfluss auf Lernerfolge.

Wichtig

Manche Patient*innen schämen sich, wenn sie länger und genau angeschaut werden. Achten Sie auf Anzeichen von Scham und intervenieren Sie hier rechtzeitig.

Steine ertasten

Altersbereich: 4–12 Jahre
Thema: Kontakt mit dem gegenwärtigen Augenblick
Dauer: 10 Minuten
Materialien: Steine unterschiedlicher Form und Größe, Tuch zum Verbinden der Augen

Durchführung

Vor dem Kind werden Steine unterschiedlicher Form und Größe ausgebreitet. Das Kind darf sich einen Stein auswählen und abtasten. Dem Kind werden dann die Augen verbunden. Es soll nun durch Tasten den ausgewählten Stein aus allen Steinen herausfinden. Danach werden die Rollen getauscht. Anschließend wird das Erlebte nachbesprochen.

Lerneffekte und Gesprächsthemen

Die Übung kann auch zur Verhaltensbeobachtung genutzt werden:

- Wie geht das Kind vor (strukturiert oder wahllos)?
- Handelt es impulsiv?
- Versucht es zu schummeln?
- Zeigt es Geduld?

Wenn das Kind den Stein erkannt hat, kann gemeinsam überlegt werden, in welchen Lebenssituationen das Tasten wichtig sein kann, ob das Kind mit seiner Aufmerksamkeit beim Tasten war, ob ihm Gedanken durch den Kopf gegangen sind, wenn ja, welche etc.

Wichtig

Falls das Kind nicht die Augen verbunden bekommen mag, ist dies unbedingt zu akzeptieren. Als Alternative kann angeboten werden, die Augen zu schließen.

AB 7 • T

Stehe auf einem Bein

Altersbereich: ab 6 Jahren
Themen: Kontakt mit dem gegenwärtigen Augenblick, den Anfängergeist aktivieren, Balance herstellen, Selbstwahrnehmung
Dauer: täglich eine bis fünf oder mehr Minuten üben

Durchführung

»Stehe auf einem Bein« ist eine einfache und sehr effektive Übung für die eigene Balance, die Konzentration und den Umgang mit aufdrängenden Gedanken. Die Durchführung erklärt sich fast von selbst.

»Stelle dich auf einer geraden Unterlage auf. Die Füße sind parallel zueinander und stehen ungefähr schulterbreit auseinander. Nun bewege dein Körpergewicht langsam in Richtung eines Beins und hebe das weniger belastete Bein langsam an und lass es in der Höhe deines Wohlbefindens einfach baumeln. Stehe auf einem Bein, entweder dem rechten oder linken, je nach der eigenen Entscheidung. Gehe nun in die Erfahrungen zu deinem Körper, konzentriere dich auf deine Balance und nimm deinen Körper wahr, erlebe dich in deiner Wahrnehmung. Führe die Übung bestens mehrmals am Tag durch und steigere die Zeit der Durchführung.«

> **Wichtig**
>
> Es gibt eine Unvereinbarkeit zwischen Balancieren und negative Gefühle bzw. Gedanken haben. Wir können nicht beides im gleichen Augenblick! Wenn sich beim stetigen Training eine Gewöhnung einstellt, gehe zur nächsten Herausforderung über und schließe die Augen bei der Übung.

Lerneffekte und Gesprächsthemen

- Gute Wahrnehmung und ein stetiges Training führen zu mehr Sicherheit.
- Mit der Übung weder Gedankenmuster unterbrochen, da man sich auf das Balancieren konzentrieren muss.
- Es handelt sich um eine sehr einfache, aber nachhaltige Übung. Nur der eigene Körper wird gebraucht und sie kann an jedem Ort durchgeführt werden.

AB 8 • T

Den Wecker finden

Altersbereich: 4–12 Jahre
Themen: Kontakt mit dem gegenwärtigen Augenblick, kindgerechte Achtsamkeitsübung, bewusst nur einen Sinn nutzen, auf das Hören fokussieren
Dauer: 10 Minuten
Materialien: ein Wecker mit einem hörbaren Ticken, alternativ ein Handy

Durchführung

Ein tickender Wecker oder ein Handy mit einem laufenden Tonsignal wird im Raum versteckt, während das Kind sich die Augen zuhält oder sich vor der Tür des Therapieraums aufhält. Dann wird das Kind aufgefordert, den Wecker durch genaues Hinhören im Raum zu finden. Danach werden die Rollen getauscht. Anschließend wird das Erlebte nachbesprochen.

Lerneffekte und Gesprächsthemen

Die Übung kann auch zur Verhaltensbeobachtung genutzt werden:

- Wie geht das Kind vor (strukturiert oder wahllos)?
- Handelt es impulsiv?
- Versucht es zu schummeln?
- Zeigt es Geduld?

Wenn das Kind den Wecker gefunden hat, kann gemeinsam überlegt werden, in welchen Lebenssituationen das genaue Hinhören wichtig sein kann, ob das Kind mit seiner Aufmerksamkeit beim Hören war, ob ihm Gedanken durch den Kopf gegangen sind, wenn ja, welche etc.

Wichtig

Beachten Sie bekannte Einschränkungen des Gehörs, ggf. können auch Hörprobleme durch diese Übung deutlich werden.

AB 9 • T

Die eigene Mitte finden

Altersbereich: ab 6 Jahren
Themen: Kontakt mit dem gegenwärtigen Augenblick, Einfachheit, Gleichgewicht finden, Selbstwahrnehmung, Körper erforschen
Dauer: 15 Minuten, je nach Anzahl der Teilnehmenden auch länger
Materialien: 2,5 m langer Rundbalken an beiden Enden aufgehängt

Durchführung

»Bitte lege dich mit deinem Körper über einen Balken, sodass du freischwebst und nicht herunterrutschst oder dich abstützen musst. Versuche deine Balance zu finden. Die Kontaktstelle zwischen dir und dem Balken, bei der sich das Gleichgewicht am besten halten lässt, ist deine eigene Körpermitte. Dies ist das Zentrum der eigenen Kraft, von dieser Mitte gehen Handlungen und Bewegungen aus.«

Fragen stellen

Stellen Sie situationsbedingte Fragen zum Erleben und der Selbstwahrnehmung des Kindes bzw. der / des Jugendlichen. Es macht Spaß herauszufinden, was die Teilnehmenden individuell erlebt und herausgefunden haben.

Lerneffekte und Gesprächsthemen

Wie fühlt es sich an, im Gleichgewicht und in der Balance zu sein? Wie ist es, die eigene Mitte eindeutig zu spüren?

Tipp

Sich-Zeit-Nehmen erhöht die nachhaltige Wirksamkeit der Übung.

Einen neuen Raum entdecken

Altersbereich: 8–17 Jahre
Themen: Kontakt mit dem gegenwärtigen Augenblick, neue Räume entdecken, Sinne nutzen, visuellen Sinn trainieren, sich orientieren
Dauer: 25 Minuten
Materialien: Raum mit Gegenständen, Stifte, Uhr

Durchführung

Jede teilnehmende Person wird aufgefordert, sich für eine Minute einen für sie neuen Raum genau anzugucken.
Nun wird sie gebeten, den Raum zu verlassen und vor der geschlossenen Tür einen Augenblick zu warten. Vielleicht kann sie sich währenddessen im Geiste Einzelheiten des Raums nochmals vergegenwärtigen.
Papier und Stifte werden verteilt. Jede teilnehmende Person schreibt auf, was sie im Raum gesehen hat. Die anleitende Person holt die teilnehmenden Personen wieder zurück in den Raum.
Anschließend wird über die Entdeckungen gesprochen und in einem interessierten Gespräch herausgefunden, wie die teilnehmende Person neue Räume für sich entdecken. Fähigkeiten zur Wahrnehmung und Aufmerksamkeit werden erarbeitet.

Tipp

Wiederholungen sind mit folgenden Variationen möglich:
- Nehmen Sie das Tempo heraus und geben Sie länger Zeit.
- Geben Sie Hinweise, wie man einen neuen Raum entdecken kann und führen Sie die Übung noch einmal durch.
- Die Übung ist auch in der Gruppe durchzuführen.

Lerneffekte und Gesprächsthemen

In der Übung werden spielerisch die Genauigkeit von Wahrnehmungen gefördert und die Aufmerksamkeit trainiert. Eine gute Wahrnehmung, auch das Entdecken von kleinsten Veränderungen, führt zu mehr Sicherheit. Eine eingeschränkte Aufmerksamkeit führt oft zu übereilten Reaktionen.
- Wer nimmt sich die Zeit für genaue Beobachtungen?
- Wie äußern sich unterschiedliche Sicherheitsbedürfnisse?

Wichtig

Vermeiden Sie Situationen, die für Kinder und Jugendliche mit Schreib- und Leseproblemen peinlich sein könnten. Diese Problematik steht hier nicht im Mittelpunkt und sollte an entsprechender Stelle Beachtung finden.

Einen neuen Raum entdecken

Was hast du im Raum gesehen?

(1) ....

(2) ....

(3) ....

(4) ....

(5) ....

(6) ....

(7) ....

(8) ....

(9) ....

(10) ....

(11) ....

(12) ....

(13) ....

(14) ....

(15) ....

Achtsamkeitsdyade

Altersbereich: ab 8 Jahren
Thema: Kontakt mit dem gegenwärtigen Augenblick
Dauer: 10 Minuten

Durchführung zu zweit

Die Achtsamkeitsdyade ist eine Übung für zwei Personen. Sie lässt sich aber auch allein durchführen. Bei der Durchführung während der Therapie ist der / die Therapeut*in sowohl Fragende*r als auch Antwortende*r.

Die Übung besteht aus fünf bis sechs Fragen, die nacheinander immer wieder gestellt werden (mindestens drei Durchläufe). Der / Die Fragende macht nichts weiter, als diese Fragen nacheinander immer wieder zu stellen und den Antworten achtsam zuzuhören. Es wird nichts kommentiert, interpretiert oder bewertet. Es gibt kein Richtig oder Falsch.

Der / Die Antwortende hört die Frage. Die Fragen fokussieren auf das, was gerade hier und jetzt ist (Achtsamkeit). Sie werden einfach beantwortet, das kann durch ein Wort oder einen kurzen Satz geschehen. Es geht keinesfalls um kluge Antworten, Reflexionen oder Erläuterungen. Einfach wahrnehmen und antworten.

Die fünf bzw. sechs Fragen lauten:

(1) Was siehst du gerade?
(2) Was hörst du gerade?
(3) (Was denkst du gerade?)
(4) Was spürst du gerade?
(5) Was fühlst du gerade?
(6) Was brauchst du gerade?

Die Fragen sind sozusagen in der Wahrnehmung von außen nach innen sortiert, sie fokussieren zunehmend nach innen. Die Frage nach den Gedanken kann auch ausgelassen werden, wenn das Denken nicht im Vordergrund stehen soll.

Durch die Wiederholung der Fragen können sich (müssen aber nicht) die Antworten von Runde zu Runde ändern.

»Was spürst du gerade?« bezieht sich auf körperliche Wahrnehmungen, »Was fühlst du gerade?« auf Gefühle. Es ist nicht so schlimm, wenn das in der Antwort manchmal verwechselt wird, zumal sehr viele Wahrnehmungen dieser Art Mischzustände sind. »Was brauchst du gerade?« kann auch formuliert werden mit »Wonach ist dir gerade?«, um deutlich zu machen, dass das auch einfache Mikro-Bedürfnisse sein dürfen, genauso wie ganz existenzielle Bedürfnisse.

Nach mehreren Runden werden die Rollen getauscht. Es hat sich bewährt, die Jugendlichen bzw. die Kinder zu fragen, wer beginnen soll.

Achtsamkeitsdyade

Durchführung allein

Wird die Übung allein durchgeführt, werden sich die Fragen still nacheinander gestellt und achtsam beantwortet. Die Übung braucht nur wenige Minuten und kann leicht in den Alltag eingebaut werden, ggf. auch mehrmals am Tag oder immer, wenn man merkt, dass man zu sehr mit seinen Gedanken beschäftigt ist.

Lerneffekte und Gesprächsthemen

Vielen Kindern und Jugendlichen fällt es schwer, eigene Gedanken, Gefühle und Bedürfnisse wahrzunehmen und zu benennen. Indem der / die Therapeut*in dies modellhaft vorlebt, kann ein ideales Lernumfeld hierfür geschaffen werden.

Wichtig

Sie sollten während der Übung eine Haltung von Nichtbewertung vorleben.

Achtsamer Umgang mit Angst, Wut und Traurigkeit

Name: .... Datum: ....

Was hast du heute für einen Tag? Gib ihm ein Gesicht!

Hast du etwas Besonderes erlebt?

☐ Ja ☐ Nein

Etwas Tolles oder Schönes? Wenn ja, was?

....

....

Etwas Unangenehmes oder Ärgerliches? Wenn ja, was?

....

....

Hast du heute Angst gespürt?

☐ Ja ☐ Nein

Wie stark war deine Angst?

☐ wenig ☐ mittel ☐ stark ☐ ganz stark

Wie lange war die Angst da?

☐ ganz kurz ☐ kurz ☐ mittel ☐ lange ☐ ganz lange ☐ hat gar nicht aufgehört

Hast du heute Wut gespürt?

☐ Ja ☐ Nein

Wie stark war deine Wut?

☐ wenig ☐ mittel ☐ stark ☐ ganz stark

Wie lange war die Wut da?

☐ ganz kurz ☐ kurz ☐ mittel ☐ lange ☐ ganz lange ☐ hat gar nicht aufgehört

Achtsamer Umgang mit Angst, Wut und Traurigkeit

Hast du heute Traurigkeit gespürt?

☐ Ja ☐ Nein

Wie stark war deine Traurigkeit?

☐ wenig ☐ mittel ☐ stark ☐ ganz stark

Wie lange war die Traurigkeit da?

☐ ganz kurz ☐ kurz ☐ mittel ☐ lange ☐ ganz lange ☐ hat gar nicht aufgehört

Hast du noch andere Sorgen? Welche?

....

....

....

Was machst du, wenn du Angst, Wut und Traurigkeit verspürst?

....

....

....

....

Achtsamer Umgang mit Angst

Name: .... Datum: ....

Was hast du heute für einen Tag? Gib ihm ein Gesicht!

Hast du etwas Besonderes erlebt?

☐ Ja ☐ Nein

Etwas Tolles oder Schönes? Wenn ja, was?

....

Etwas Unangenehmes oder Ärgerliches? Wenn ja, was?

....

....

Hast du heute Angst gespürt?

☐ Ja ☐ Nein

Wie stark war deine Angst?

☐ wenig ☐ mittel ☐ stark ☐ ganz stark

Wie lange war die Angst da?

☐ ganz kurz ☐ kurz ☐ mittel ☐ lange ☐ ganz lange ☐ hat gar nicht aufgehört

Und wie viele Minuten waren das?

....

Hast du noch andere Sorgen? Welche?

....

....

....

Achtsamer Umgang mit Angst

Was machst du, wenn du Angst hast?

....

....

....

....

Achtsamer Umgang mit Schmerzen

Name: .... Datum: ....

Was hast du heute für einen Tag? Gib ihm ein Gesicht!

Hast du etwas Besonderes erlebt?

☐ Ja ☐ Nein

Etwas Tolles oder Schönes? Wenn ja, was?

....

....

Etwas Unangenehmes oder Ärgerliches? Wenn ja, was?

....

....

Hast du heute Schmerzen??

☐ Ja ☐ Nein

Wie stark sind / waren deine Schmerzen?

☐ wenig ☐ mittel ☐ stark ☐ ganz stark

Wie lange waren die Schmerzen da?

☐ ganz kurz ☐ kurz ☐ mittel ☐ lange ☐ ganz lange ☐ hat gar nicht aufgehört

Und wie viele Minuten waren das?

....

Achtsamer Umgang mit Schmerzen

Hast du noch andere Sorgen? Welche?

....

....

....

Was machst du, wenn du Schmerzen hast?

....

....

....

Körperumriss für Jungen

Zeichne bitte ein, wo im Körper du .... fühlst!

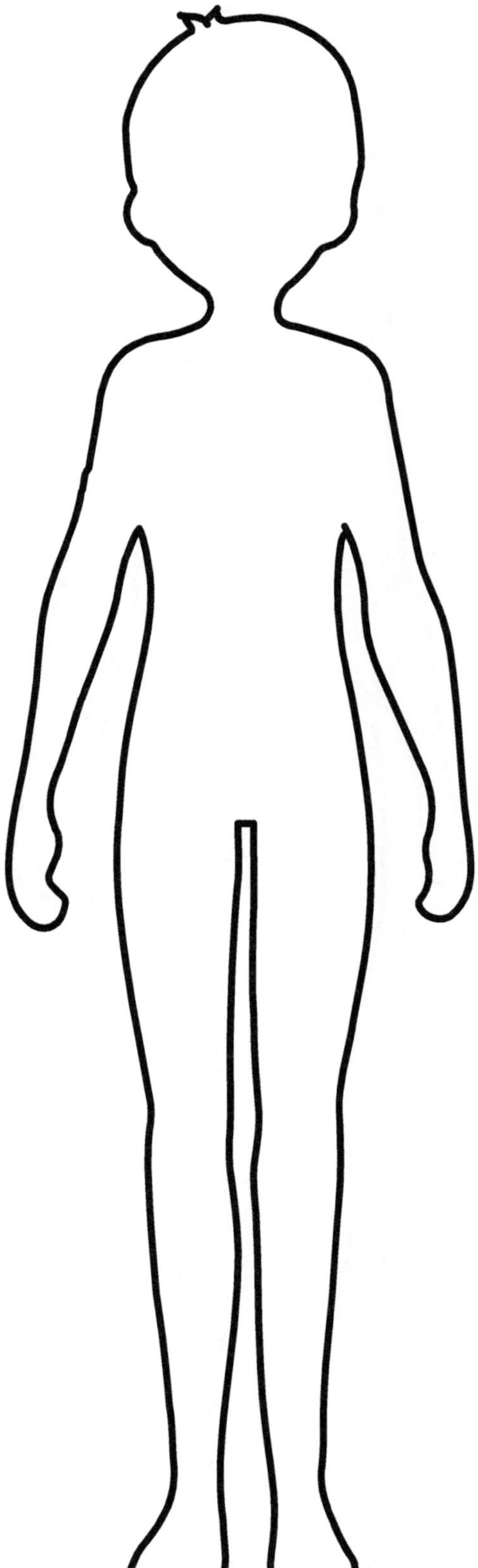

AB 16 • K J

Körperumriss für Mädchen

Zeichne bitte ein, wo im Körper du .... fühlst!

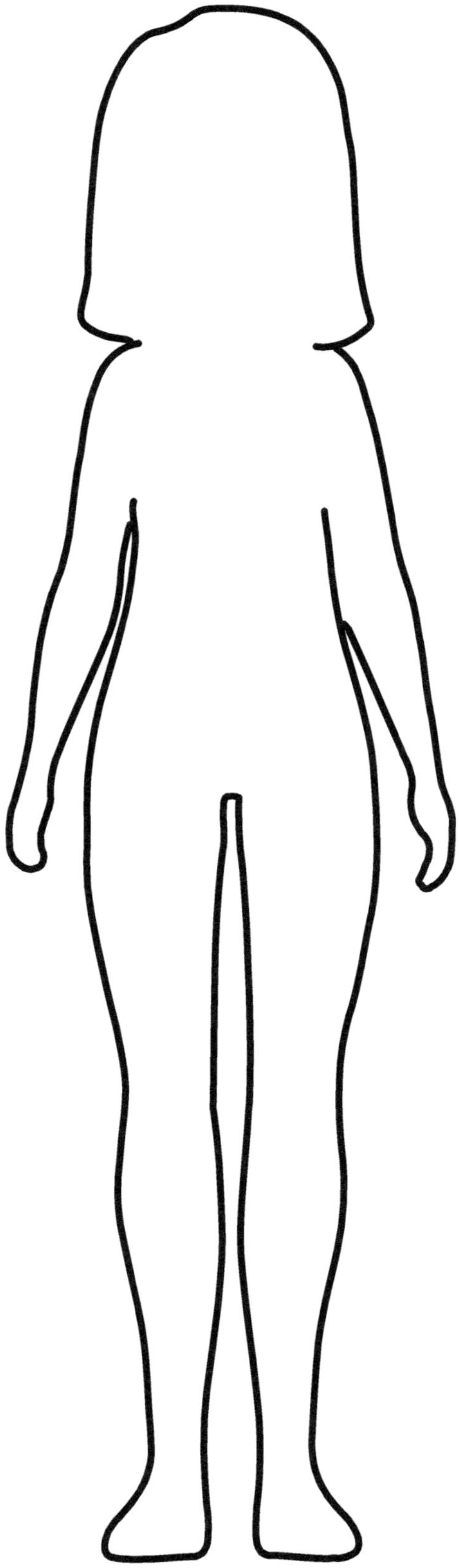

2 Akzeptanz

Welche Empfindungen musst du bereit sein zu haben,
um dich in Richtung deiner Werte zu bewegen?

Die Akzeptanz- und Commitmenttherapie geht davon aus, dass schmerzliche und unangenehme Erfahrungen, ebenso wie schmerzliche und unangenehme Gedanken, Erinnerungen, Körperempfindungen und Gefühle, Teile unseres Lebens sind. Psychisches Leid entsteht, wenn wir – beeinflusst durch sprachliche Prozesse – unser Verhalten darauf ausrichten, das innere Erleben, also Gedanken, Erinnerungen, Körperempfindungen und Gefühle, zu kontrollieren und zu minimieren. Dies wird in der ACT als Erlebensvermeidung bezeichnet. Erlebensvermeidung ist ein gelerntes Verhalten, welches Kinder schon früh erlernen. Wir alle lernen im Laufe unserer Entwicklung, Gefühle in positive Gefühle und negative Gefühle einzuteilen, und wir lernen, dass wir positive Gefühle anstreben und negative Gefühle vermeiden sollten. So lernen Kinder bereits früh, Erleben zu bewerten und entsprechend auch zu vermeiden. Von Eltern wird Erlebensvermeidung unterschiedlich intensiv vorgelebt und vermittelt. Für viele Eltern ist es eine große Herausforderung, schmerzhafte Gefühle bei ihrem Kind wahrzunehmen, ohne dem Handlungsimpuls nachzugeben, diese unmittelbar zu beseitigen. Wenn ein Kind z. B. beginnt zu weinen, kann man häufig beobachten, dass Eltern mit Äußerungen wie »Du musst nicht traurig sein« oder »Das, was passiert ist, ist doch gar nicht schlimm« reagieren oder dem Kind einen Schnuller oder eine Süßigkeit reichen, um es so möglichst schnell zu beruhigen und die eigene Sorge nicht länger erleben zu müssen. Ein weiteres elterliches Verhalten im Sinne von Erlebensvermeidung kann auch darin bestehen, möglichst alle potenziellen Schwierigkeiten und Probleme für das Kind vorherzusehen und zu verhindern, um so möglichst alle unangenehmen Erlebnisse und damit verbundenen Gefühle vom Kind fernzuhalten und auch um so die eigene Sorge gar nicht erst erleben zu müssen. Bei Kindern mit einer ausgeprägten Erlebensvermeidung ist es deshalb wichtig, das elterliche Verhalten und die aufrechterhaltende Wirkung von elterlicher Erlebensvermeidung zu beachten.

Konsequenzen von Erlebensvermeidung. Da Erlebensvermeidung häufig zu einer kurzfristigen Reduktion der schmerzlichen Empfindungen führt, wird Erlebensvermeidung immer wieder negativ verstärkt.

Längerfristig führt Erlebensvermeidung zumeist zu einem eingeengten Verhalten und verhindert oft ein Handeln nach eigenen Werten. Eine ausgeprägte Erlebensvermeidung bei Kindern kann zu einer relevanten Einschränkung des explorativen Verhaltens führen und somit nicht nur die Entwicklung psychischen Leids im Sinne einer psychischen Störung begünstigen, sondern auch ein Hindernis hinsichtlich der Entwicklung bedeutsamer Alltagsfertigkeiten darstellen.

Darüber hinaus schränkt Erlebensvermeidung die Kenntnis und Zuordnung eigener Gefühle und einen hilfreichen Umgang mit diesen ein. In der Psychotherapie mit Kindern und Jugendlichen ist es also wichtig, zunächst Defizite in einer altersentsprechenden Emotionswahrnehmung und -benennung zu erkennen, um dann die Kinder oder Jugendlichen bei einer Nachreifung dieser Fertigkeiten zu unterstützen bzw. die Eltern hierzu anzuleiten. Da die Fertigkeit zur Emotionserkennung und Benennung am ehesten dem Kernprozess »Selbst-als-Prozess« (Wahrnehmendes Selbst) zuzuordnen ist, sind in Kapitel 6 Übungen hierzu zu finden.

Beim Kernprozess der Akzeptanz geht es darum, bereit zu sein für jedes Erleben, es anzunehmen, ihm gegenüber präsent zu sein, ohne es zu verändern. Dieses offene Annehmen ermöglicht eine bewusste Wahl des jeweiligen Verhaltens im gegenwärtigen Augenblick unter Berücksichtigung von kurz- und langfristigen Konsequenzen.

Arbeitsmaterial

AB 17 Experimente zur Kontrolle von Gedanken und Gefühlen
Die hier in Anlehnung an Harris (2011) dargestellten Übungen sind besonders geeignet, um für die Kinder bzw. Jugendlichen erfahrbar zu machen, dass wir Menschen nur begrenzt in der Lage sind, Gedanken und Gefühle zu kontrollieren. Sie bieten einen möglichen Einstig in die Arbeit am Kernprozess der Akzeptanz.

AB 18 Wie ist das eigentlich mit der Angst?
Diese Übung leitet eine normalisierende und entpathologisierende Beschäftigung mit Angst an. Sie macht den Zusammenhang von Angsterleben und Köpersensationen deutlich und ermöglicht den Kindern und Jugendlichen eine Exploration eigener Körpersensationen.

AB 19 Monster im Boot
In dieser Metapher von Bell und Turrell (2016) geht es darum, den eigenen Kampf mit schwierigen Gefühlen für die Kinder und Jugendlichen erfahrbar und die damit verbundene Anstrengung sowie den Verlust der gewählten Richtung spürbar zu machen. Es geht auch darum, die Alternative des Loslassens als Möglichkeit zu erkennen und zu erleben und dabei in Kontakt mit den eigenen Werten zu treten und zu spüren, wie es ist, nach diesen zu leben. Diese Metapher kann ein erster Einstieg in den Kernprozess der Akzeptanz sein.

AB 20 Tauziehen mit dem Angstmonster
Hier wird durch das spielerische, gemeinsame Darstellen einer Metapher der tägliche Kampf mit schwierigen Gefühlen physisch erfahrbar gemacht, ebenso die Alternative des Loslassens. Damit werden die Erkenntnis und die Erfahrung ermöglicht, dass der Versuch, unsere Gefühle zu kontrollieren, einem reichen und erfüllten Leben entgegensteht. Dies wird in der ACT als »kreative Hoffnungslosigkeit« bezeichnet. Die Übung entstand in Anlehnung an Hayes et al. (2014).

AB 21 Kampfschalter
In dieser an Harris (2013) angelehnten Übung geht es darum, den Handlungsimpuls, schmerzliche Gefühle zu bekämpfen, zunächst zu bemerken. Hierzu wird der Begriff eines Kampfschalters eingeführt, um dann mit den Jugendlichen zu erarbeiten, dass wir Einfluss auf unseren Kampfschalter haben, dass wir lernen können, schmerzlichen Gefühlen Raum zu geben. Hier kann ggf. die Übung von **AB 28** »Gefühlen Raum geben« hinzugezogen werden.

AB 22 Die gerollte Socke
In dieser Übung von Bell und Turrell (2016) geht es sowohl darum, den Kampf mit schwierigen Gefühlen erfahrbar und die damit verbundene Anstrengung spürbar zu machen als auch darum, die Alternative des Loslassens als Möglichkeit zu erkennen und zu erleben.

AB 23 Auf unseren Gefühlswellen surfen
Die Metapher einer Gefühlswelle wird hier genutzt, um die Kinder bzw. Jugendlichen anzuleiten, das Kommen und Gehen von Gefühlen zu beobachten und dabei den Kampf gegen schwierige Gefühle einzustellen. Die Übung entstand in Anlehnung an Timko et al. (2013).

AB 24 Standhalten
Hier werden die Jugendlichen angeleitet, sich einer längeren Betrachtung durch andere sowie deren Beobachtungen und Bewertungen zu stellen.

AB 25 Dem Wesen in die Augen schauen
In dieser Übung geht es darum, sich auf eine freundliche, offene Art mit schwierigen Gefühlen (hier Scham) zu beschäftigen und einen selbstmitfühlenden Umgang mit diesen zu ermöglichen.

AB 26 Ball im Schwimmbad

Das Runterdrücken eines Balls unter Wasser wird hier als Metapher für den Versuch, Gedanken und Empfindungen zu unterdrücken bzw. zu beseitigen, verwendet und körperlich erfahrbar gemacht.

AB 27 Hedgie

Diese an Bell und Turrell (2016) angelehnte Übung kann als eine Metapher für »Gefühlen Raum geben« genutzt werden und mit der entsprechenden Übung auf **AB 28** »Gefühlen Raum geben« kombiniert werden.

AB 28 Gefühlen Raum geben

Hier geht es zunächst darum, zu üben, Körperempfindungen wahrzunehmen und zu beschreiben. Außerdem ermöglicht die Übung, Körperempfindungen zu beobachten, ohne sie zu bekämpfen, ihnen Raum zu geben und sie damit zu erlauben. Die fürsorgliche Hand bringt einen Aspekt von Selbstmitgefühl in die Übung. Die Übung entstand in Anlehnung an Harris (2011). Die Übung kann gut mit den Übungen »Kampfschalter« **AB 21** und »Hedgie« **AB 27** kombiniert werden.

AB 29 Durch den Sumpf waten

In dieser an Luoma (2009) angelehnten Übung wird der Zusammenhang von Akzeptanz und der Möglichkeit, neue Erfahrungen zu machen, aufgezeigt.

AB 30 Das Angstmonster füttern

Bei dieser Übung geht es darum, mit Kindern gemeinsam offen und neugierig die kurzfristigen und langfristigen Konsequenzen von Vermeidungsverhalten und Annäherungsverhalten zu erkunden. Hier kann ggf. die Übung von **AB 18** »Wie ist das eigentlich mit der Angst?« hinzugezogen werden. Das Therapiespiel Gefühle-Monster-Mix (Rossa & Rossa, 2018) kann zur Hilfe genommen werden, wenn es dem Kind schwerfällt, sich sein Angstmonster vorzustellen und es zu zeichnen.

Experimente zur Kontrolle von Gedanken und Gefühlen

Altersbereich: ab 8 Jahren
Thema: Akzeptanz, die Begrenzung von Kontrollstrategien erfahrbar machen
Dauer: 20 Minuten
Material: Karopapier

Wir versuchen häufig mit Gedanken und Gefühle ebenso umzugehen wie mit äußeren Dingen. Äußere Dinge (Möbel, Müll) können wir einfach wegschmeißen oder wegräumen, »innere Dinge« (Gedanken und Gefühle) nicht. In diesen Übungen geht es darum, unsere Begrenzung in der Kontrolle von Gedanken und Gefühlen erfahrbar zu machen.

Übungen

Lieblingsspeise: »Stelle dir deine Lieblingsspeise vor. Stelle sie dir so echt wie möglich vor, ihren Geschmack, ihren Geruch. Du bist gerade dabei, deine Lieblingsspeise zu essen. Und jetzt ist es dir für drei Minuten nicht erlaubt, an deine Lieblingsspeise zu denken. Jedes Mal, wenn du an sie denkst, mache in einem Kästchen einen Haken. Wie ist es dir ergangen? War es anstrengend? Stell dir vor, du müsstest dies den ganzen Tag lang tun.«

Sich in einen Gegenstand verlieben: »Schau dich im Raum um und suche dir einen Gegenstand im Raum aus. Nun möchte ich dich bitten, dich heftig in diesen Gegenstand zu verlieben. Nimm dir Zeit. Versuche ganz intensiv, dich in diesen Gegenstand zu verlieben. Gelingt es?«

100 Millionen Euro: »Du bekommst 100 Millionen Euro, wenn du zwei Dinge schaffst: Glaubst du, du kannst dein Zimmer für eine Woche lang ordentlich halten, frei von allem Müll? Glaubst du, du kannst es zusätzlich schaffen, dich eine Woche lang frei von negativen Gefühlen zu halten, wenn du dafür 100 Millionen Euro bekommen würdest? Keine Traurigkeit, keine Angst, kein Frust, keine Unsicherheit usw.«

Die Lügendetektormetapher: »Stell dir vor, du wärst von einem verrückten Wissenschaftler für ein Experiment entführt worden. Für dieses Experiment hätte er dich an einen hoch empfindlichen Lügendetektor angeschlossen. Dieses Gerät misst die geringste Angst, die sich in deinem Körper zeigt. Und es lässt sich nicht täuschen. Beim kleinsten Hinweis auf ängstliche Gefühle läuten sämtliche Alarmglocken. Außerdem steht neben dir jemand mit einer geladenen Pistole, die er dir an den Kopf hält. Sobald du Angst zeigst und die Glocken läuten, wird dieser abdrücken. Was würde geschehen? Fazit: Wir können, selbst wenn unser Leben davon abhängt, unsere Angst nicht kontrollieren.«

Lerneffekte und Gesprächsthemen

In diesen Übungen geht es darum, unsere begrenzten Möglichkeiten zur Kontrolle von Gedanken und Gefühlen erfahrbar zu machen. Bei der Übung mit der Lieblingsspeise kommt es häufig vor, dass die Jugendlichen angeben, in keiner Weise an diese gedacht zu haben. Hier ist es wichtig nachzufragen, wie sie dies erreicht haben. Viele antworten dann, dass sie ganz fest an ein anderes Thema gedacht hätten. Hier ist es hilfreich zu explorieren, ob es den Jugendlichen so möglich wäre, gleichzeitig ihren Gedanken freien Lauf zu lassen oder ob sie nicht das Ergebnis möglicherweise nur erreichen, indem sie ihre Gedanken stark begrenzen und ob sie dies den ganzen Tag durchhalten wollen würden.
Bei der zweiten Übung geht es darum, erfahrbar zu machen, dass ein so wichtiges Gefühl wie Liebe nicht einfach »gemacht« werden kann.

Experimente zur Kontrolle von Gedanken und Gefühlen

In der dritten Übung wird deutlich, dass wir unser Handeln kontrollieren können, unser Denken und Fühlen hingegen nur sehr begrenzt.
Anhand der vierten Übung kann noch einmal über unsere deutlich begrenzten Möglichkeiten, Gefühle wirklich zu kontrollieren, gesprochen werden.

Wichtig

Es sollte nur über die wirklich gemachten Erfahrungen gesprochen werden. Weder sollten die Therapierenden mit den Patient*innen diskutieren noch versuchen, eine nicht gemachte Erfahrung sprachlich herbeizuführen.

Wie ist das eigentlich mit der Angst?

Altersbereich: 6–12 Jahre
Thema: Akzeptanz, Normalisierung von Angst, Psychoedukation zu Angst
Dauer: 20 Minuten

Durchführung

»Ich will dir heute etwas von den Steinzeitmenschen erzählen. Weißt du, was Steinzeitmenschen sind? Vieles in unserem Körper ist heute noch genauso wie bei den Steinzeitmenschen, auch was unser Körper macht, wenn wir Angst haben. Was denkst du, hat damals ein Steinzeitmensch getan, wenn ihm plötzlich ein Mammut oder ein Säbelzahntiger begegnet ist? Richtig, er ist entweder weggelaufen oder hat versucht, mit dem Tier zu kämpfen. Vielleicht hat er sich auch totgestellt.
Was meinst du, ist wichtig, damit ein Mensch schnell weglaufen oder gut kämpfen kann? Richtig, er muss stark und fit sein. Und er braucht Energie. Und genau dafür bereitete die Angst den Steinzeitmenschen vor:

- Das Herz schlägt schneller – dadurch kann man schneller laufen und sich schneller bewegen.
- Die Atmung wird flacher und schneller – dadurch kann man schneller laufen und sich schneller bewegen.
- Der Magen-Darm-Trakt fängt an zu arbeiten, damit der Kot abgeführt werden kann – dann ist man leichter und kann schneller laufen und sich schneller bewegen.
- Außerdem fangen die Hände an zu schwitzen, die Beine an zu zittern etc.

Und der Steinzeitmensch hat vermutlich nur noch einen Gedanken gehabt: Ich muss kämpfen oder fliehen!
Und genauso ist das heute bei uns Menschen, genau das passiert bei jedem von uns, wenn wir Angst haben. Kreuze einmal auf der Liste an, welche Körperreaktionen du bei Angst kennst. Zeichne dann bitte bei dem Bild vom Steinzeitmenschen ein, an welchen Stellen du deine Angst im Körper bemerkst.
Wenn du in der Schule eine Mathearbeit schreibst und plötzlich Angst bekommst, da du den Gedanken hast, dass du eine schlechte Note schreiben könntest, ergibt es wenig Sinn, wegzulaufen oder zu kämpfen. Dann fühlt sich die Angst für dich vielleicht irgendwie unpassend und unangenehm an. Auch deswegen finden wir Menschen heute Angst oft doof und unangenehm. Aber auch heute ist Angst noch wichtig und manchmal rettet sie uns das Leben. Und auch wenn Angst sich irgendwie doof anfühlt und unangenehm ist, ist sie ungefährlich, ja sogar häufig nützlich und wichtig und sie gehört einfach zu uns Menschen dazu.
Fällt dir eine Situation in deinem Leben ein, in der dir deine Angst schon einmal geholfen hat?«

Wichtig

Lassen Sie die Kinder möglichst viele der Antworten selbst entwickeln.

Wie ist das eigentlich mit der Angst?

Welche der Reaktionen hast du schon bei dir in Angstsituationen beobachtet? Kreuze bitte die entsprechenden Reaktionen an.

☐ Mein Herz schlägt schneller.

☐ Ich schwitze.

☐ Ich beginne zu zittern.

☐ Mein Körper wird starr / ist stark angespannt.

☐ Mir wird schwarz vor Augen.

☐ Mir wird schwindelig.

☐ Mein Hals fühlt sich zugeschnürt an.

☐ Mein Kopf fühlt sich leer an und ich kann nicht mehr nachdenken.

☐ Ich werde blass.

☐ Ich werde rot im Gesicht.

☐ Mein Mund wird trocken und ich kann nicht mehr richtig schlucken.

☐ Ich bekomme feuchte Hände.

☐ Ich stottere.

☐ Mir wird heiß oder kalt.

☐ Ich bekomme weiche Knie.

☐ Ich spüre Harndrang.

☐ ....

☐ ....

☐ ....

☐ ....

☐ ....

Wie ist das eigentlich mit der Angst?

Angst ist eine normale menschliche Reaktion mit welcher Körperempfindungen verbunden sind.

Zeichne in das Bild vom Steinzeitmenschen ein, an welchen Stellen du deine Angst im Körper bemerkst.

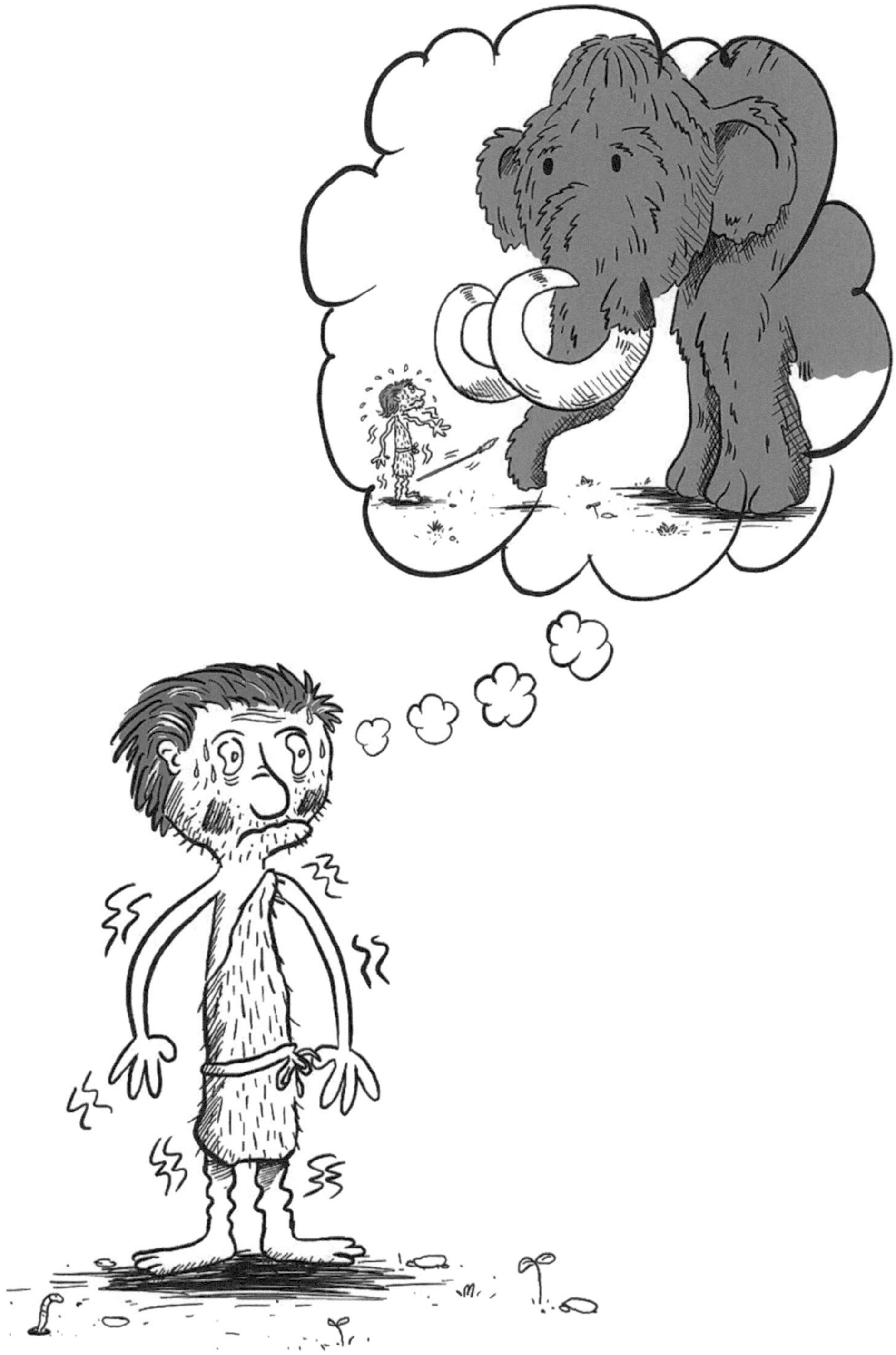

Wie ist das eigentlich mit der Angst?

Eine Sache ist heute bei uns Menschen anders – es ist nicht immer hilfreich, wegzulaufen oder zu kämpfen.

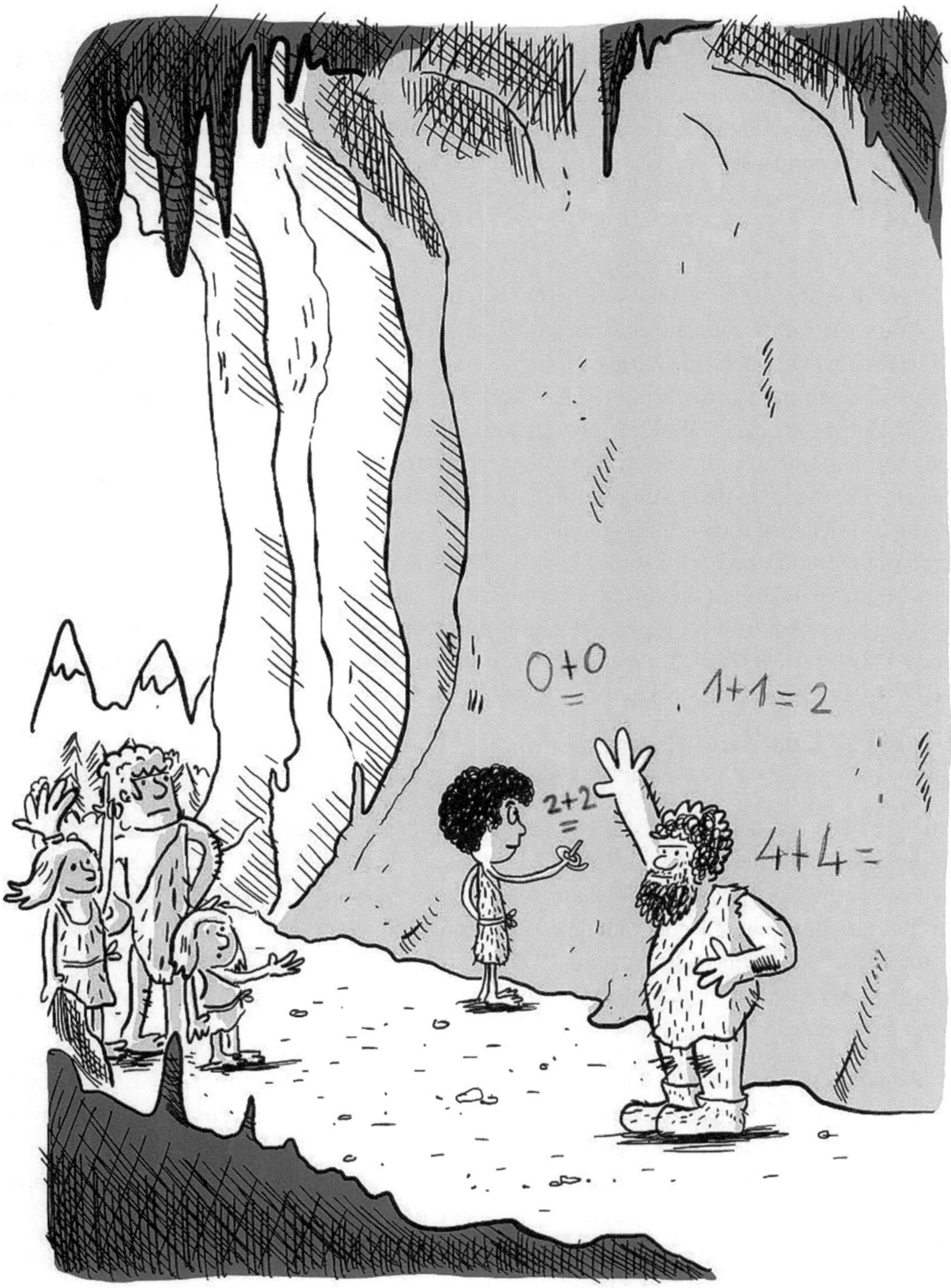

Monster im Boot

Altersbereich: ab 8 Jahren
Themen: Akzeptanz, den Kampf bemerken und von ihm loslassen
Dauer: 20 Minuten

Es geht darum, den Kampf mit den schwierigen Gefühlen erfahrbar und die damit verbundene Anstrengung sowie den Verlust der gewählten Richtung spürbar zu machen. Es geht auch darum, die Alternative des Loslassens als Möglichkeit zu erkennen und zu erleben und dabei in Kontakt mit den eigenen Werten zu treten und zu spüren, wie es ist, nach diesen zu leben, auch mit den Monstern (schwierigen Gefühlen) neben sich.

Anleitung

»Stell dir vor du bist auf einem Boot, welche Art von Boot ist dabei egal. Das Boot fährt auf dem Wasser. Das Wasser ist ruhig. Du kannst dir einen Hintergrund vorstellen so wie du ihn haben magst. Es kann ein See sein oder auch ein Ozean, tropisch oder in einem kühleren Klima. Du fährst nirgendwo Bestimmtes hin, du treibst vor dich hin. Dein Boot hebt und senkt sich leicht mit der Bewegung des Wassers. Irgendwann entscheidest du, dass du keine Lust hast, rumzutreiben und dass du gerne eine Richtung wählen möchtest, in die du fährst. Du schaust dich um und entdeckst eine Insel. Auf dieser Insel gibt es etwas von Bedeutung für dich, vielleicht die Vorstellung von dir, wie du das tust, was dir wichtig ist (vielleicht dich mit Freunden zu treffen, deine Meinung zu sagen etc.). Du nimmst das Steuerrad in die Hand und beginnst, das Boot in Richtung der Insel zu steuern, dahin wo das ist, was dir etwas bedeutet. Während du dies tust, bemerkst du, dass das Wasser dunkel und schmutzig wird. Wellen schlagen unkontrolliert gegen dein Boot und aus dem Wasser steigen Monster auf. Es sind stinkende, knurrende, gefährlich aussehende Kreaturen mit großen Zähnen. Sie sabbern und machen fürchterliche Geräusche. Stell sie dir so vor, wie deine Fantasie sie kreiert.

[*Hier können die Kinder bzw. die Jugendlichen gebeten werden, ihre Monster zu beschreiben oder es kann nachgefragt werden, ob sie sich die Szene richtig vorstellen können.*]

Während die Monster dich mit Furcht erfüllen, lässt du das Steuerrad los und beginnst die Monster wegzuschubsen, aus deinem Boot zu schubsen. Du schubst ein Monster nach dem nächsten aus deinem Boot. Während du dies tust, wird das Wasser wieder hell und ruhig und du findest dich wieder allein auf dem Boot, ziellos treibend, aber ohne die Monster und die Wellen. Aber dies dauert nicht lange. So ziellos umherzutreiben fühlt sich nach einer Weile nicht zufriedenstellend an und du bemerkst deinen Wunsch, zur Insel zu gelangen, dahin zu kommen, wo das ist, was dir etwas bedeutet. Also nimmst du das Steuerrad wieder in die Hand und fährst Richtung Insel.

Während du dies tust, bemerkst du, dass das Wasser erneut dunkel und schmutzig wird. Wieder schlagen Wellen unkontrolliert gegen dein Boot und aus dem Wasser steigen Monster auf. Es sind wieder die stinkenden, knurrenden, gefährlich aussehenden Kreaturen mit großen Zähnen. Sie sabbern und machen fürchterliche Geräusche. Sie erfüllen dich erneut mit Furcht und du lässt das Steuerrad los und beginnst wieder die Monster wegzuschubsen, aus deinem Boot zu schubsen.

[*Die Beschreibung der Monster, die ins Boot kommen und wieder verschwinden, wenn sie bekämpft werden und die darauffolgende Ziellosigkeit, kann mehrmals wiederholt werden. Anschließend geht es mit dem nächsten Abschnitt weiter.*]

Monster im Boot

Wieder wird das Wasser ruhig und du treibst ziellos in deinem Boot vor dich hin. Wieder hältst du dies nur für eine gewisse Zeit aus und du wirst unzufrieden, also steuerst du wieder auf die Insel zu. Wie vorher wird das Wasser rauer, die Monster kommen hoch in dein Boot und sie fletschen die Zähne und knurren dich an. Dieses Mal lässt du das Steuer nicht los, du nimmst die Monster wahr. Du merkst, dass sie da sind, du erkennst die Monster als Monster und benennst auch deinen Wunsch, sie zu bekämpfen, aber du lässt dies nicht deinen Verhalten kontrollieren. Stattdessen drückst du den Pause-Knopf und hörst auf zu kämpfen. Dieses Mal erlaubst du den Monstern, da zu sein. Du gibst ihnen Spielraum und du bleibst am Steuerrad, du beachtest das, was dir wichtig ist und fährst in Richtung Insel, wo du dich selbst siehst, wie du die Dinge tust, die dir wichtig sind [*individuelle Beispiele*]. Die Monster sind immer noch auf deinem Boot, knurrend und stinkend. Dieses Mal, während du den aktuellen Moment mit all deinen Sinnen wahrnimmst, nimmst du etwas Neues wahr: Du bemerkst, dass sie dich nicht wirklich berühren. Ja, sie stinken. Ja, sie sind ängstigend. Ja, sie sind klebrig und anhänglich und sie versuchen, auf sich aufmerksam zu machen. Du würdest sie am liebsten loswerden, da bereits der Gedanke an sie dir Angst macht und dir Übelkeit verursacht [*oder welche Körpersensationen von den Jugendlichen bekannt sind*]. Aber während du das Steuerrad festhältst, merkst du, dass die Monster lediglich neben dir stehen. Also gibst du ihnen Raum und lässt sie auf dem Boot bleiben, und du bleibst mit deiner Achtsamkeit im Hier und Jetzt. Deine Augen bleiben auf die Insel gerichtet. Die Wellen sind vielleicht einige Zeit etwas höher, die Monster versuchen vielleicht noch mehr, deine Aufmerksamkeit zu erlangen. Du bleibst dabei, die Wellen zuzulassen, die Monster zuzulassen, und du bleibst bei deinem Willen, zu handeln und auf die Insel zuzufahren. Du bemerkst bald, dass du die Insel erreicht hast und dein Boot auf dem sandigen Ufer anhält. Als du aus dem Boot hüpfst, hüpfen die Monster mit dir aus dem Boot. Stell dir dich auf der Insel vor, wo du die Dinge tust, die dir etwas bedeuten, stell dir dies so genau wie möglich vor. Stell dir vor, du tust das, was dir wichtig ist und stell dir die Monster vor, anhänglich an deiner Seite. Kannst du dir diese Szene vorstellen und mir erzählen, was du siehst, wie die Monster aussehen und was passiert?«

Im Anschluss kann durch Nachfragen und Exploration das Erleben vertieft werden.

Tipp

Mehr Lebendigkeit entsteht, wenn die Metapher erzählt und nicht vorgelesen wird, dann kann auch beim Erzählen das Erleben der Kinder bzw. der Jugendlichen erfragt werden.

Monster im Boot

Wie sahen deine Monster aus?

....

Und wie noch?

....

Wie ist es dir mit deinen Monstern ergangen?

....

Und wie noch?

....

Wie war es, sie aus dem Boot zu schubsen und mit ihnen zu kämpfen?

....

Und wie noch?

....

Kennst du das aus deinem Alltag?

....

In welchen Situationen kennst du das?

....

Und in welchen noch?

....

Hast du es schon einmal geschafft, die Monster für immer zu beseitigen?

....

Monster im Boot

Was war auf deiner Insel?

....

Und was noch?

....

Wie war es, nicht zur Insel zu kommen?

....

Und wie noch?

....

Kennst du das aus deinem Alltag?

....

Wie war es, die Insel mit den Monstern zu betreten?

....

Und wie noch?

....

Wie würde das in deinem Leben aussehen, deine Insel mit den Monstern zu betreten?

....

Und wie noch?

AB 20 • T

Tauziehen mit dem Angstmonster

Altersbereich: ab 6 Jahren
Thema: Akzeptanz, den Kampf bemerken und von ihm loslassen
Dauer: 15 Minuten
Material: Seil

In dieser Übung geht es darum, den Kampf mit der Angst erfahrbar und die damit verbundene Anstrengung spürbar zu machen. Es geht auch darum, die Alternative des Loslassens als Möglichkeit zu erkennen und zu erleben. Das Tauziehen eignet sich auch für andere Gefühle als Angst.

Durchführung

Das Kind oder der / die Jugendliche bekommt das eine Seilende, der / die Therapeut*in hält das andere Seilende.

»Stelle dir eine tiefe Grube vor, auf der einen Seiten stehst du, auf der anderen Seite dein Angstmonster (Depressionsmonster, Schammonster etc.). Du hast den Eindruck, dass dich dein Angstmonster in die tiefe Grube ziehen will, deshalb ziehst du zurück. Doch je mehr du ziehst, desto stärker zieht das Angstmonster. Lass uns das mal probieren.«
Nun wird von beiden Seiten am Seil gezogen.
»Wie fühlt sich das an? Wie geht es dir, kennst du das Gefühl? Schau mal auf deine Füße, die sind ziemlich an ihre Position gebunden. Schau mal auf deine Hände, siehst du, wie du beide Hände brauchst und nichts anderes mehr tun kannst? Achte mal auf deine Augen, wie diese auf das Seil gerichtet sind. Also deine Hände, Füße und Augen sind durch den Kampf mit der Angst eingebunden. Du kannst nichts anderes mehr tun. Aber es gibt eine andere Möglichkeit, hast du eine Idee?
Genau, einfach loslassen, lass uns das mal probieren. Wie geht es dir jetzt? Das Monster ist fast auf den Boden gefallen und du hast Hände, Füße und Augen wieder frei. Aber du hast Recht, das Monster ist immer noch da, es kann dich mit seinen Zurufen nerven. Du kannst es nicht zum Schweigen bringen, aber du musst nicht tun, was es dir sagt.« [*An dieser Stelle kann dem Kind bzw. dem oder der Jugendlichen das Seilende zugeworfen werden.*]

Lerneffekte und Gesprächsthemen

Die Übung lässt die Kinder bzw. Jugendlichen körperlich erfahren, wie viel Kraft, Energie und Konzentration es erfordert, das Angstmonster in Schach zu halten und dass uns dies von engagiertem Handeln nach eigenen Werten abhält. Die gemachten Erfahrungen sollten in einer Nachbesprechung durch offenes und neugieriges Nachfragen exploriert werden.

> **Wichtig**
>
> Die meisten verstehen, dass es sich um ein Schauspiel und nicht um ein echtes Kräftemessen handelt. Bei Jugendlichen, die zum Kräftemessen neigen, sollte möglicherweise eine andere Metapher verwendet werden, z. B. AB 19 »Monster im Boot«.

AB 21 • T

Kampfschalter

Altersbereich: ab 12 Jahren
Thema: Akzeptanz, den Kampf bemerken, Gefühlen Raum geben
Dauer: 15 Minuten

Durchführung

»Stelle dir vor, unser Verstand würde über einen ›Kampfschalter‹ verfügen. Ist er eingeschaltet, werden wir gegen jeden körperlichen oder seelischen Schmerz ankämpfen, der in uns auftaucht. Sobald sich in irgendeiner Form Unbehagen zeigt, werden wir nach besten Kräften versuchen, dieses loszuwerden oder zu vermeiden [*am Beispiel des Jugendlichen verdeutlichen*].
Angenommen, der Kampfschalter wäre ausgeschaltet. Egal welches Gefühl sich jetzt zeigt, ich würde nicht mit ihm kämpfen. Das Gefühl taucht auf, aber ich kämpfe nicht gegen es an [*am Beispiel des Jugendlichen verdeutlichen*]. Nicht, dass einem das Gefühl gefällt oder dass man es haben möchte. Aber ich verschwende keine Zeit und Energie, indem ich dagegen ankämpfe. Stattdessen werde ich meine Arme und Beine kontrollieren und meine Energie in Handlungen stecken, die mein Leben bereichern.
Unser Kampfschalter wirkt häufig, sobald wir ihn einschalten, wie ein Gefühlsverstärker. Wir sind wütend wegen unserer Wut, wir haben Angst vor der Angst, werden angesichts unserer Depressivität noch depressiver oder fühlen uns schuldig wegen unserer Schuldgefühle. Kommt dir das bekannt vor?
Jeder hat einen natürlichen Pegel an körperlichem und seelischem Unbehagen. Dies bezeichnen wir hier als ›sauberes Unbehagen‹. Es geht nicht darum, sauberes Unbehagen zu vermeiden. Sobald wir jedoch dagegen ankämpfen, steigt der Pegel rasch an. Diesen erhöhten Pegel nennen wir ›schmutziges Unbehagen‹. Gegen sauberes Unbehagen können wir nichts ausrichten, es kommt und geht. Das schmutzige Unbehagen lässt sich jedoch verringern. Was meinst du, wie genau wir lernen können, den Kampfschalter auszuschalten?
[*Nun lassen Sie den / die Jugendliche*n eine Empfindung, ein schmerzliches Gefühl zum Üben auswählen (ggf. an einer Beispielsituation) und bitten sie oder ihn, den Körper achtsam durchzugehen und festzustellen, wo er oder sie das Gefühl am intensivsten fühlt. Lassen Sie die Intensität des Gefühls auf einer Skala von 0 bis 10 einschätzen.*}
Ist dein Kampfschalter jetzt ein- oder ausgeschaltet?
[*Wenn die Jugendlichen bzw. die Kinder »eingeschaltet« antworten, lassen sie diese das Ausmaß der Aktivierung des Kampfschalters auf einer Skala von 0 bis 10 einschätzen.*]
Lass uns nun einmal versuchen, den Schalter ein paar Stufen herunterzuregeln.«

Gegebenenfalls kann hier die Übung den »Gefühlen Raum geben« wiederholt werden.

Lerneffekte und Gesprächsthemen

Zunächst geht es darum, den eigenen »Kampfschalter« wahrzunehmen, d. h. den Handlungsimpuls schmerzliche Gefühle zu bekämpfen. Des Weiteren soll in dieser Übung erarbeitet werden, dass wir Einfluss auf unseren Kampfschalter haben, dass wir lernen können, schmerzlichen Gefühlen Raum zu geben.

> **Wichtig**
>
> Wenn die Jugendlichen bemerken, dass mit einer Reduktion des Kampfes auch häufig das Unbehagen sinkt, ist es wichtig, erneut zwischen sauberem und schmutzigem Unbehagen zu unterscheiden.

Die gerollte Socke

Altersbereich: ab 8 Jahren
Themen: Akzeptanz, den Kampf bemerken und von ihm loslassen
Dauer: 30 Minuten

In dieser Übung geht es sowohl darum, den Kampf mit schwierigen Gefühlen erfahrbar und die damit verbundene Anstrengung spürbar zu machen, als auch darum, die Alternative des Loslassens als Möglichkeit zu erkennen und zu erleben.

Durchführung

»Ich möchte dich bitten, deine Augen zu schließen und dir Folgendes vorzustellen: Stelle dir vor, du bist gerade dabei, dich für die Schule fertig zu machen, vielleicht bist du schon ein bisschen spät dran und du hast einen wichtigen Test in der ersten Stunde zu schreiben. Du musst dich so sehr beeilen, dass du nicht dazu kommst, zu frühstücken, und du ziehst dich so schnell wie möglich an. Leider erwischst du mal wieder die Socken, die du so gar nicht magst. Es sind die, die immer wieder runterrutschen und sich zusammenrollen. Und genau dies passiert nun auch. Während du in die Küche eilst, um dir dein Pausenbrot zu greifen, ist bereits die erste Socke runtergerutscht und sie ist nun unter deinen Füßen zusammengerollt. Das nervt dich total. Du hältst an und ziehst sie wieder hoch, dann nimmst du dein Pausenbrot und gehst zur Tür. Du schlüpfst in deine Schuhe, wirfst dir deine Jacke über und greifst deinen Rucksack. Schon bevor du zur Haustür gelangt bist, hat sich die Socke wieder zusammengerollt und es ist kaum auszuhalten. Du setzt deinen Rucksack wieder ab, ziehst deinen Schuh aus und ziehst die Socke wieder hoch. Du ziehst deinen Schuh wieder an, greifst deinen Rucksack und rennst aus der Haustür. Du bist mittlerweile frustriert, vielleicht auch ärgerlich und missmutig. Du weißt, dass du gleich einen Test schreibst und du versucht nicht an die Socke zu denken, aber die Gedanken daran kommen immer wieder. Während du zum Bus rennst, tut es deine Socke wieder, sie ist wieder den Knöchel runtergerutscht komplett unter den Fuß. Du hältst an, um sie hochzuziehen und siehst den Bus davonfahren. Um nicht zu spät zu deinem Test zu kommen, rennst du zur Schule und hältst alle paar Minuten an, um die Socke hochzuziehen. Endlich erreichst du die Schule verschwitzt und erschöpft und du kommst gerade noch rechtzeitig zum Test in den Klassenraum. Aber bevor du anfangen kannst, musst du noch einmal die Socke hochziehen. Du bist so frustriert und wütend zu diesem Zeitpunkt, dass du dich kaum auf die Fragen konzentrieren kannst und so verbringst du den halben Test damit, zu versuchen, ruhig zu werden.«

Fragen an die Kinder bzw. die Jugendlichen:

- Welche Gedanken kommen dir jetzt?
- Was hat hier deinen Tag vermasselt?

[*Hier besteht die Möglichkeit für ein Gespräch darüber, ob die Socke den Tag vermasselt hat oder der Umgang damit.*}

»Darf ich dich bitten, ein Experiment mit mir zu machen, um zu sehen, wie es sich in Wirklichkeit anfühlt, eine gerollte Socke zu haben? Rolle bitte eine deiner Socken runter, sodass sie unter der Mitte deines Fußes zusammengerollt ist [*Der / Die Therapeut*in macht dies gleichzeitig mit den Jugendlichen. Falls der / die Jugendliche gerade keine Socken trägt, können auch Taschentücher in die Schuhe gestopft werden.*]. Ich möchte gerne mit dir eine Gehmeditation machen. Für dieses Experiment nehmen wir

Die gerollte Socke

an, dass die gerollte Socke etwas ist, das du nicht verändern kannst. So wie andere Dinge in deinem Leben, die du möglicherweise nicht magst und die sich nicht ändern lassen.
In dieser Gehmeditation geht es darum, achtsam jeden einzelnen Schritt wahrzunehmen. Nimm eine entspannte Haltung ein und lass deine Hände seitlich neben deinem Körper hängen oder führe sie vor oder hinter deinem Körper zusammen. Die Knie sind nicht ganz durchgedrückt und dabei locker. Spüre den Boden unter deinen Füßen und nimm einen tiefen Atemzug. Konzentriere dich ganz auf deine Atmung und auf die Empfindung in deinen Füßen. Senke deinen Kopf, sodass du mit halb geöffneten Augen einen kleinen Sichtbereich rund um deine Füße wahrnehmen kannst. Verlagere dann das Gewicht deines Körpers vom rechten Fuß auf den linken Fuß, sodass fast das ganze Gewicht auf dem linken Fuß ruht. Hebe nun langsam deinen rechten Fuß an. Beginne mit der Ferse, dann folgt die Fußsohle und am Schluss die Zehen. Setze den Fuß achtsam wieder ab, beginne dabei wieder mit der Ferse. Mache gleichmäßige, fließende Bewegungen. Dann verlagerst du das Gewicht auf den rechten Fuß und wiederholst das Ganze, indem du den linken Fuß langsam nach vorne bewegst. Während der Bewegung nimmst du jede kleine Veränderung deines Körpers wahr. Beim Abheben des Fußes beobachtest du, wie sich die Muskeln anspannen, beim Aufsetzen spürst du die Unebenheiten des Bodens an deinen Füßen. Bei der Gewichtsverlagerung fühlst du, wie dein ganzer Körper arbeitet, um das Gleichgewicht zu halten.
Atme langsam und gleichmäßig. Bewege dich im Uhrzeigersinn durch den Raum und sei dir deiner Körperhaltung bewusst. Überprüfe zwischendurch, ob du mit den Gedanken noch bei deinen Füßen bist. Wenn nicht, richte deine Aufmerksamkeit wieder gezielt auf deine Füße.
Während du gehst, nimmst du möglicherweise wahr, dass dein Verstand zur durch die Socke erzeugten Empfindung wandert. Wenn dies passiert, benenne diese Gedanken als Gedanken und diese Gefühle als Gefühle und versuche den Pause-Knopf zu drücken, versuche den Handlungsimpuls, dein Inneres zu kontrollieren, loszulassen, erlaube was auch immer kommt einfach da zu sein. Nimm wahr, dass du vielleicht eingefangen wurdest von dem Wunsch, etwas zu kontrollieren, was du nicht kontrollieren kannst. Erlaube, es so zu sein, wie es ist. So gut du kannst, erlaube deinen Gefühlen da zu sein. Fahre fort mit deiner Gehmeditation, komme achtsam zu dem aktuellen Moment zurück und mache weiter mit dem, was gerade wichtig ist. In diesem Moment das achtsame Gehen.
Komme nun in deinem Tempo zurück zu deinem Sitzplatz und komme mit deiner Wahrnehmung wieder zurück in den Raum, indem du wahrnimmst, was du sehen, hören und spüren kannst.«

Wichtig

Nehmen Sie sich Zeit, gemeinsam die Erfahrung einer unangenehmen Körperempfindung und die damit verbundenen Gedanken und Gefühlen zu explorieren.
Mögliche Fragen wären hier:

- ▶ Kennst du so etwas in deinem Leben?
- ▶ Kennst du den Handlungsimpuls, das unangenehme Gefühl wegmachen zu wollen?
- ▶ Kennst du es, dass das »Wegmachen-Wollen« Zeit und Energie kostet?
- ▶ Hast du schon mal ausprobiert, das unangenehme Gefühl da sein zu lassen?
- ▶ Was hast du erlebt?

Die gerollte Socke

Kennst du so etwas in deinem Leben? Nenne Beispiele.

....

....

....

....

Kennst du den Handlungsimpuls, das unangenehme Gefühl wegmachen zu wollen? Nenne Beispiele.

....

....

....

....

Kennst du es, dass das »Weg-machen-Wollen« Zeit und Energie kostet? Nenne Beispiele.

....

....

....

....

Hast du schon mal ausprobiert, das unangenehme Gefühl da sein zu lassen? Was hast du erlebt?

....

....

....

....

AB 23 • T

Auf unseren Gefühlswellen surfen

Altersbereich: ab 8 Jahren
Thema: Akzeptanz, Kontakt zum gegenwärtigen Augenblick, Selbst als Prozess, Kontextsensitivität
Dauer: 20 Minuten
Materialien: mit Kindern ggf. Stifte und Papier

Durchführung

»Ich lade dich jetzt ein, dich aufrecht hinzusetzen, die Schultern hängen zu lassen, deine Füße leicht in den Boden zu drücken und den Boden unter deinen Füßen zu spüren. Du kannst deine Augen auf einen bestimmten Punkt richten oder sie schließen, ganz wie du möchtest. Stelle dir nun eine Meereswelle vor, die sich dem Strand nähert. Sie ist hoch und steil und hat sich noch nicht zur Sturzwelle aufgebaut. Jetzt stell dir vor, wie die Welle sich einer Gruppe von Möwen nähert, die auf dem Wasser sitzt. Die Vögel fliegen nicht davon. Sie reiten einfach das Gefälle hinauf, über den Kamm und auf der Rückseite der Welle wieder hinab.
Oft kommen unsere Gefühle in Wellen. Manchmal sind es viele kleine Wellen, manchmal sind es auch große Wellen. Genauso wie die Möwen die Meereswellen reiten können, können wir unsere Gefühlswellen reiten. Wir haben eben gerade über eine Situation gesprochen, in welcher du ein Gefühl von Angst [*oder welches Gefühl Thema war*] erlebt hast. Nun möchte ich dich bitten, dir diese Situation so genau wie möglich vorzustellen: Was hast du gesehen? Was hast du gehört? Was hast du gefühlt und wo in deinem Körper hast du es gespürt? Wenn du dich jetzt daran erinnerst, ist es eine große oder eine kleine Gefühlswelle? [*Mit Kindern kann hier zunächst die Welle gemalt werden.*]
Während du dich nun an diese Situation erinnerst, achte einmal genau auf die Gefühle in deinem Körper und spüre nach, ob wieder eine Gefühlswelle anrollt. Wenn eine neue Gefühlswelle anrollt, mache es wie die Möwen, bleibe auf der Welle und beobachte, wie die Welle ihren Höchststand erreicht, wie du auf ihr reitest und die Welle wahrnimmst.

- Benenne das Gefühl.
- Wie stark ist das Gefühl (1–10)?
- Beobachte und beschreibe, was du in deinem Körper wahrnimmst.
- Beobachte und beschreibe deine Gedanken.
- Beobachte und beschreibe deinen Handlungswunsch.
- Du hast ein Gefühl, du bist nicht das Gefühl.
- Versuche, mit deinem Gefühl zu atmen.
- Beachte den Moment, wo die Gefühlswelle nicht mehr ansteigt.
- Spüre, wie die Welle abflacht und anfängt kleiner zu werden.
- Achte auf den Ritt auf der Rückseite der Welle.

Wellen bewegen sich in ihrem eigenen Rhythmus, alles was du zu tun brauchst, ist dich von der Welle tragen zu lassen. Wenn eine neue Welle kommt, reite auch auf dieser.«

Auf unseren Gefühlswellen surfen

Lerneffekte und Gesprächsthemen

Alle Menschen erleben schmerzhafte Gefühle. Leid entsteht, wenn wir gegen diese ankämpfen.

- ▶ Warst du schon einmal am Meer oder im Wellenbad?
- ▶ Welche Erfahrungen hast du mit Wellen gemacht?
- ▶ Wie ist es bei dir mit Gefühlen? Steigen die bei dir langsam oder schnell an oder kommen sie gleich mit voller Wucht?
- ▶ Was passiert, wenn wir uns einer Welle entgegenstellen?
- ▶ Was passiert, wenn wir auf einer Welle reiten?
- ▶ Was erlebst du, wenn du dich deinen Gefühlen entgegenstellst, versuchst du sie zur Seite zu schieben? Was erlebst du langfristig, was kurzfristig?

Wichtig

Manchen Kindern und auch Jugendlichen fällt es schwer, sich an Situationen so zu erinnern, dass sie wirklich das Gefühl in dem Moment im Therapieraum erleben können. Dann eignet es sich, die Übung in Momenten durchzuführen, in welchen belastende Gefühle in der Therapiesitzung auftreten, z. B. bei emotionsaktivierenden Übungen oder wenn das Kind bzw. der / die Jugendliche mit einem aktuell belastenden Thema in die Sitzung kommt.

Auf unseren Gefühlswellen surfen

Warst du schon einmal am Meer oder im Wellenbad?

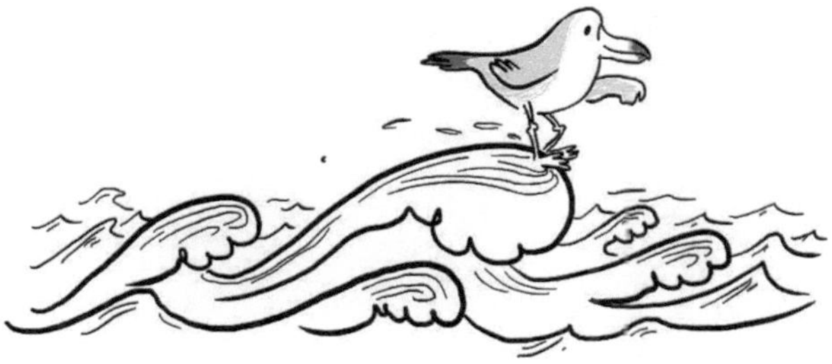

Welche Erfahrungen hast du mit Wellen gemacht?

Wie ist es bei dir mit Gefühlen, steigen die bei dir langsam oder schnell an oder kommen sie gleich mit voller Wucht? Nenne Beispiele.

Was passiert, wenn wir uns einer Welle entgegenstellen?

Was passiert, wenn wir auf einer Welle reiten?

Auf unseren Gefühlswellen surfen

Was erlebst du, wenn du dich deinen Gefühlen entgegenstellst oder versuchst, sie zur Seite zu schieben?

....

....

....

Was erlebst du kurzfristig?

....

....

....

Was erlebst du langfristig?

....

....

....

Standhalten

Altersbereich: ab 13 Jahren
Thema: Gefühle zulassen
Thema: Beobachtungen und Wahrnehmungen
Dauer: 45 Minuten
Materialien: Stifte
Diese Übung ist in einer Gruppe und im Einzelsetting (Therapeut*in beobachtet) durchführbar.

Durchführung

Einer oder eine der Teilnehmenden stellt oder setzt sich für ca. acht Minuten schweigend vor eine Therapiegruppe.
Der Rest der Gruppe (bzw. der / die Therapeut*in) beobachtet Gestik, Mimik und. Körperhaltung der zu beobachtenden Person und macht sich hierzu Notizen. Diese Übung kann dadurch erweitert werden, dass die Beobachtenden Spekulationen über die noch unbekannte Lebenswelt der beobachteten Personen anstellen.

Lerneffekte und Gesprächsthemen

- Unterschied zwischen genauer Beobachtung und Spekulation erkennen
- Unterschied zwischen Wahrnehmen und Bewerten bzw. Kategorisieren erkennen
- Wie sehen mich andere?

Tipp

Lerneffekte können gut mit Video-Konsultationen unterstützt bzw. ergänzt werden.

- Die Person, die beobachtet wurde, berichtet, wie es ihr ergangen ist.
- Die Beobachtenden verbalisieren ihre Beobachtungen und Wahrnehmungen.
- Der / Die Beobachtete reagiert auf die Beobachtungen und Wahrnehmungen. Es kommt darüber zu einem aktiven sprachlichen Austausch.
- Die anderen Teilnehmenden bzw. die Therapierenden verbalisieren ihre vielen Mutmaßungen.
- Der / Die Beobachtete reagiert auf die Mutmaßungen. Es kommt darüber zu einem aktiven sprachlichen Austausch.
- Die mit der Übung gemachten Erfahrungen werden gemeinsam ausgetauscht.

Wichtig

Jederzeit steht der respektvolle Umgang im Vordergrund! Es gilt, Situationen, die für Jugendliche mit Schreib- und Leseproblemen peinlich sein könnten, zu vermeiden. Diese Problematik steht hier nicht im Mittelpunkt und sollte an entsprechender Stelle Beachtung finden.

Standhalten

Beobachtungen

Gestik

....

....

Mimik

....

....

Körperhaltung

....

....

Körperempfindungen

....

....

Sonstige

....

....

Mutmaßungen
(z. B. Lieblingsfarbe oder -musik, Fan einer bestimmten Netflix-Serie, Freundschaft, wann erste große Liebe, Freizeitbeschäftigungen und vieles mehr) Viel Spaß dabei!

....

....

....

....

AB 25 • T

Dem Wesen in die Augen schauen

Altersbereich: ab 13 Jahren
Themen: Akzeptanz, Selbstmitgefühl
Dauer: 20 Minuten

Durchführung

Dem Jugendlichen werden folgende Fragen gestellt:

- Gibt es ein Körperteil von dir, das du nicht magst?
- Gibt es eine Eigenschaft von dir, die du nicht magst?
- Denke entweder an dieses Körperteil oder diese Eigenschaft.
- Während du daran denkst, was merkst du in deinem Körper?
- Spüre dorthin zu diesem Körpergefühl und nimm es wahr.
- Welches Wesen könnte dieses Körpergefühl sein?
- Wie sieht es aus, das Wesen? Welche Farbe hat es? Welche Form hat es?
- Nimm nun das Wesen in deine Hände und setzte es auf den Boden vor dir.
- Wie weit weg von dir fühlt sich gut an?
- Schau dem Wesen einmal in die Augen.
- Was braucht das Wesen?
- Wenn du dem Wesen geben würdest, was es braucht, was würdest du dann tun?
- Tue es!
- Nimm das Wesen nun wieder auf und wenn du magst, platziere es da, wo es vorher war.
- Was nimmst du jetzt wahr?

Lerneffekte und Gesprächsthemen

Diese Übung ist intensiv und emotionsaktivierend. Es geht darum, sich auf eine freundliche, offene Art mit schwierigen Gefühlen (hier Scham) zu beschäftigen und einen selbstmitfühlenden Umgang mit diesen zu ermöglichen.
Können die Jugendlichen während der Übung eine Selbstmitgefühl ausdrückende Handlung finden, kann es hilfreich sein, dass die Jugendlichen diese in den nächsten Tagen als Ritual in ihren Alltag integrieren.

Wichtig

Diese Übung setzt Vertrauen und Sicherheit in der therapeutischen Beziehung voraus.

AB 26 • T

Ball im Schwimmbad

Altersbereich: ab 8 Jahren
Thema: Akzeptanz
Dauer: 15 Minuten
Materialien: Schüssel mit Wasser, Ball (alternativ kann auch ein Korken genommen werden)

In dieser Übung wird die Anstrengung, welche mit Erlebensvermeidung verbunden ist, erfahrbar gemacht.

Durchführung

»Hast du schon einmal versucht, im Schwimmbad einen Ball unter Wasser zu drücken?
Wie war das? Was hast du erlebt?
Was passiert, wenn du den Ball unter Wasser drückst und dann wieder loslässt? Ja genau, er schnellt hoch, manchmal direkt an den Kopf.
Ähnlich ist es mit unseren Gedanken und Gefühlen. Wenn wir diese versuchen wegzudrücken, kann es sein, dass sie sich noch stärker aufdrängen. Hast du das schon einmal erlebt?
Lass uns das mal mit einem echten Ball probieren.
[*Die Jugendlichen / Kinder werden aufgefordert, einen kleinen Ball in einer Schüssel mit Wasser unter Wasser zu drücken.*]
Und wie ist das? Ist das schwierig?
Wie wäre es, wenn du das nun den Rest des Termins tun solltest?
Könntest du dich gut konzentrieren, dich gut beteiligen?
Wie wäre es, wenn du den Ball nicht unter Wasser drückst? Was würde passieren? Ja genau, er würde auf dem Wasser treiben, manchmal zu dir und manchmal von dir weg.«

Lerneffekte und Gesprächsthemen

Das Runterdrücken eines Balls unter Wasser wird hier als Metapher für den Versuch, Gedanken und Empfindungen zu unterdrücken bzw. zu beseitigen verwendet und körperlich erfahrbar gemacht.

> **Wichtig**
>
> Zentral ist eine Haltung von Neugierde und Offenheit gegenüber den Erfahrungen des Kindes bzw. des oder der Jugendlichen.

Hedgie

Altersbereich: ab 8 Jahren
Thema: Akzeptanz, Gefühlen Raum geben
Dauer: 15 Minuten
Materialien: Igelbälle

Durchführung

»Halte Hedgie (den Igelball) in deinen Händen, lege beide Hände um ihn herum. Drücke ihn vorsichtig und spüre, wie sich das anfühlt. Nimm wahr, welche Gefühle im Rest deines Körpers aufkommen, in deinen Schultern, deinem Nacken, deinem Rücken (es kann gut sein, dass beim Drücken des Igelballs Spannung in einigen Körperteilen entsteht). Nun lass langsam locker, sodass deine Hände Hedgies stachelige Oberfläche nur leicht berühren, aber ihn weiterhin berühren und halten. Nimm einmal wahr, wie sich das anfühlt (ggf. mehrmals wechseln zwischen enger und lockerer werden, sodass die Kinder bzw. Jugendlichen den Unterschied zwischen ›enger werden um Hedgie‹ und ›locker werden um Hedgie‹ bemerken).
Nimm einmal den Unterschied wahr, zwischen der Erfahrung, Hedgie locker und raumgebend zu halten und Hedgie fest und eng zu umfassen.

- Was nimmst du wahr?
- Welche Unterschiede kannst du bemerken?
- Bei welcher Variante brauchst du mehr Druck und Kraft?
- Bei welcher Variante könntest du nebenbei etwas anderes tun (z. B. ein Buch lesen, einen Film sehen, ein Gespräch führen)?

Lass uns das doch mal ausprobieren. Wir versuchen mal beide, unseren Igelball mit Druck und eng zu halten und uns dabei zu unterhalten (z. B. 15 Minuten lang) und dann unterhalten wir uns nochmal (z. B. weitere 15 Minuten) mit einem lockeren Griff um den Igelball.«

Lerneffekte und Gesprächsthemen

Diese Übung kann als eine Metapher für »Gefühlen Raum geben« (AB 28) genutzt werden und mit der entsprechenden Übung kombiniert werden.

Wichtig

Manche der Jugendlichen haben möglicherweise im Rahmen einer vorherigen Behandlung gelernt, den Igelball zur Emotionsregulation einzusetzen. Dann ist das feste, drückende Halten teilweise eher positiv verankert.

Hedgie

Wie gut konntest du dem Gespräch folgen, deinem Gesprächspartner zuhören, eigene Themen einbringen?

....

....

....

....

....

War dies anstrengend für dich oder nicht?

....

....

....

Wenn ja, warum?

....

....

....

....

....

Hast du dich wohlgefühlt oder nicht?

....

....

....

Gefühlen Raum geben

Altersbereich: ab 12 Jahren
Thema: Akzeptanz, Selbst-als-Prozess, Gefühlen Raum geben, Bereitschaft sich den eigenen Gefühlen zu stellen, Selbstmitgefühl
Dauer: 15 Minuten

Durchführung

»Ich lade dich jetzt ein, dich aufrecht hinzusetzen, die Schultern hängen zu lassen, deine Füße leicht in den Boden zu drücken und den Boden unter deinen Füßen zu spüren. Du kannst deine Augen auf einen bestimmten Punkt richten oder sie schließen, ganz wie du möchtest. Nimm einmal ein ganzes Einatmen und ein ganzes Ausatmen achtsam wahr.
Nun möchte ich dich bitten, einmal achtsam deinen Körper wahrzunehmen. Beginn doch bitte beim Scheitel und wandere mit deiner Aufmerksamkeit einmal durch deinen Körper, indem du Stück für Stück deinen Körper von oben nach unten achtsam wahrnimmst.
Kannst du Körperempfindungen bei dir bemerken? Wenn du eine Empfindung gefunden hast, mit der du dich etwas genauer beschäftigen magst, nimm diese bitte achtsam wahr, indem du sie genauer erkundest:

- Wo genau im Körper bemerkst du diese Empfindung?
- Welche Form hat diese Empfindung, ist sie rund oder eckig?
- Welche Oberflächenstruktur hat diese Empfindung, ist sie rau oder glatt?
- Welche Farbe hat diese Empfindung

Nun möchte ich dich bitten, dieser Empfindung Raum zu geben, indem du dorthin atmest, indem du um die Empfindung herum atmest. Nimm einmal die Empfindung und deinen Atem hin zur Empfindung wahr. Atme in die Empfindung hinein und um sie herum. Atme langsam und tief und stell dir vor, dein Atem fließt in die Empfindung hinein und um sie herum. Wenn du so atmest, ist es, als wenn du für deine Empfindung mehr Raum schaffst. Du schaffst einen Raum um diese Empfindung herum und gibst ihr damit größeren Bewegungsspielraum. Versuche doch bitte mit jedem Atem, um die Empfindung herum Raum zu schaffen. Da bist du und da ist die Empfindung und es ist genug Platz für die Empfindung.
Erlaube deiner Empfindung da zu sein – sie hat ja jetzt genug Platz. Versuche nicht, sie loszuwerden oder sie zu verändern.
Wenn es für dich passen sollte, kannst du einmal deine Hände auf die Körperregion mit der Empfindung legen und möglicherweise so der Empfindung Beachtung und Fürsorge entgegenbringen.«

Lerneffekte und Gesprächsthemen

Zunächst geht es darum, zu üben, Körperempfindungen wahrzunehmen und zu beschreiben (Selbst-als-Prozess). Außerdem ermöglicht die Übung, Körperempfindungen zu beobachten, ohne sie zu bekämpfen, ihnen Raum zu geben und sie damit zu erlauben (Akzeptanz). Die fürsorgliche Hand bringt einen Aspekt von Selbstmitgefühl in die Übung.

Durch den Sumpf waten

Altersbereich: ab 8 Jahren
Thema: Zusammenhang von Bereitschaft und der Möglichkeit, neue Erfahrungen zu machen
Dauer: 15 Minuten

Durchführung

»Bitte stell dir vor, du bist auf einer Wanderung in den Bergen und dein Ziel ist es, eine bestimmte Bergspitze zu erklimmen. Dein ganzes Leben wolltest du schon unbedingt auf diese Bergspitze klettern und du hast dich monatelang auf diese Tour vorbereitet. Aus welchem Grund auch immer, es bedeutet dir wirklich viel. Du hast deine gesamte Ausrüstung bei dir und du bist vorbereitet und entschlossen, die Spitze zu erreichen. Da ist eine lange Straße, die sich den Berg hinaufzieht und von der Entfernung sieht es so aus, als ob es sehr einfach wäre, zum Fuß des Berges zu kommen. Aber während du näherkommst, bemerkst du, dass da ein riesiger Sumpf ist, welcher den Fuß des Berges umringt. Auf keinen Fall kannst du den Berg erklimmen, ohne vorher diesen Sumpf zu durchqueren. Du denkst über jede erdenkliche Möglichkeit nach, diesen Sumpf zu vermeiden, da er kalt und feucht und stinkend und moderig ist. Außerdem könnten schlüpfrige Kreaturen in ihm sein. Du weißt, dass du keinen Fuß in den Sumpf setzen kannst, ohne nass bis zu den Knien zu werden. Während du dir dies vorstellst, bemerkst du, dass du am liebsten umkehren würdest. Gleichzeitig erinnerst du dich daran, dass es ja dein Ziel ist, die Spitze zu erreichen. Und dir ist klar, es gibt keinen anderen Weg als durch den Sumpf zu waten. Also, während du die Spitze im Blick behältst, hältst du deine Nase zu und watest in den Sumpf. Du machst ein paar Schritte und bemerkst, dass du vorwärtskommst, obwohl es nur langsam vorangeht. Der Matsch ist kalt und nass, aber du stellst fest, dass du durch ihn hindurch kommst. Bevor du es bemerkst, bist du schon durch den Sumpf hindurch und beginnst den Berg zu erklimmen. Deine Füße trocknen und du tust das, wovon du schon immer geträumt hast.«

Lerneffekte und Gesprächsthemen

Gemeinsam mit dem Kind bzw. der / dem Jugendlichen kann mithilfe dieser Metapher erfahrbar gemacht werden, dass häufig Ziele im Leben (im Sinne von engagiertem Handeln) nur zu erreichen sind, wenn wir bereit sind, als unangenehm bewertetes Erleben zuzulassen.
Oft ergeben sich Gesprächsanlässe zur Anwendung dieser Metapher, z. B. wenn es gerade um Vermeidungsverhalten geht. Die Metapher kann aber auch ohne konkreten Gesprächsanlass eingeführt werden.

Wichtig

Grundsätzlich ist es möglich, diese Metapher vorzulesen. Deutlich lebendiger ist es jedoch, wenn die Therapierenden die Metapher frei erzählen und ggf. an die Kinder bzw. Jugendlichen anpassen.

Durch den Sumpf waten

Was würdest du auf deiner Bergspitze finden?

....

....

Und was noch?

....

Welche Art von Sumpf müsstest du durchwaten, um auf deine Bergspitze zu gelangen? Was befindet sich in deinem Sumpf?

....

....

Und was noch?

....

Was sind deine Befürchtungen, was dich im Sumpf alles erwarten könnte?

....

....

Und was noch?

....

Bist du schon einmal durch ihn hindurch gegangen?

....

Was hast du erlebt, wie war es vorher, währenddessen und danach?

....

....

Und was noch?

....

Das Angstmonster füttern

Altersbereich: 6–12 Jahre
Thema: die Folgen von Vermeidung erleben und abwägen, die Folgen von Annäherung erleben und abwägen
Dauer 50 Minuten
Materialien: Papier, Stifte, Futterkarten (können auf Pappe ausgedruckt und ggf. laminiert werden)

Durchführung
Das Kind wird zunächst gefragt, wie groß denn sein Angstmonster ist, z. B. in diesem Moment oder in einer bestimmten ängstigenden Situation.
Dann wird ein Bild von dem Angstmonster gemalt.
Nun kann mit dem Kind darüber gesprochen werden, dass ja auch Angstmonster Futter brauchen, und es werden die verschiedenen Futterarten (eigenes Verhalten) exploriert. Hierzu können die Futterkarten zur Hilfe genommen werden. Meist ist es hilfreich, auf den Blankokarten auf das Kind zugeschnittene Futterarten zu notieren. Manchmal ist es hilfreich, eigene Beispiele oder Beispiele von anderen Kindern einzubringen.
Folgende Fragen werden dem Kind gestellt:

- Welche Arten von Futter lassen dein Angstmonster wachsen? (kurzfristig und langfristig)
- Welche Arten von Futter lassen dein Angstmonster schrumpfen? (kurzfristig und langfristig)

Die Futterkarten werden dann den verschiedenen Feldern auf dem Arbeitsblatt zugeteilt.
Nun kann mit dem Kind z. B. Folgendes vereinbart werden:

»Wollen wir beide mal gemeinsam rausfinden, welches Futter dein Angstmonster so schrumpfen lässt, dass es eine für dich hilfreiche Größe hat?«
Bei dieser Übung geht es darum, mit dem Kind gemeinsam offen und neugierig die kurzfristigen und langfristigen Konsequenzen von Vermeidungsverhalten und Annäherungsverhalten zu erkunden. Im Anschluss ist es hilfreich, mit dem Kind Verhaltensanlässe in der Therapiesituation zu gestalten, durchzuführen und gemeinsam auszuwerten. So kann das Kind die Erfahrung machen, dass Vermeidungsverhalten langfristig zu einer Zunahme von Angst führen kann und dass Konfrontation und Exploration zu mehr eigener Sicherheit führen können. Es können auch Futterkarten mit nach Hause gegeben werden, um das darauf abgebildete Verhalten auszuprobieren und dann in der nächsten Sitzung auszuwerten, ob dieses nun hilfreiches Angstmonsterfutter sein könnte.

Wichtig

Es ist wichtig, ergebnisoffen die Ideen und Erfahrungen des Kindes so anzunehmen, wie es diese benennt.

Das Angstmonster füttern

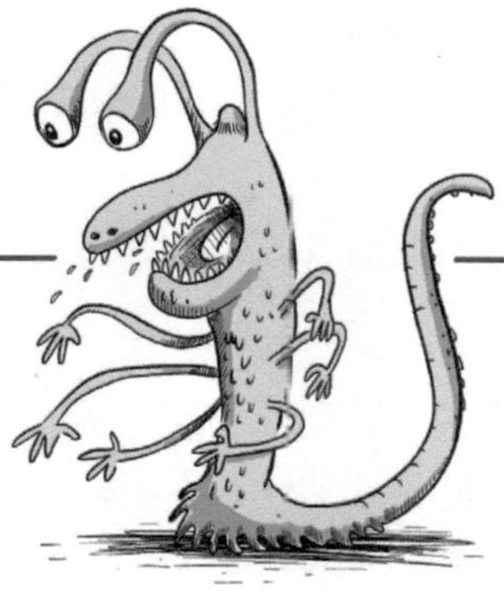

Was das Monster wachsen lässt

kurzfristig	**langfristig**
....	....
....	....
....	....
....	....
....	....
....	....
....	....
....	....

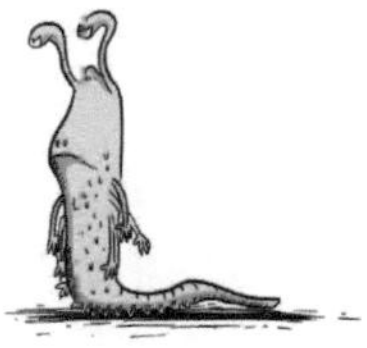

Was das Monster schrumpfen lässt

kurzfristig	**langfristig**
....	....
....	....
....	....
....	....
....	....
....	....
....	....
....	....

Das Angstmonster füttern

Nicht zur Schule gehen.

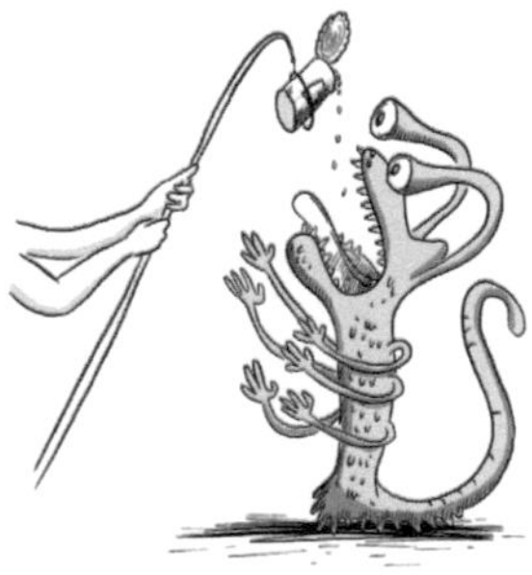

Nicht in den Kindergarten gehen.

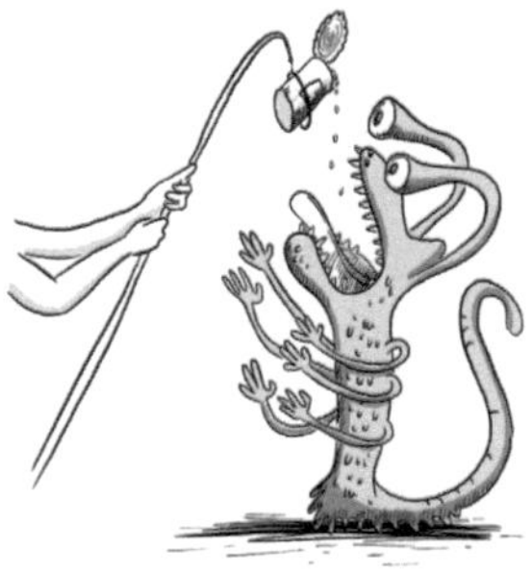

Nicht bei Freunden übernachten.

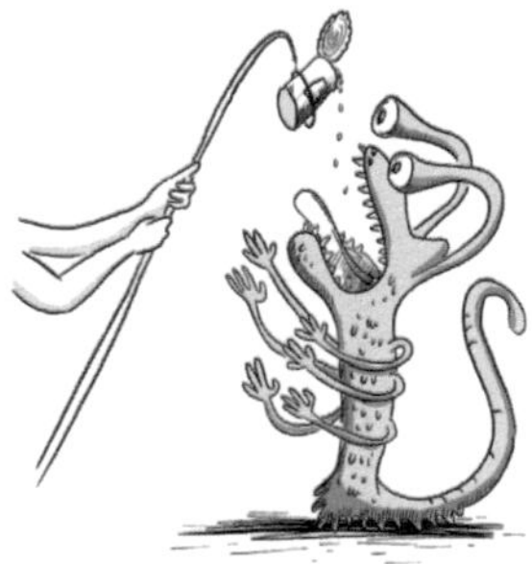

Nicht in der Schule melden

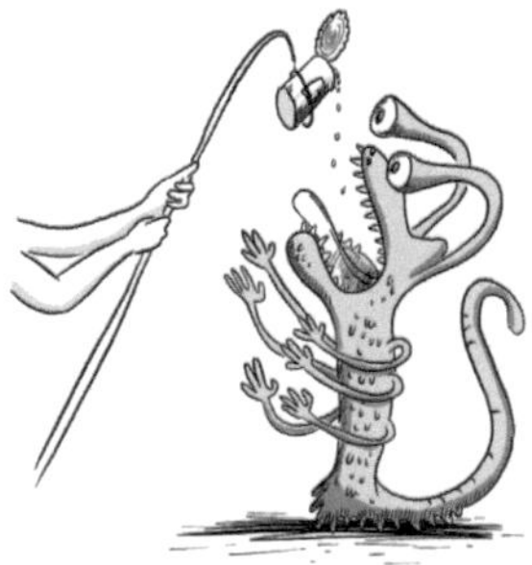

Etwas Neues ausprobieren.

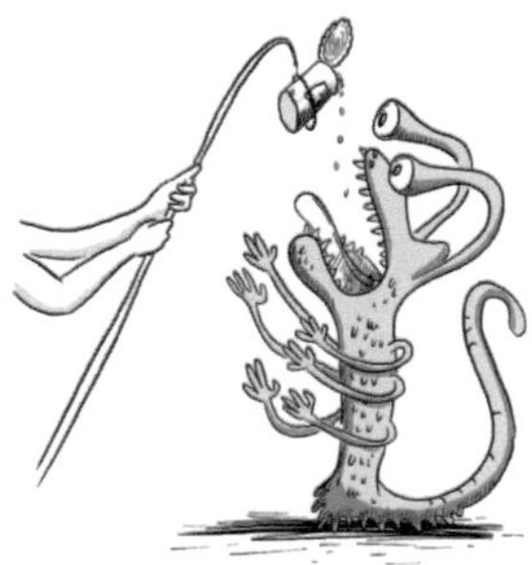

Mit einem Freund / einer Freundin über-nachten.

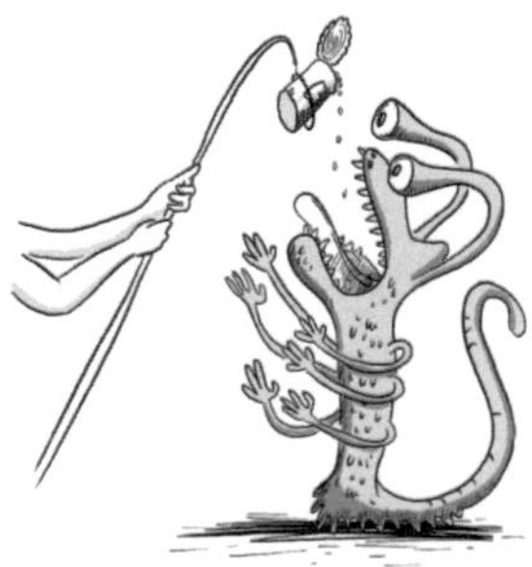

Alleine im eigenen Bett schlafen

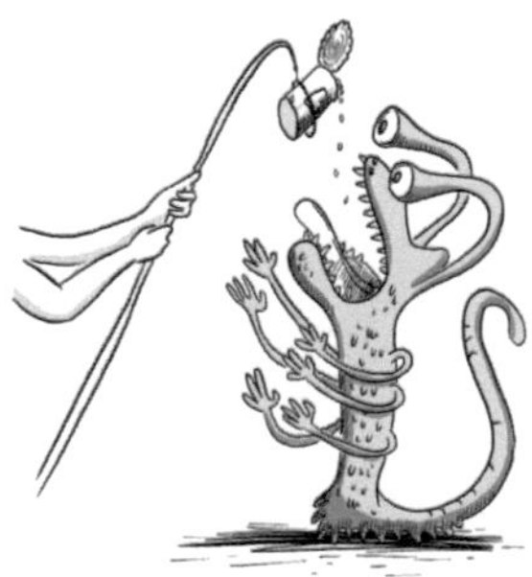

Sich in der Schule melden.

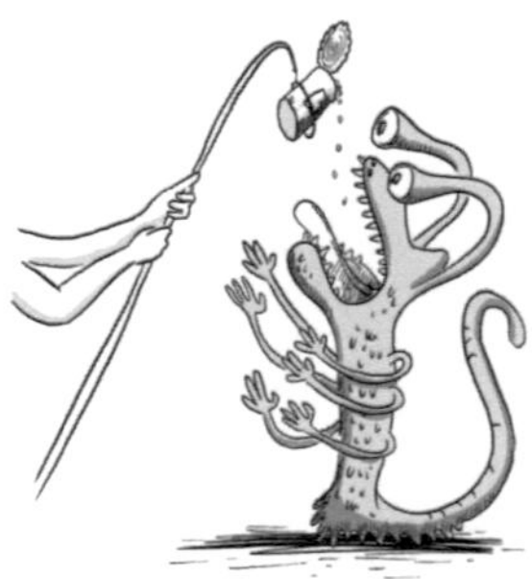

Das Angstmonster füttern

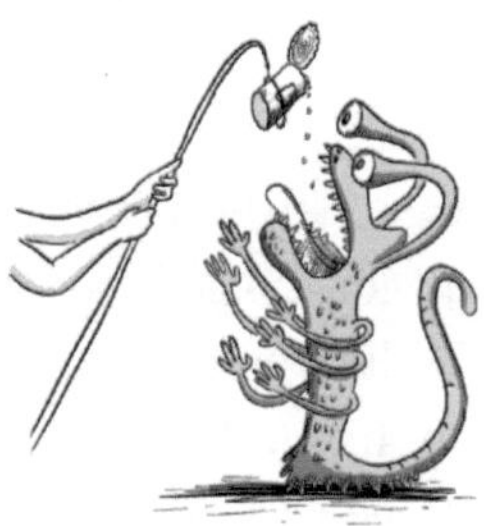

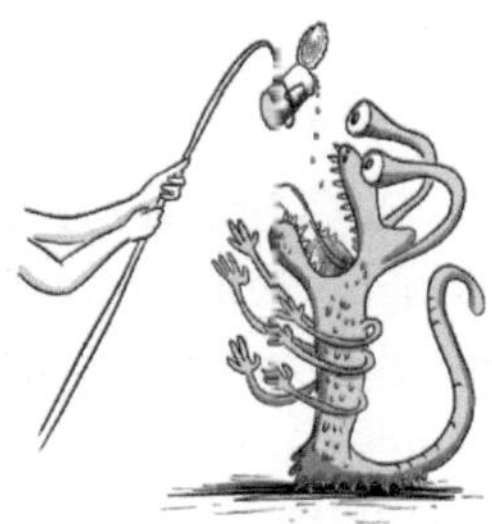

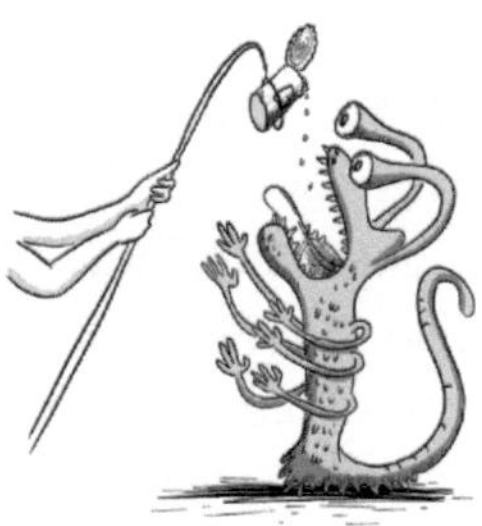

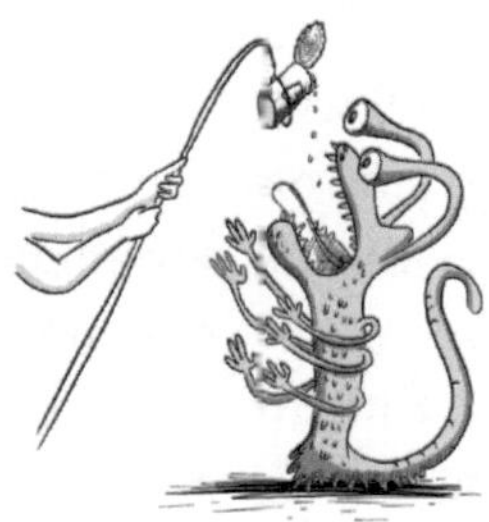

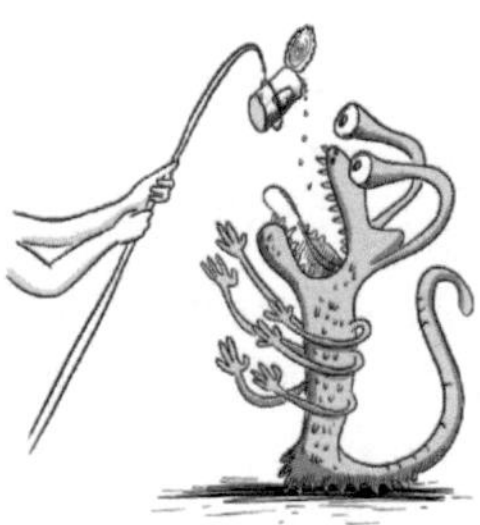

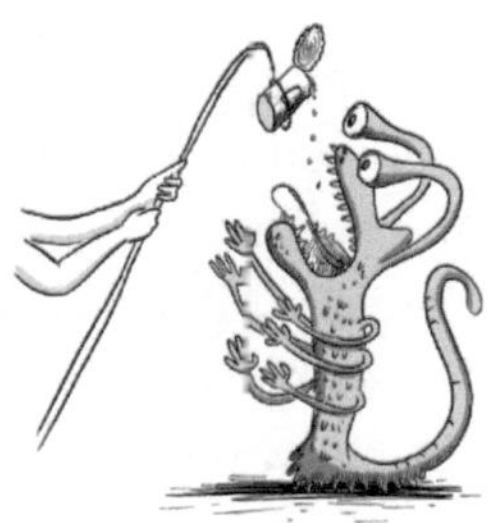

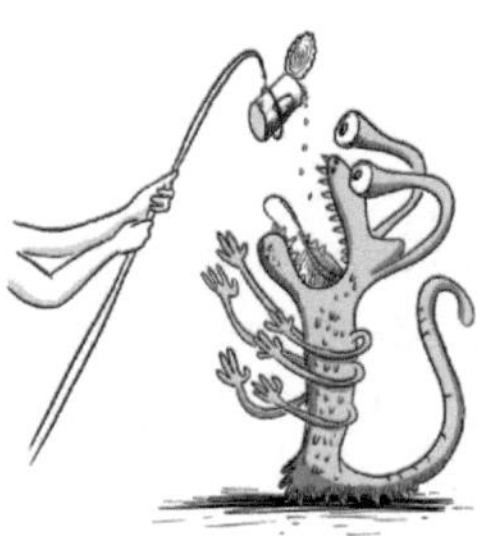

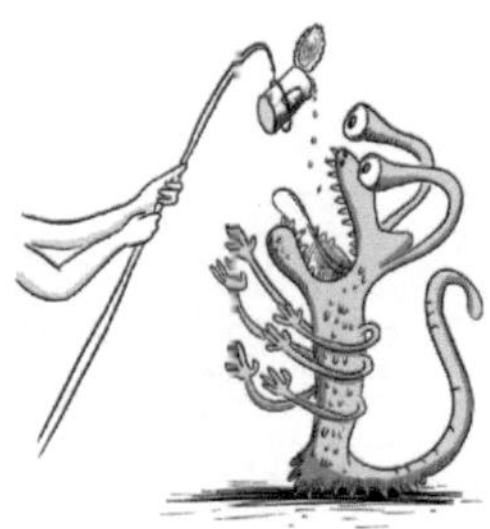

3 Defusion

Welchen Gedanken bemerkst du bei dir und
wie stark bist du mit diesem Gedanken verschmolzen?

Die Fähigkeiten zu sprechen und zu denken (inneres Sprechen) unterscheiden uns von anderen Lebewesen. Sprache ermöglicht uns zu planen, mit anderen Menschen zu kooperieren und vieles mehr. So ermöglichen uns Sprache und Denken mit unseren Gedanken in der Vergangenheit zu sein, um so Erlebtes zu reflektieren und daraus zu lernen. Sie ermöglichen uns auch, in der Zukunft zu sein und so Planungen vorzunehmen. Wir Menschen sind die meiste Zeit des Tages in unseren Gedanken. Oft nehmen wir unsere Gedanken wörtlich und verschmelzen mit ihnen. Diese Fusion geht häufig mit einer Insensitivität für Hinweisreize der uns umgebenen Situation einher und reduziert die Wahrnehmung der unterschiedlichen Handlungsmöglichkeiten. So kann es sein, dass wir im Zusammenhang mit einem sorgenvollen Gedanken an die Zukunft plötzlich ein intensives Gefühl von Angst erleben, obwohl wir uns in diesem Moment in Sicherheit befinden, und wir dann unsere Handlungen auf Vermeidung oder Beseitigung dieses Angsterlebens ausrichten. Ebenso können wir durch eine schmerzvolle Erinnerung an die Vergangenheit plötzlich Traurigkeit empfinden.

Auch Kinder können mit Gedanken fusionieren, also ihre Gedanken für so wahr halten, dass sie insensitiv für Hinweisreize und unterschiedliche Handlungsalternativen sind. Wenn ein Grundschulkind den Gedanken hat: »Gleich kommt bestimmt ein Einbrecher. Es ist zu gefährlich, allein in meinem Zimmer zu sein, wenn es dunkel ist«, und diesen Gedanken wörtlich nimmt, kann es sein, dass es verweigert, am Abend allein in seinem Zimmer zu bleiben. Die Konsequenz kann sein, dass das Kind so nicht ausreichend erlernt, ohne Begleitung einzuschlafen und sich infolgedessen auch nicht ausreichend sicher fühlt, z. B. mit auf die erste Klassenfahrt zu kommen. Diese Fusion führt dann zu einer Einschränkung des explorativen Verhaltens des Kindes und verhindert mögliche weitere, wichtige Entwicklungen in Richtung Selbstständigkeit. Vor dem Hintergrund der kürzeren bisherigen Lebenszeit kann bei Kindern und auch bei Jugendlichen allerdings davon ausgegangen werden, dass die Dominanz dieses »Wörtlichnehmens« noch nicht so verfestigt ist wie bei Erwachsenen (Fang & Ding, 2020).

Die Adoleszenz ist eine Phase des Umbruchs und der Veränderungen. In dieser Zeit geht es um Ablösung von den Eltern und um Zugehörigkeit zur Peergroup. In dieser vulnerablen Phase nimmt häufig die Sorge vor Ablehnung und Ausgrenzung deutlich zu und damit entsprechende Kognitionen wie: »Ich bin wertlos«, »Ich bin nicht liebenswert«, »Ich gehöre nicht dazu«. Häufig sind Jugendliche mit diesen zweifelnden Gedanken verschmolzen (fusioniert) und lassen sie ihr Handeln bestimmen, z. B. im Sinne von Rückzug und Vermeidung oder impulsivem Verhalten.

Wichtig

Der Kernprozess der Defusion zielt darauf ab, Gedanken als Gedanken zu benennen. Es geht nicht darum, den Inhalt der Gedanken zu verändern oder die Irrationalität der Gedanken nachzuweisen, sondern einen Abstand zu diesen herzustellen, um so Spielraum für hilfreiche Entscheidungen und Handlungen zu ermöglichen. »Defusion dient zur Schwächung verhaltensregulierender Funktionen von nicht hilfreichen Kognitionen« (Eifert, 2011, S. 67).

Ein erster Schritt in Richtung Defusion sind die Fähigkeiten, Gedanken zu beobachten und Gedanken als Gedanken zu erkennen. Hierzu kann bereits die von dem / der Therapeut*in verwendete Sprache

eine erste Anleitung geben, etwa durch Aussagen wie »Ich habe gerade den Gedanken, dass …« oder »Mein Verstand / Kopf sagt mir …«.
Durch solche Aussagen lebt der / die Therapeut*in modellhaft eine Haltung von Abstand zu den eigenen Gedanken vor. Durch Fragen wie »Höre mal deinem Verstand zu, was sagt dein Verstand gerade dazu?« ruft er oder sie erste Defusionserfahrungen hervor.

Wichtig

Eine wesentliche Voraussetzung für die Anwendung auch einfachster Defusionstechniken ist die Fähigkeit des Kindes zum Perspektivwechsel, welche sich beginnend im Alter von drei bis fünf Jahren entwickelt und in den folgenden Jahren immer weiter ausdifferenziert.

Arbeitsmaterial

AB 31 Hilfreiche Fragen und Aussagen zur Förderung von Defusion
Auf diesem Arbeitsblatt finden Sie eine Sammlung von Fragen und Aussagen, die Defusion fördern können.

AB 32 Gedanken aus der Steinzeit
Auf diesem Arbeitsblatt ist eine Metapher in Anlehnung an Ciarrochi et al. (2012) aufgeführt, welche eine ausführliche Psychoedukation zum menschlichen Verstand ermöglicht und damit einen Einstig in den Kernprozess der Defusion bieten kann.

AB 33 Die Problemlösemaschine
Die Metapher der Problemlösemaschine nach Ciarrochi et al. (2012) zeigt auf, dass unser Verstand uns nicht immer hilfreiche Lösungen anbietet.

AB 34 Drei-Minuten-Gedanken-Übung
Diese Übung ermöglicht, die Beobachtung eigener Gedanken zu trainieren. Zur Nachbereitung dieser Übung kann der Fragebogen **AB 2** »Vertiefungsfragen zur Übungsexploration« eingesetzt werden.

AB 35 Hindernisparcours – Gedanken, Gefühle, Verhalten
Diese Übung leitet Kinder an, ihre Gedanken, Gefühle und Körpersensationen zu explorieren.

AB 36 Regeln, Gründe, Urteile …
Diese Übung sensibilisiert für Arten von Gedanken, welche häufig mit Fusion verbunden sind.

AB 37 Die Brille wechseln
Diese Übung kann aufzeigen, dass unsere Gedanken Einfluss auf unsere Handlungsimpulse haben.

AB 38 Ich höre auf meinen Verstand oder besser nicht?
In dieser Übung nach Ciarrochi et al. (2012) geht es darum, eigene Gedanken und Handlungsimpulse zu beobachten, um dann eine Entscheidung auf der Grundlage eigener Werte zu treffen.

AB 39 4-Gewinnt im Tunnelblick
In dieser Übung geht es darum, die menschliche Einengung unserer Wahrnehmung und unseres Denkens erfahrbar zu machen, um dann Vorteile und Nachteile dieser menschlichen Handlungsweise für verschiedene Lebenszusammenhänge zu diskutieren. Im Kern geht es darum, eine Metapher für die Nützlichkeit von Kontextsensitivität erlebnisbasiert einzuführen.

AB 40 Spaziergang mit dem Verstand
In dieser Übung nach Wengenroth (2017) geht es darum, erfahrbar zu machen, dass unser Verstand pausenlos Wörter und Sätze produziert und wie es ist, einmal nicht auf diese zu hören. Zur Nachbe-

reitung dieser Übung kann der Fragebogen **AB 2** »Vertiefungsfragen zur Übungsexploration« eingesetzt werden.

AB 41 Gedanken auf Papptellern

Bei dieser Übung geht es darum, die Kinder bzw. die Jugendlichen anzuleiten, sich explorativ und neugierig mit den eigenen schwierigen Gedanken zu beschäftigen, unterschiedliche Strategien im Umgang mit schwierigen Gedanken (im Sinne von Ablenkung, Grübeln und Gedanken als Gedanken annehmen) zu erproben und hinsichtlich ihrer Nützlichkeit im jeweiligen Kontext zu untersuchen.

AB 42 Der Tiger

Bei dieser an Bell und Turrell (2016) angelehnten Übung geht es darum, zunächst erfahrbar zu machen, was es heißt, etwas mit Abstand zu betrachten, um dann im zweiten Schritt diese Erfahrung auf den Umgang mit Gedanken anzuwenden. Zur Nachbereitung dieser Übung kann der Fragebogen **AB 2** »Vertiefungsfragen zur Übungsexploration« eingesetzt werden.

AB 43 Folienübung

Ziel dieser an Bell und Turrell (2016) angelehnten Übung ist, für die Jugendlichen erfahrbar zu machen, was es heißt, mit einem Gedanken verschmolzen zu sein und wie es sich im Unterschied hierzu anfühlt, Abstand zu eigenen Gedanken zu haben. Zur Nachbereitung dieser Übung kann der Fragebogen **AB 2** »Vertiefungsfragen zur Übungsexploration« eingesetzt werden.

AB 44 Klemmbrettübung

Das Ziel dieser nach Harris (2011) konzipierten Übung ist, für Jugendliche erfahrbar zu machen, was es heißt, mit einem Gedanken verschmolzen zu sein, wie sich im Unterschied hierzu Abstand zu den eigenen Gedanken anfühlt und dass wir im Zustand der Verschmelzung mit unseren Gedanken häufig in unserer Wahrnehmung eingeschränkt sind.

AB 45 Dem Verstand mit Humor begegnen

Diese Übungen können die Erfahrung ermöglichen, dass Gedanken nichts anderes als Worte sind, Ansammlungen von Buchstaben. Zur Nachbereitung dieser Übung kann der Fragebogen **AB 2** »Vertiefungsfragen zur Übungsexploration« eingesetzt werden.

AB 46 Gedanken sind wie Flummis

Diese Übung enthält eine Metapher dafür, dass Gedanken sich häufig intensiver aufdrängen, wenn wir versuchen, sie nicht zu denken.

AB 47 Mach doch, was du willst

Diese Übung von Ralf Steinkopff ermöglicht die Erfahrung, dass wir den Handlungsanweisungen unserer Gedanken nicht folgen müssen.

AB 31 • T

Hilfreiche Fragen und Aussagen zur Förderung von Defusion

Altersbereich: ab 6 Jahren
Thema: Defusion vorleben und fördern

Diese Fragen und Aussagen sind während der Therapie jederzeit anwendbar. Sie dienen dem modellhaften Vorleben und der Förderung von Defusion.

Mögliche Aussagen des / der Therapeut*in:

- Mein Verstand sagt mir gerade, dass …
- Wenn ich meinem Verstand zuhöre …
- Ich habe gerade den Gedanken, dass …
- Das ist ein interessanter Gedanke von dir.
- Ich bemerke gerade, dass ich den Gedanken habe, dass …
- Wenn ich dir so zuhöre, bemerke ich gerade bei mir den Gedanken, dass …
- Wenn ich dir so zuhöre, wird mein Verstand gerade sehr aktiv und laut.

Mögliche Fragen:

- Was meint dein Verstand dazu?
- Welche Gedanken bemerkst du gerade bei dir?
- Wie stark bist du gerade mit dem Gedanken verschmolzen?
- Ist der Gedanke gerade hilfreich?
- Wenn du den Gedanken wahrnehmen kannst, kannst du dann der Gedanke sein?
- Welche Gedanken tauchen jetzt bei dir auf?

Gedanken aus der Steinzeit

Altersbereich: ab 8 Jahren
Themen: Defusion, Psychoedukation menschlicher Verstand
Dauer: 15 Minuten

Durchführung

»Du hast mir jetzt einige Gedanken genannt, welche dich oft zurückhalten, Dinge zu tun, und dir das Leben schwer machen. Wenn dein Verstand ähnlich funktioniert wie meiner, gehen ihm die negativen Gedanken niemals aus. Dies hat etwas mit der menschlichen Entwicklung zu tun. Unser Verstand funktioniert noch so ähnlich wie in der Steinzeit. Seine Aufgabe ist es, unser Überleben zu sichern, indem er alle Probleme im Voraus erkennt und versucht zu umgehen oder zu lösen. Die Steinzeitmenschen waren vielfältigen Gefahren ausgesetzt. Sie mussten ständig nach Gefahren Ausschau halten und alles vorausahnen, was sie in irgendeiner Weise verletzen oder ihnen Schaden zufügen könnte. Deswegen musste der Steinzeitmensch sehr wachsam sein und auch die kleinsten möglichen Probleme ausfindig machen. Dies ist in der Steinzeit sinnvoll und sogar überlebensnotwendig gewesen.«

Lerneffekte und Gesprächsthemen

Diese Übung macht deutlich, dass es zum Menschen dazugehört, auf Probleme und Gefahren zu fokussieren. Unser Verstand ist darauf ausgerichtet, uns vor Gefahren zu schützen, um unser Überleben sicherzustellen. Diese Fokussierung auf Gefahren ist in der menschlichen Entwicklung verwurzelt. Anhand des Steinzeitmenschen soll dies verdeutlicht werden.

Gedanken aus der Steinzeit

Stelle dir eine Gruppe von Steinzeitmenschen vor. Sie leben gemeinsam im Steinzeiturwald in einer Höhle, um sie herum die wilde Natur und natürlich auch viele wilde Tiere. Wer aus der Gruppe wird wohl gefressen werden und wer nicht?

Bens Verstand ist sehr wachsam für Probleme, er versteckt sich oft in der Höhle und ist sehr vorsichtig.	☐ wird gefressen	☐ wird nicht gefressen
Bob ist ein entspannter Typ, oft geht er verträumt durch den Steinzeiturwald.	☐ wird gefressen	☐ wird nicht gefressen
Brittas Verstand ist dauerhaft im Problem- und Gefahrenmodus, sie kann dies kaum ausschalten.	☐ wird gefressen	☐ wird nicht gefressen
Billy ist so wachsam, dass er sogar wilde Tiere sieht, wo keine sind.	☐ wird gefressen	☐ wird nicht gefressen
Bernadette liebt es, pfeifend und in den eigenen Gedanken versunken durch den Urwald zu streifen.	☐ wird gefressen	☐ wird nicht gefressen
Brigitte kann sehr wachsam sein, manchmal hat sie dazu aber keine Lust.	☐ wird gefressen	☐ wird nicht gefressen

Die Problemlösemaschine

Altersbereich: ab 12 Jahren
Themen: Defusion, Psychoedukation zur Funktionsweise des menschlichen Verstands
Dauer: 20 Minuten

Durchführung

»Unser Verstand ist wie eine Problemerkennungs- und Problemlösemaschine. Seine Hauptaufgabe ist, das Überleben zu sichern, indem er alle Probleme im Voraus erkennt und sie zu lösen versucht. Dies kann in manchen Situationen hilfreich sein. Häufig übertreibt er es allerdings. Unser heutiger Verstand ist also im Wesentlichen wie eine Maschine, die davor warnt, getötet oder ausgeschlossen zu werden – für den Steinzeitmenschen ständige Bedrohungen. Er versucht ständig uns zu warnen, was alles schiefgehen könnte: ›Ich schaffe das nicht‹, ›Ich könnte abgelehnt werden‹. Das ist normal, jeder Verstand funktioniert so.

Unser Verstand ist auch ein Geschichtenerzähler. Im Alter von 17 Jahren hat man bereits 150.000 Stunden gelebt. Der Verstand hat also einen riesigen Berg Informationen. Um damit klarzukommen, fasst der Verstand die Informationen in kurze zusammenhängende Geschichten zusammen. Da unser Verstand außerdem eine Problemerkennungs- und Problemlösemaschine ist, erzählt er häufig Negatives über uns. Welche Geschichten erzählt dir dein Verstand über dich?

Die Problemerkennungs- und Problemlösemaschine hat viel zu tun. Sie muss …

- die vielen Informationen von innen und außen aufnehmen;
- die vielen Informationen von innen und außen sortieren, so dass sie einen Sinn ergeben;
- mögliche Probleme vorhersagen;
- Probleme lösen;
- den Erfolg der Problemlösungen bewerten;
- den eigenen Erfolg mit den von anderen Menschen vergleichen.

Unser Verstand ist also eine vielbeschäftigte Problemsuch- und Problemlösungsmaschine und da es ums Überleben geht, nimmt er diese Aufgabe sehr ernst.

Seine Aufgabe ist es, Probleme zu lösen, die von außen kommen, ebenso wie welche, die von innen kommen.

In der äußeren Welt funktioniert diese Art von Problemlösung oft sehr gut. Wenn mir ein Möbelstück nicht mehr gefällt, schmeiße ich es aus meiner Wohnung. Wenn mein Fahrrad kaputt ist, repariere ich es. Wenn der Steinzeitmensch von einem Wolf angegriffen wurde, konnte er Steine oder Speere nach ihm werfen.

Da das Lösen von Problemen in der materiellen Welt, also der äußeren Welt, so gut funktioniert, ist es nur natürlich, dass unser Verstand mit der inneren Welt, der Welt der Gedanken und Gefühle, genauso umgehen will. Leider funktioniert dies nicht so gut oder ist oft mit viel Leid verbunden.

Die Problemlösemaschine

Wenn du z. B. Angst hast, jemanden anzusprechen, wird dir dein Verstand sagen: »Dann lass es halt sein«. Dies wird sicherlich kurzfristig gut funktionieren, denn deine Angst lässt nach. Langfristig wirst du so aber immer wieder Chancen verpassen, tolle Menschen kennenzulernen. Dein Verstand hat dir eine Lösung angeboten, die in der Außenwelt gut funktioniert – da ist ein gefährliches Tier, trete die Flucht an –, aber bei der Angst, fremde Menschen anzusprechen, funktioniert diese Lösung langfristig nicht gut.

Fallen dir andere Beispiele ein?«

Lerneffekte und Gesprächsthemen
Unser Verstand bietet uns nicht immer hilfreiche Lösungen an.

Wichtig

Hilfreich ist, dies gemeinsam mit den Jugendlichen zu erarbeiten und Raum für möglichst viele Ideen der Jugendlichen zu geben.

Die Problemlösemaschine

Welche Geschichten erzählt dir dein Verstand über dich?

....

....

....

....

....

....

Welche Problemlösungen bietet dir dein Verstand an?

Für Probleme in der äußeren Welt:

....

....

....

....

....

....

Für Probleme in der inneren Welt:

....

....

....

....

....

....

AB 34 • T

Drei-Minuten-Gedanken-Übung

Altersbereich: ab 11 Jahren
Themen: Defusion, Selbst-als-Prozess, Kontakt zum gegenwärtigen Augenblick
Dauer: 15 Minuten
Materialien: Papier und Stifte, Uhr

Durchführung

Die Jugendlichen werden zunächst gefragt, ob sie bereit wären, für drei Minuten jeden ihrer Gedanken aufzuschreiben, während die Therapierenden sich ihre Gedanken notieren und sich die Gedanken anschließend gegenseitig vorzulesen. Stimmen die Jugendlichen zu, werden drei Minuten lang in Stille die Gedanken notiert und danach vorgelesen.

Tipp

Es ist hilfreich, den / die Jugendliche*n bestimmen zu lassen, wer mit dem Vorlesen beginnen soll.

Lerneffekte und Gesprächsthemen

Ziel dieser Übung ist, die Jugendlichen an die Beobachtung eigener Gedanken heranzuführen, dabei eine Haltung von Neugierde und Offenheit zu kreieren und für den konstant laufenden Gedankenstrom bei uns Menschen zu sensibilisieren.

Nachdem sich die Gedanken gegenseitig vorgelesen wurden, können folgende Fragen besprochen werden:

- Welchen Gedanken hast du gerade zu unseren Gedanken?
- War es für dich leicht oder schwer, deine Gedanken aufzuschreiben?

Wichtig

Wichtig ist, dass die Therapierenden ebenfalls drei Minuten lang ihre eigenen Gedanken notieren mit der Bereitschaft, diese im Anschluss mit den Jugendlichen zu teilen. Hier ist es wichtig, eine gute Balance zwischen Selbstoffenbarung und ggf. zu privaten Gedanken zu finden. Außerdem ist bei der gesamten Übung eine Haltung von Offenheit und Nichtbewertung wichtig.

AB 35 • T

Hindernisparcours – Gedanken, Gefühle, Verhalten

Altersbereich: 6–12 Jahre
Themen: Defusion, Selbst-als-Prozess, Kontextsensitivität
Dauer: 30 Minuten
Materialien: stabile Möbelstücke, verschiedenfarbige Karten bzw. Stifte

Durchführung

Aus den Möbeln im Therapieraum werden für den jeweils anderen Hindernisparcours mit variierender Schwierigkeit gebaut.
Das Kind soll den von der Therapeutin oder dem Therapeuten gebauten Hindernisparcours durch Klettern überwinden und wird dabei von der / dem Therapierenden nach den Gedanken, Gefühlen und Handlungsimpulsen mit einer neugierigen, offenen, explorativen Haltung befragt. Danach werden die Rollen gewechselt und der / die Therapeut*in bekommt vom Kind einen Parcours gebaut, welchen er / sie, die eigenen Gedanken, Gefühle und Handlungsimpulse benennend, überwindet.
Im Anschluss an die Übung können die jeweiligen Gedanken, Gefühle und das eigene Verhalten auf Karten mit drei Farbkategorien vermerkt und so der Unterschied zwischen Gedanken, Gefühlen und Verhalten verdeutlicht werden.

Lerneffekte und Gesprächsthemen

Ein Hindernisparcours liefert vielfältige Anlässe für Gedanken, Gefühle und Handlungsimpulse, diese können so erlebnisorientiert gemeinsam mit dem Kind exploriert werden. Außerdem spielt hier das Vorleben (Lernen am Modell) durch den / die Therapeut*in eine zentrale Rolle.
In dieser Übung geht es zunächst darum, mit den Kindern den Unterschied zwischen Gedanken, Gefühlen und Verhalten zu erarbeiten, um im weiteren Verlauf mit den Kindern regelmäßig zu üben, eigene Gedanken benennen zu können, um dann im weiteren Verlauf das Prinzip der Defusion zu erarbeiten.

Tipp

Falls die Möbel im Therapieraum nicht stabil genug sein sollten, gibt es auch die Möglichkeit, Material für Hindernisparcours zu bestellen.

AB 36 • T

Regeln, Gründe, Urteile ...

Altersbereich: ab 13 Jahren
Thema: Defusion
Dauer: 30 Minuten

Durchführung

Es gibt Formen von Gedanken, mit denen wir besonders häufig verschmelzen:

- **Regeln** erkennen wir häufig an Formulierungen wie: sollte, muss, richtig, falsch oder sollte nicht
- **Begründungen:** Unser Verstand produziert häufig Begründungen, warum wir etwas tun oder nicht tun sollten.
- **Vergangenheit:** Unser Verstand begibt sich häufig in die Vergangenheit, um mögliche Fehler zu überdenken.
- **Zukunft:** Unser Verstand begibt sich häufig in die Zukunft, um mögliche Gefahren abzuwenden.
- **Selbstkonzept:** Unser Verstand produziert häufig Gedanken darüber, wie wir sind.
- **Urteile / Bewertungen:** Wir Menschen urteilen. Viele Urteile sind sinnvoll und wichtig, teilweise verschmelzen wir aber mit Urteilen, die uns von Veränderungen abhalten.

Um die Wahrnehmung für Gedanken, mit denen wir besonders häufig verschmolzen sind, zu schärfen, können zunächst die Übung auf AB 34 »3 Minuten Gedanken aufschreiben« durchgeführt und anschließend folgende Fragen gemeinsam besprochen werden:

- Gab es bei den Jugendlichen oder bei der / dem Therapeut*in Gedanken, welche einer der sechs Kategorien zugeordnet werden können?
- Welche Handlungsimpulse haben diese Gedanken ausgelöst?
- Von welcher Art von Gedanken ist es besonders schwer, sich zu lösen?

Lerneffekte und Gesprächsthemen

Diese Übung sensibilisiert für Arten von Gedanken, welche häufig mit Fusion verbunden sind.

> **Wichtig**
>
> Es ist hilfreich, als Therapeut*in hier auch eigene Gedanken den Kategorien zuzuordnen, um deutlich zu machen, dass nicht der / die Jugendliche »fehlerhaft« ist, sondern dass es darum geht, wie menschliches Denken insgesamt funktioniert.

Regeln, Gründe, Urteile …

Versuche einmal, die aufgeschriebenen Gedanken zu unterteilen.

Regeln erkennen wir häufig an Formulierungen wie z. B. sollte, muss, richtig, falsch oder sollte nicht.

....

....

Begründungen: Unser Verstand produziert häufig Begründungen, warum wir etwas tun oder nicht tun sollten.

....

....

Urteile / Bewertungen: Wir unterteilen Dinge häufig in gut oder schlecht, schön oder hässlich etc.

....

....

Vergangenheit: Unser Verstand begibt sich häufig in die Vergangenheit, um mögliche Fehler zu überdenken.

....

....

Zukunft: Unser Verstand begibt sich häufig in die Zukunft, um mögliche Gefahren abzuwenden.

....

....

Selbstbild: Unser Verstand produziert häufig Gedanken darüber, wie wir sind.

....

....

Regeln, Gründe, Urteile ...

Weitere Fragen

Welche Regeln kennst du noch von dir?

....

....

Welche Vorteile und welche Nachteile haben diese Regeln?

....

....

Welche Begründungen kennst du noch von dir?

....

....

Welche Vorteile und welche Nachteile haben diese Begründungen?

....

....

Welche Gedanken über dich (Selbstbild) kennst du noch von dir?

....

....

Welche Vorteile und welche Nachteile haben diese Selbstbild-Gedanken?

....

....

Die Brille wechseln

Altersbereich: 6–12 Jahre
Themen: Defusion, Kontextsenistivität
Dauer: 20 Minuten
Materialien: stabile Möbelstücke, verschiedenfarbige Plastikbrillen

Durchführung

Aus den Möbeln im Therapieraum werden sich gegenseitig Hindernisparcours mit variierender Schwierigkeit gebaut.

Das Kind soll den gebauten Hindernisparcours durch Klettern überwinden und wird aufgefordert, nacheinander verschiedene Brillen aufzusetzen: die »Gefahren-Brille« und die »Neugier-Brille«. Danach werden die Rollen gewechselt und der oder die Therapierende bekommt vom Kind einen Parcours gebaut, den er oder sie mit den unterschiedlichen Brillen überwindet.

Im Anschluss werden die gemachten Erfahrungen miteinander besprochen.

Lerneffekte und Gesprächsthemen

Diese Übung kann aufzeigen, dass unsere Gedanken Einfluss auf unsere Handlungsimpulse haben.

Mit dem Kind kann im Anschluss besprochen werden, welche Gedanken zur Gefahren-Brille und welche zur Neugier-Brille gehörten, welche Gefühle dabei aufgetaucht sind und welche Handlungsimpulse das Kind bemerkt hat und welchen es vielleicht auch nachgegangen ist.

Tipp

Falls die Möbel im Therapieraum nicht stabil genug sein sollten, gibt es auch die Möglichkeit, Material für einen Hindernisparcours zu bestellen. Es können auch andere zu bewältigende Aufgaben gestellt werden, z. B. Knobelaufgaben.

Die Brille wechseln

Welche Gedanken gehören zur Gefahren-Brille?

....

....

Welche gehören zur Neugier-Brille?

....

....

Welche Gefühle sind aufgetaucht?

....

....

Welche Handlungsimpulse hast du bemerkt?

....

....

Welchen bist du nachgegangen?

....

....

In welchen Situationen in deinem Alltag hast du häufig die Gefahren-Brille auf?

....

In welchen die Neugier-Brille?

....

In welchen Situationen kann welche Brille hilfreich sein?

....

....

Ich höre auf meinen Verstand oder besser nicht?

Altersbereich: ab 12 Jahren
Themen: Defusion, eigene Handlungsimpulse beachten und werteorientierte Entscheidungen treffen, funktionale Kohärenz
Dauer: 15 Minuten

Durchführung

»Schau dir einmal die Tabelle an. Hier sind Beispiele, wie unser menschlicher Verstand funktioniert (insbesondere, wenn er uns mal wieder warnen möchte).

(1) Der erste Schritt ist hier, seinen Verstand genau zu beobachten: »Welchen Gedanken bietet er mir an?«
(2) Der zweite Schritt ist sich zu fragen: »Welchen Handlungsimpuls löst dieser Gedanke bei mir aus?
(3) Im dritten Schritt überlege ich: »Was sind eigentlich meine Werte?«
(4) Und im vierten Schritt treffe ich eine Entscheidung: »Höre ich in dieser Situation auf meinen Verstand oder höre ich hier auf meine Werte?«

Lies dir einmal die Tabelle durch und überlege, wie du dich entscheiden würdest.
Überlege dir dann Beispiele aus deinem Alltag und gehe die Schritte 1 bis 4 durch.«

Lerneffekte und Gesprächsthemen

In der Übung geht es darum, die eigene Wahlfreiheit zu bemerken, zu bemerken, dass unser Verstand hilfreiche und weniger hilfreiche Gedanken produziert, zu lernen, die eigenen Gedanken zu beobachten, die eigenen Handlungsimpulse zu beachten und eine Entscheidung für Handlungen auf der Grundlage der eigenen Werte zu treffen.

Ich höre auf meinen Verstand oder besser nicht?

Beobachte, was dein Verstand sagt?	Beobachte, was du tust, wenn du auf ihn hörst?	Was sind deine Werte oder was ist dir wichtig?	Entscheidung, was du tust
Ich bin schlecht in Mathe!	Ich melde mich nicht im Mathe-Unterricht.	Ich möchte mein Bestes geben.	☐ Ich höre auf meinen Verstand. ☐ Ich höre nicht auf meinen Verstand.
Keiner mag mich!	Ich spreche niemanden an.	Mir sind echte Beziehungen und ehrliche Freundschaften wichtig.	☐ Ich höre auf meinen Verstand. ☐ Ich höre nicht auf meinen Verstand.
... ...	... ...	... ...	☐ Ich höre auf meinen Verstand. ☐ Ich höre nicht auf meinen Verstand.
... ...	... ...	... ...	☐ Ich höre auf meinen Verstand. ☐ Ich höre nicht auf meinen Verstand.
... ...	... ...	... ...	☐ Ich höre auf meinen Verstand. ☐ Ich höre nicht auf meinen Verstand.
... ...	... ...	... ...	☐ Ich höre auf meinen Verstand. ☐ Ich höre nicht auf meinen Verstand.
... ...	... ...	... ...	☐ Ich höre auf meinen Verstand. ☐ Ich höre nicht auf meinen Verstand.

4-Gewinnt im Tunnelblick

Altersbereich: ab 6 Jahren
Themen: Defusion, Kontextsensitivität
Dauer: 20 Minuten
Materialien: vier Klopapier-Papphülsen (jeweils zwei werden miteinander verbunden) oder zwei Haushaltspapier-Papphülsen oder 2 DIN-A4-Blätter sowie Klebeband (das Papier wird zu zwei Rollen geformt und mit Klebeband fixiert); ein *4-Gewinnt-Spiel*; andere Knobelspiele sind ebenso möglich

Wenn wir Stress erleben oder Angst haben, sind wir in unserer Wahrnehmung und unserem Denken häufig eingeengt. Wir nehmen nur noch einen bestimmten Ausschnitt einer Situation wahr, legen uns mit Bewertungen fest und übersehen häufig die vielfältigen Aspekte des Gesamtkontextes. Wir haben einen sogenannten »Tunnelblick«.
In dieser Übung geht es darum, für Kinder oder Jugendliche diese Einengung der Wahrnehmung und des Denkens erfahrbar zu machen, um dann Vorteile und Nachteile dieser menschlichen Handlungsweise für verschiedene Lebenszusammenhänge zu diskutieren. Es geht also im Kern darum, eine Metapher für die Nützlichkeit von Kontextsensitivität erlebnisbasiert einzuführen.

Durchführung

Es werden zwei Runden *4-Gewinnt* miteinander gespielt. In der ersten Runde schauen beide (Patient*in und Therapeut*in) während des gesamten Spiels durch Rollen, die zweite Runde wird ohne Rollen gespielt.

(1) Offene Einleitung: »Ich würde gerne mit dir etwas ausprobieren. Ich würde gerne mit dir 4-Gewinnt durch eine Rolle schauend spielen. Wärst du bereit für das Experiment? Und jetzt noch einmal ohne Rolle?«

(2) Einleitung mit Benennung des Tunnelblicks: »Jetzt während wir gerade über deine Angst (deinen Stress) sprechen, muss ich an das Wort Tunnelblick denken. Weißt du, was damit gemeint ist? Kennst du das von dir selbst? Wollen wir dazu mal ein Experiment machen?«

Tipp

Um die Metapher »Tunnelblick« einzuführen, kann es hilfreich sein, mit den eigenen Händen vor den Augen eine Blickverengung bzw. Blickerweiterung darzustellen.

4-Gewinnt im Tunnelblick

Lerneffekte und Gesprächsthemen

Mit dieser Übung soll die Metapher des »Tunnelblicks« eingeführt werden. Zunächst wird dafür sensibilisiert, dass wir Menschen über die Fähigkeit der Aufmerksamkeitslenkung verfügen. Aufmerksamkeitslenkung bedeutet, dass wir mit unserer Aufmerksamkeit gezielt unterschiedliche Aspekte einer Situation wahrnehmen können. Die Übung soll auch dafür sensibilisieren, dass verschiedene Formen der Aufmerksamkeitslenkung in unterschiedlichen Situationen hilfreich sein können, dass wir dazu neigen, manche Formen automatisch einzunehmen, dass wir diese aber dennoch steuern können. Es geht nicht darum, dass der Tunnelblick falsch ist und wir immer offen auf den Gesamtkontext schauen sollen, sondern darum, zunächst die Unterschiede wahrzunehmen und die Nützlichkeit des Tunnelblicks in unterschiedlichen Kontexten zu überprüfen. Hierzu ist es wichtig, gemeinsam mit den Kindern bzw. Jugendlichen eine Haltung von Neugier bei der Übung einzunehmen. Die unten aufgeführten Fragen können diesen Prozess unterstützen.

Wichtig

Für mache Kinder kann es sehr anstrengend sein, länger ein Auge zu schließen und durch die Rolle zu schauen. Das Kind kann angeleitet werden, sich das andere Auge z. B. mit einer Hand zuzuhalten, oder es kann aus einem Blatt Papier ein Trichter gebaut werden, sodass das Kind mit beiden Augen reinschauen kann.

Wichtige Fragen danach

- Wie fühlt es sich an, 4-Gewinnt durch eine Rolle schauend zu spielen?
- Gab es für dich einen Unterschied zwischen dem ersten und dem zweiten Durchgang? Wenn ja, welchen?
- Bei dem Spiel 4-Gewinnt geht es ja darum, eine gute Lösung zu finden. Welche Art zu schauen war dafür hilfreich?
- Kennst du Situationen in deinem Leben, in denen du einen Tunnelblick hast?
- Welche Situationen sind dies?
- In welchen Lebenslagen könnte es hilfreich sein, im Tunnelblick zu schauen?
- Was können Vorteile, was Nachteile eines Tunnelblicks sein?
- Ist der Tunnelblick gut geeignet, um Probleme zu lösen?

AB 40 • T

Spaziergang mit dem Verstand

Altersbereich: ab 8 Jahren
Themen: Defusion, Engagiertes Handeln
Dauer: 20 Minuten

Durchführung

Die Kinder bzw. Jugendlichen werden gefragt, ob sie zu einem Spaziergang bereit sind, entweder in den Praxisräumen oder außerhalb der Praxis.
Die Kinder bzw. Jugendlichen werden gebeten, voran zu gehen und der oder die Therapierende folgt dem Kind bzw. Jugendlichen dicht auf den Fersen.
Die Therapierenden schlüpfen bei dieser Übung in die Rolle des Verstandes des Kindes bzw. des / der Jugendlichen, indem sie konstant so sprechen, wie ein menschlicher Verstand spricht. Sie bewerten, kritisieren, problematisieren, erklären, warnen, schätzen ein etc.
Die Kinder bzw. die Jugendlichen gehen voran, der Verstand folgt. Die Vorweggehenden werden instruiert, nicht auf den Verstand zu antworten und nach eigenen Wünschen den Weg zu wählen. Der Verstand folgt, wohin auch immer sie gehen. Nach einiger Zeit werden die Rollen getauscht. Im Anschluss gehen beide jeweils mit ihrem eigenen Verstand, sich selbst zuhörend, spazieren.
Anschließend wird das Erlebte nachbesprochen.

Lerneffekte und Gesprächsthemen

- Unser Verstand produziert pausenlos Worte und Sätze. Was ist, wenn wir nicht auf diese hören?
- Der Verstand folgt uns und nicht wir dem Verstand.
- Der Verstand kann etwas sagen und wir tun etwas anderes.

Wichtig

Es besteht auch die Möglichkeit, dass der »Verstand« sich an der Schulter des anderen festhält. Hierzu ist es wichtig, sich ein »Okay« für das Anfassen der Schulter von der jeweiligen Person einzuholen. Alternativ kann gemeinsam ein Seil als Verbindung festgehalten werden.

Gedanken auf Papptellern

Altersbereich: ab 6 Jahren
Themen: Defusion, Selbst-als-Prozess, funktionale Kohärenz
Dauer: 20 Minuten

Durchführung

Gemeinsam mit dem Kind bzw. den Jugendlichen werden die (ggf. bereits erarbeiteten) schwierigen Gedanken auf Pappteller geschrieben, auf jeden Pappteller ein Gedanke. Es sollten mindestens fünf Pappteller beschrieben werden. Auf jedem Pappteller kann ein neuer Gedanke stehen, es kann aber auch auf allen Papptellern der gleiche schwierige Gedanke notiert werden. Im Sinne von Modelllernen und Selbstoffenbarung können auch die Therapierenden ihre Gedanken auf eigene Pappteller schreiben. Das Kind bzw. der / die Jugendliche stellt sich im Abstand von ca. zwei Metern vor die / den Therapeut*in und erhält die folgende Anweisung:

(1) Ich werde jetzt die Pappteller in deine Richtung werfen und in der ersten Runde ist es deine Aufgabe, jeden Pappteller zu fangen.
(2) Ich werde dann noch mal die Pappteller in deine Richtung werfen und in der zweiten Runde ist es deine Aufgabe, jeden Pappteller mit deinen Händen abzuwehren.
(3) Ich werde dann erneut die Pappteller in deine Richtung werfen und in der dritten Runde ist es deine Aufgabe, die Pappteller an dir abprallen zu lassen.

Während die Teller geworfen werden, liest der / die Werfer*in die Sätze in Ich-Form vor, z. B. »Ich bin dumm«.
Im Anschluss können die Positionen getauscht werden.

Nachbesprechung

Therapeut*in und Patient*in erarbeiten gemeinsam, was erlebt wurde, was als anstrengend erlebt wurde und was als hilfreich erlebt wurde, um immer wieder den Transfer zum Umgang mit Gedanken herzustellen. Eine zentrale Frage in der Nachbesprechung ist: Bei welcher Art des Umganges mit den Gedanken auf Papptellern würde es für dich zusätzlich möglich sein, Dinge zu tun, die dir wirklich wichtig sind (hier individuelle Beispiele nennen)?

Weitere wichtige Fragen sind:
- Wie ist es dir ergangen?
- Was hast du wahrgenommen?
- Kennst du es, Gedanken abzuwehren?
- Kennst du es, Gedanken festzuhalten?
- Wie war es, die Teller abprallen zu lassen?
- Was können Vorteile, was Nachteile der einzelnen Strategien sein?

Tipp

Alternativ können die Gedanken auch auf Papier geschrieben werden, dieses wird dann zerknüllt und als Ball geworfen.

Gedanken auf Papptellern

Lerneffekte und Gesprächsthemen

Bei dieser Übung geht es darum, die Kinder bzw. die Jugendlichen anzuleiten, sich explorativ und neugierig mit den eigenen schwierigen Gedanken zu beschäftigen, unterschiedliche Strategien im Umgang mit schwierigen Gedanken (Ablenkung, Grübeln und Gedanken als Gedanken annehmen) zu erproben und hinsichtlich ihrer Nützlichkeit im jeweiligen Kontext zu untersuchen.

Wichtig

Es muss allen Beteiligten klar gemacht werden, dass bei dieser Übung nicht auf den Kopf gezielt werden darf.«

AB 42 • T

Der Tiger

Altersbereich: ab 11 Jahren
Thema: Defusion
Dauer: 15 Minuten

Durchführung

»Ich möchte dich bitten, dir einen Tiger vorzustellen, direkt vor dir. Nimm einfach wahr, was kommt, welche Bilder und Vorstellungen auftauchen. Du siehst einen Tiger direkt vor dir. Versuche eine klare und detaillierte Vorstellung von einem Tiger zu bekommen, genau da vor dir. Du nimmst keinen Kontakt zu deinem Tiger auf, du schaust ihn nur von einer gewissen Entfernung aus an. Er bemerkt dich nicht einmal [Pause, einen kleinen Moment, für die Visualisierung]. Der Tiger soll nichts Bestimmtes tun, schaue einfach einen Moment hin und beobachte, was passiert. [*Pause*] Schaue einmal, ob du fühlen kannst, wie es ist, einen Tiger aus etwas Entfernung zu beobachten, ohne mit ihm in Kontakt zu treten. Nimm wahr, wie es sich anfühlt, dies zu tun.
Bringe nun deine Achtsamkeit zu deinem Atem, wie er kommt und wie er geht. Versuche einmal ein ganzes Einatmen und ein ganzes Ausatmen achtsam wahrzunehmen [*Pause*] Es könnte sein, dass du bemerkst, während du dies tust, dass dein Verstand von Gedanken in Beschlag genommen wird, vielleicht über das was wir gerade tun, vielleicht Gedanken wie: »Das ist seltsam« oder »Ich kann nicht zur gleichen Zeit zuhören und auf meinen Atem achten«. [*Pause*] Oder du hast vielleicht Gedanken über etwas, was heute passiert ist, oder über etwas, was du noch planst später zu tun. [*Pause*] Schaue einfach auf die Gedanken, wie du es mit dem Tiger gemacht hast, mit etwas Abstand. Betrachte deine Gedanken mit Abstand. Nimm jeden neuen Gedanken wahr und betrachte ihn mit Abstand, so wie du vorher den Tiger betrachtet hast. Immer, wenn ein neuer Gedanke auftaucht, betrachte ihn genau und mit Abstand, sodass du deine Gedanken beobachten kannst, ohne mit ihnen zu interagieren. [*längere Pause*] Nun kannst du deine Augen öffnen und mit deiner Aufmerksamkeit in den Raum zurückkehren.«

Lerneffekte und Gesprächsthemen

Es geht bei dieser Übung darum, zunächst erfahrbar zu machen, was es heißt, etwas mit Abstand zu betrachten, um dann im zweiten Schritt diese Erfahrung auf den Umgang mit Gedanken anzuwenden. In der Nachbesprechung sollte die Erfahrung gemeinsam exploriert werde.

Wichtig

Für manche Menschen ist es schwierig, zu imaginieren. Hier ist es wichtig, dies zu normalisieren.

Fragen danach

- Wie ist es dir mit deinem Tiger ergangen?
- Konntest du dir einen Tiger vorstellen, was hat er gemacht?
- Konntest du deine Gedanken wahrnehmen?
- War es möglich, sie mit Abstand zu betrachten?

Folienübung

Altersbereich: ab 11 Jahren
Thema: Defusion
Dauer: 30 Minuten
Materialien: feste Klarsichtfolie, Folienstifte

Durchführung

Die Jugendlichen bekommen eine feste Klarsichtfolie und Folienstifte (z. B. Overheadfolie und Overheadstifte) und werden aufgefordert, einen schwierigen Gedanken auf diese zu schreiben, entweder viele Male in klein oder einmal in groß, sodass die Folie befüllt ist (es kann auch nur ein Folienstreifen verwendet werden). Die Therapierenden nehmen sich eine eigene Folie, welche mit ihren eigenen schwierigen Gedanken beschrieben ist. Nun schauen sich Jugendliche und Therapeut*in, durch die Folien blickend, im Raum um.
Dabei können gemeinsam folgende Überlegungen angestellt werden:
- Wie ist es für dich gerade, den Raum zu betrachten mit deinen schwierigen Gedanken vor Augen?
- Kennst du es aus deinem Alltag, dass die schwierigen Gedanken zwischen dir und deinem Umfeld sind?

Dann schauen sich Therapeut*in und Jugendliche/r gegenseitig durch ihre Folien blickend an.
Dabei können gemeinsam folgende Überlegungen angestellt werden:
- Wie ist es für dich, dass wir uns gerade gegenseitig betrachten mit unseren schwierigen Gedanken vor Augen?
- Kennst du es aus deinem Alltag, dass der schwierige Gedanke zwischen dir und deinen Mitmenschen steht?

Nun werden die Jugendlichen aufgefordert, sich vorzustellen, an ihren Fingern einen »Superkleber« zu haben. Die Folie lässt sich leider nicht entfernen und sie werden gebeten, einmal auszuprobieren, wie sie die Folie am liebsten halten möchten. An dieser Stelle ist es wichtig, die Jugendlichen einfach ausprobieren zu lassen.
Bei jeder neuen Position werden gemeinsam die Vor- und Nachteile erörtert:
- Ist das so passend für dich?
- Kannst du dich in dieser Position länger aufhalten?
- Kannst du dich in dieser Position gut bewegen?

Wenn eine abschließende Position gefunden wurde – oft ist es die Folie auf dem Schoß liegend –, kann die folgende Frage gestellt werden:
- Wollen wir hier gemeinsam daran arbeiten, dass du diese Art von Abstand zu den schwierigen Gedanken bekommst? Die Gedanken sind da und du kannst deine Umwelt und deine Mitmenschen wahrnehmen.

Folienübung

Lerneffekte und Gesprächsthemen
Ziel dieser Übung ist, für die Jugendlichen erfahrbar zu machen, was es heißt, mit einem Gedanken verschmolzen zu sein, und wie sich im Unterschied hierzu Abstand zu eigenen Gedanken anfühlt. Hier geht es auch darum, erfahrbar zu machen, dass wir im Zustand der Verschmelzung mit unseren Gedanken häufig in unserer Wahrnehmung eingeschränkt sind, dass das Verschmelzen mit schwierigen Gedanken einen Einfluss auf die Wahrnehmung unserer Umwelt und unsere Nähe zu anderen Menschen hat.

Wichtig

Für manche Jugendliche ist es sehr herausfordernd, ihre schwierigen Sätze aufzuschreiben und diese unmittelbar vor ihr Gesicht zu halten. Hier ist es wichtig, konstant nach dem Einverständnis für die Durchführung der Übung zu fragen.

Klemmbrettübung

Altersbereich: ab 11 Jahren
Thema: Defusion
Dauer: 20 Minuten
Materialien: Klemmbrett, Papier, Stifte

Durchführung

Die Jugendlichen bekommen ein Klemmbrett und werden aufgefordert, einen schwierigen Gedanken auf einen Zettel zu schreiben und diesen Zettel am Klemmbrett zu befestigen. Sie werden dann gebeten, mit dem Klemmbrett darzustellen (der Zettel wird so angeklemmt, dass sie ihn lesen können), wie intensiv sie gerade jetzt mit dem Gedanken verschmolzen sind, wie wahr der Gedanke sich in diesem Moment anfühlt. Um zu verdeutlichen, worum es geht, kann der / die Therapeut*in mit einem eigenen Klemmbrett (oder einfach mit den Händen) symbolisch verdeutlichen, wie es ist, wenn wir stark mit unseren Gedanken verschmolzen sind, indem er bzw. sie sich das Klemmbrett direkt vor die eigenen Augen hält.

Anleitung und Fragen

- »Wenn du den Gedanken besonders stark glaubst, wie nah ist der Gedanke dann? Stelle dies doch bitte einmal mit dem Klemmbrett dar.
- Wie fühlt es sich an, mit dem Klemmbrett vor deinem Gesicht mit mir zu sprechen?
- Kannst du die Dinge hier im Raum sehen oder aus dem Fenster schauen und sehen, was draußen passiert?
- Wie ist das, sich mit mir zu unterhalten, mit dem Klemmbrett vor deinem Gesicht?
- Kennst du das im Alltag, dass du so verschmolzen bist mit dem Gedanken?
- In welchen Situationen bist du besonders stark mit deinen Gedanken verschmolzen?
- In welchen weniger?

[*Nun nimmt der / die Therapeut*in das Klemmbrett.*]
Ich werde dir jetzt das Klemmbrett mit meinen beiden Händen entgegenhalten. Du kannst dann mit deinen beiden Händen versuchen, das Klemmbrett wegzudrücken, um es so aus deiner Sicht zu entfernen. Achte dabei darauf, wie sich das Ringen anfühlt. Du magst diesen Gedanken nicht, du versuchst ihn loszuwerden. Nimm einmal wahr, wieviel Kraft und Mühe es kostet, den Gedanken wegzuschieben.

- Kennst du es, die Gedanken wegschieben zu wollen und sie drängen sich immer wieder auf?
- Womit versuchst du im Alltag, sie loszuwerden?

[*Während der / die Jugendliche versucht, das Klemmbrett wegzudrücken, hält der / die Therapeut*in mit seinen / ihren Händen dagegen.*]
Du versuchst gerade diesen schmerzlichen Gedanken wegzuschieben. Wie fühlt sich das an? Kannst du dich dabei gut auf unser Gespräch konzentrieren? Oder könntest du z. B. einen Hund streicheln oder etwas in dein Handy eingeben?

Nun nimm einmal wahr, was passiert, wenn du nicht mehr dagegen drückst und ich dir das Klemmbrett in den Schoß lege.
[*Therapeut*in nimmt das Klemmbrett und legt es auf den Schoß des / der Jugendlichen.*]

Klemmbrettübung

Anstatt weiter zu versuchen, das Klemmbrett mit den schmerzlichen Gedanken aus dem Weg zu schaffen, schaust du dir nun den Gedanken mit etwas Abstand an.

- Wie fühlt sich das an?
- Inwieweit ist dies anders als vorher?
- Wenn du nun einen Hund streicheln wolltest oder etwas in dein Handy eingeben wolltest, wie wäre das jetzt?
- Und wie ist es jetzt, sich mit mir zu unterhalten?«

Lerneffekte und Gesprächsthemen

Ziel dieser Übung ist, für die Jugendlichen erfahrbar zu machen, was es heißt, mit einem Gedanken verschmolzen zu sein, wie sich im Unterschied hierzu Abstand zu den eigenen Gedanken anfühlt und dass wir im Zustand der Verschmelzung mit unseren Gedanken häufig in unserer Wahrnehmung eingeschränkt sind.

Es geht um die Erfahrung: Wenn ich mit meinen Gedanken und Gefühlen kämpfe, habe ich weniger Freiraum, ich fühle mich von anderen abgeschnitten und isoliert und ich kann mich nicht um das kümmern, was mir wirklich wichtig ist.

Darüber hinaus wird mit dieser Übung eine konstant nutzbare Metapher eingeführt.

Wichtig

Es ist wichtig, die Erfahrungen wirken zu lassen und so wenig wie möglich zu erklären. Es geht um Lernen im Erleben.

Manche Menschen erleben es als sehr aversiv, das Klemmbrett mit dem Gedanken direkt vor sich zu haben. Hier ist es wichtig, sich konstant das Einverständnis der Jugendlichen einzuholen.

AB 45 • T

Dem Verstand mit Humor begegnen

Altersbereich: ab 8 Jahren
Thema: Defusion
Dauer: jeweils 15 Minuten

Durchführung

Diese Übungen können die Erfahrung ermöglichen, dass Gedanken nichts anderes als Worte sind, eine Ansammlung von Wörtern und Buchstaben. Manchmal kann es hilfreich sein, schwierigen Gedanken mit Humor zu begegnen. Dazu kann man …

- den schwierigen Gedanken mit einer verstellten Stimme sprechen, z. B. eine von einer dem Kind bzw. Jugendlichen bekannte Comicfigur.
  - Was geschieht mit dem Gedanken, wenn du ihn so sprichst?
- den Gedanken mit einer eingängigen Melodie singen, z. B. auf »Alle meine Entchen« oder der Melodie eines Weihnachtsliedes.
  - Was geschieht mit dem Gedanken, wenn du ihn singst?
- den Gedanken ganz oft und schnell sagen ca. 40 Sekunden lang.
  - Was ist mit der Bedeutung des Gedankens passiert?
- den Gedanken übertrieben langsam oder sehr schnell aussprechen.
- aus den Buchstaben der negativen Selbstkritik so viele neue Wörter wie möglich kreieren. Wer in einer bestimmten Zeit die meisten neuen Worte findet, hat gewonnen.

Wichtig

Es ist sehr wichtig, bei diesen Übungen eine wertschätzende Haltung einzunehmen und immer wieder deutlich zu machen, dass man sich nicht über den Gedanken lustig macht, dass dieser Gedanke wirklich schmerzvoll und auch klebrig ist.

AB 46 • T

Gedanken sind wie Flummis

Altersbereich: 6–12 Jahre
Thema: Defusion
Dauer: 10 Minuten
Materialien: Flummis, besonders hilfreich: Flummis, die beim Aufprallen anfangen zu blinken

Durchführung

Mit dem Kind wird zunächst ausprobiert, was man mit Flummis alles machen kann. Was passiert, wenn man einen Flummi sanft wirft? Was passiert, wenn man ihn kräftig gegen die Wand wirft? Nun wird das Kind gebeten, sich vorzustellen, dass der Flummi ein Gedanke ist, z. B. »Ich bin dumm«.

- Was passiert, wenn du den Flummi gegen die Wand wirfst?
- Macht es einen Unterschied, wie stark du ihn wegwirfst?
- Wie ist das, wenn du versuchst, einen Gedanken »wegzuwerfen«, z. B. den Gedanken »Ich bin dumm«?
- Was kann man mit Flummis alles noch so machen?
- Kennst du es, dass deine Gedanken (Alarmgedanken) auch mal blinken wie der Flummi?

Lerneffekte und Gesprächsthemen

Je stärker man versucht, Gedanken loszuwerden, desto stärker kommen sie zurück.
Gedanken sind wie Flummis: Wenn man sie heftig wegwirft, kommen sie heftig zurück und manchmal blinken und leuchten sie sogar.
Was kann man noch mit Flummis machen? Man kann sie in die Tasche stecken, sie in der Hand halten etc. – auch hier mit dem Kind explorieren.

Wichtig

Stark expansive Kinder brauchen bei dieser Übung eine klare Orientierung auf die in den Räumen geltenden Regeln.

AB 47 • T

Mach doch, was du willst

Altersbereich: ab 8 Jahren
Themen: Defusion, Engagiertes Handeln
Dauer: 10 Minuten

Durchführung

Diese Übung gliedert sich in drei aufeinander aufbauende Phasen.

(1) Die / Der Therapeut*in macht etwas und das Kind oder der / die Jugendliche soll dann verbal in »Ich muss«-Form wiedergeben, was der / die Therapeut*in gemacht hat. (Beispiel: Die Therapeutin fasst sich an die Nase, der Jugendliche antwortet: »Ich muss mir an die Nase fassen« und fasst sich an die Nase.)

(2) Nun soll das Kind oder der / die Jugendliche zur gleichen Zeit den Satz aussprechen und dabei etwas anderes machen – und nicht das, was der Satz vorgibt. (Beispiel: Die Therapeutin klatscht in die Hände, der Jugendliche antwortet: »Ich muss in die Hände klatschen«, während er aufsteht).

(3) Das Kind oder der / die Jugendliche wiederholt den Satz dreimal, während sie / er jedes Mal etwas anderes macht. (Beispiel: Die Therapeutin schielt, der Jugendliche sagt: »Ich muss schielen«, während er die Daumen drückt. Er sagt: »Ich muss schielen«, während er aufspringt. Er sagt: »Ich muss schielen«, während er die Hände faltet.)

Jede Phase wird so oft mit neuen Beispielen wiederholt, bis sie fließend ausgeübt werden kann, dann wird erst die nächste Phase eingeleitet.

Lerneffekte und Gesprächsthemen

Die Übung ist in der Regel sehr lebendig und häufig wird dabei gelacht. Nach der letzten fließend gelungenen Durchführung wird erst gelobt und anerkannt, dass es zumeist erst ein gedankliches Hindernis zu überwinden galt.
Dann kann man gut die Frage stellen: »Warum, glaubst du, haben wir die Übung gemacht?«
Wir helfen ggf. dem Kind bzw. dem / der Jugendlichen, dahinzukommen, zu realisieren, dass, was auch immer der Verstand sagt, was auch immer gedacht wird, trotzdem die Freiheit bleibt, das zu tun, was er oder sie tun will – am besten das, was ihm oder ihr gerade wichtig ist.

Wichtig

Der Spaß und die Lust am Entdecken eigener Freiheiten stehen hier im Mittelpunkt.

4 Werte

Was würdest du mit deinem Leben anfangen,
wenn du nicht mehr damit beschäftigt wärst, deine
schwierigen Gedanken und Gefühle zu beseitigen?

Werte sind in der Akzeptanz- und Commitmenttherapie als verbale Beschreibungen frei gewählter Orientierungen definiert. Werte können die Motivation erhöhen, möglicherweise auftretende kurzfristige negative Konsequenzen in Kauf zu nehmen, um mögliche langfristige positive Konsequenzen zu erlangen. So können Werte die Auftretenswahrscheinlichkeit von Verhaltensweisen erhöhen, welche mit einer Bereicherung des Lebens einhergehen.

Wenn wir zu Beginn der Zusammenarbeit die Kinder und Jugendlichen fragen, was ihnen besonders wichtig ist, welche Werte sie haben, welche Version ihrer selbst sie gerne sein möchten, erleben wir immer wieder Momente der Öffnung, Neugierde und eine deutliche Zunahme an Interesse an unserem Gespräch.

Für viele Menschen ist es eine seltene oder sogar neue Erfahrung, wenn sich das Gegenüber aktiv dafür interessiert, wer man gerne sein möchte und was einem vom Herzen her wichtig ist. Da Jugendliche häufig durch die sie begleitenden Erwachsenen erleben, dass diese ihnen sagen, wie sie sein sollen, was sie machen sollen und was an ihnen falsch sei, ist ein ehrliches Interesse durch uns als Therapeut*in für die Werte von unseren jugendlichen Patient*innen ein wichtiger Schritt für eine vertrauensvolle Zusammenarbeit und deutlich motivationsfördernd.

Tipp

Zu beachten ist, dass das Wort »Werte« im Deutschen missverständlich sein kann. Es impliziert ebenso Aspekte der Moral wie gesellschaftliche Vorgaben. In der ACT sind Werte (Values) deutlich von Aspekten der Moral, der sozialen Regeln und Konformitäten zu unterscheiden. Werte sind hier als frei gewählte, eigene Orientierungen gemeint. Um dies in der deutschen Sprache entsprechend auszudrücken, bieten sich Formulierungen wie »Was ist dir vom Herzen her wichtig?« oder »Welche Version deiner Selbst möchtest du gerne sein?« an.

In der Adoleszenz ist die eigene Orientierung zu finden und zu klären, was einem im Leben wirklich wichtig ist, ein zentrales Entwicklungsthema. Dies könnte erklären, warum viele Jugendliche für die Wertearbeit sehr offen und an dieser interessiert sind. Außerdem haben Werte in der Arbeit mit Jugendlichen, aufgrund der Besonderheiten der Hirnreifung in der Adoleszenz, einen besonderen Stellenwert. In dieser Zeit finden wesentliche Veränderungen im Gehirn statt. Der präfrontale Cortex, welcher für höhere kognitive Funktionen, wie etwa die Handlungskontrolle, das Planen oder die Risikoabschätzung von Entscheidungen, verantwortlich ist, reift zuletzt. So entsteht für eine gewisse Zeit ein Ungleichgewicht zwischen präfrontalen und subkortikalen Hirnstrukturen, was zu einem tendenziell impulsiveren Handeln – im Sinne von expansiven Verhaltensweisen, aber auch im Sinne von Vermeidungsverhalten – führt. Im Umgang sowohl mit impulsivem Verhalten als auch mit Vermeidungsverhalten können erarbeitete Werte äußerst hilfreich sein.

Besonders bei Jugendlichen mit einem hohen Funktionsniveau bietet es sich an, gleich zu Beginn der Therapie die Werte zu den zentralen Lebensbereichen des/der Jugendlichen herauszuarbeiten. Wir erleben dies häufig wie ein »Schätze Heben«. Bei Jugendlichen mit einem eher kleinen Verhaltensradius, also einem eher niedrigen Funktionsniveau, ist hingegen zu beachten, dass die Thematisierung eigener Werte schmerzhaft und auch überfordernd sein kann. Hier ist ein behutsameres und langsameres Tempo bei der Wertearbeit indiziert. Sollte sich der / die Jugendliche soweit zurückgezogen haben, dass er / sie im aktuellen Leben nur noch wenig Kontakt zu positiven Erfahrungen hat, kann z. B. eine Exploration von Erlebnissen in der Vergangenheit hilfreich sein. Bei Jugendlichen mit wenig Zugang zu eigenen Gefühlen beobachten wir häufig nur wenig Zugang zu eigenen Bedeutsamkeiten und eine Erarbeitung von Werten erscheint zunächst kaum möglich. Um die eigenen Werte zu spüren und zu erfahren (und darum geht es in der Wertearbeit), braucht es einen Zugang zu eigenen Gefühlen. Hier ist es oft hilfreich, zunächst intensiv die Selbstwahrnehmung, im Sinne der Kernprozesse »Kontakt mit dem gegenwärtigen Augenblick« und »Selbst-als-Prozess«, zu fördern.

In der Wertearbeit ist außerdem wichtig, darauf zu achten, ob manche Aussagen aus Gründen der sozialen Erwünschtheit getroffen werden. In der ACT werden diese Aussagen nicht als Werte, sondern als Regeln benannt. Regeln kann man an Worten wie »muss«, »sollte« etc. erkennen und sie gehen zumeist mit deutlich geringerer Vitalität einher. Hier können Fragen, wie z. B. »Was wäre dir wirklich wichtig unter der Voraussetzung, dass alle anderen, egal was du tust, jedes Verhalten von dir positiv bewerten würden?« hilfreich sein.

In der Wertearbeit ist es besonders wichtig, dass die Werte nicht nur einfach benannt werden, sondern auch mit einem möglichst intensiven Erleben einhergehen. Um eine solche emotionale Vertiefung zu erlangen, ist es hilfreich, Werte so konkret wie möglich zu explorieren. Dies kann erreicht werden, indem man über konkrete Situationen spricht, in welchen die Jugendlichen mit diesen Werten im Kontakt waren. Dies müssen nicht ausschließlich als positiv erlebte Situationen sein, ebenso können Werte durch das Gespräch über schmerzvolle Erfahrungen exploriert werden. Schmerz ist zumeist ein Hinweis für Bedeutsamkeiten.

Auch bei der Behandlung von Kindern kann die Arbeit zum Thema Werte ein wichtiger Aspekt hinsichtlich Motivationsförderung und einer Zieleklärung mit dem Kind sein. Häufig wird das vom Kind gezeigte Problemverhalten durch kurzfristige positive Konsequenzen oder den Wegfall von negativen Konsequenzen aufrechterhalten. Durch die Fokussierung auf Werte werden erstrebenswerte, aber weit entfernte Belohnungen in das aktuelle Erleben gebracht, dadurch können diese handlungsleitender werden.

Wichtig

Für Kinder sind Begrifflichkeiten wie z. B. Vertrauen leben, Nähe zeigen etc. noch zu abstrakt. Deshalb ist es hilfreich, bei der Wertearbeit mit Kindern im Konkreten zu bleiben. So kann z. B. das Kind zunächst nach für es wichtigen Lebewesen gefragt werden, um dann konkrete Situationen mit diesen Lebewesen zu explorieren.

Mit Kindern können Werte durch Gespräche über ihre Helden erarbeitet werden.

Beispiel

Einer meiner kleinen Patienten hatte vor vielen Dingen Angst. In unserem Gespräch über Helden hat er Mewtu (eine Pokemon Figur) als seinen Helden benannt. Wir haben gemeinsam überlegt, was Mewtu ausmacht, und haben miteinander den Begriff »Der mutige Weitermacher« gefunden.

Mein Patient wollte gerne ein mutiger Weitermacher sein, so wie sein Held. Wir haben diesen Wert dann im Rahmen der nun folgenden Verhaltensexperimente ins Hier und Jetzt (durch eine laminierte Karte von Mewtu) geholt und der Junge ist, vor und während er neues Verhalten ausprobierte, mit diesem Wert in Kontakt getreten.

Werden in der Therapie eigene Werte ausgearbeitet, können diese den Klient*innen auch weit über die Therapie hinaus bei Entscheidungen helfen.

Arbeitsmaterialien

AB 48 Deinen Weg dem Zufall überlassen!
Ein erster Einstig in die Arbeit mit Werten kann dieses Spiel nach einer Idee von Ciarrochi et al. (2012) sein. Spielend kann gemeinsam mit den Kindern bzw. Jugendlichen erarbeitet werden, wie es wäre, allein den Zufall die eigene Lebensrichtung entscheiden zu lassen und diese nicht im Sinne eigener Bedeutsamkeiten (Werte) selbst zu wählen.

AB 49 Ziele von Werten unterscheiden
In der ACT ist es hilfreich, bei der Wertearbeit zwischen Zielen und Werten zu unterscheiden. Durch diese Übung kann gemeinsam mit den Jugendlichen dieser Unterschied erarbeitet werden.

AB 50 Fragen zu Werten
Werte können durch gezielte Fragen exploriert werden. Auf diesem Arbeitsblatt finden Sie eine Sammlung von möglichen Fragen. Es können auch einzelne Fragen aus der Übung herausgelöst verwendet werden.

AB 51 Wertekarten
Fällt es Kindern oder Jugendlichen schwer, Zugang zu eigenen Werten zu finden, kann im Sinne von Prompting – eine verhaltenstherapeutische Standardmethode, durch welche die Aufmerksamkeit der Lernenden auf das Zielverhalten gelenkt werden soll – die Arbeit mit Wertekarten sehr unterstützend sein.

AB 52 Timeline: Schätze der Vergangenheit
Fehlt es bei Jugendlichen an Zugang zu eigenen Werten im Jetzt, möglicherweise auch aufgrund eines stark eingeschränkten Lebensradius, ist es häufig hilfreich, sich im Rahmen dieser Übung mit gelebten und erlebten Werten in der Vergangenheit zu beschäftigen. Zur Nachbereitung dieser Übung kann der Fragebogen vom **AB 2** »Vertiefungsfragen zur Übungsexploration« eingesetzt werden.

AB 53 Der Zukunftsfilm
Bei dieser Übung geht es darum, dass die Kinder bzw. die Jugendlichen in Kontakt mit ihren Werten kommen und diese dadurch wirklich spürbar werden, dass sie in ihrer Vorstellung ihren Zukunftsfilm »drehen«.

AB 54 Wertecollage
Bei dieser Übung geht es darum, aus konkreten Situationen so erlebnisnah wie möglich die Bedeutsamkeiten (Werte) des Kindes bzw. Jugendlichen zu erarbeiten.

AB 55 16 Zettel
Werte können auf eine »süße« und auf eine »saure« Art erkundet werden. In dieser Übung von Norbert Schneider sind beide Zugänge enthalten. Zunächst regt die Übung an, sich damit zu beschäftigen, wer oder was einem wichtig ist. Dann geht es um Abgeben und um Verlust. Hier wird erfahrbar gemacht, dass in Schmerz auch Bedeutsamkeit liegt.

AB 56 Mit Helden Werte erarbeiten
Diese Übung ist besonders für kleinere Kinder geeignet. Hier geht es darum, mit den Kindern durch Gespräche über ihre Helden Werte zu erarbeiten.

AB 57 Wertespiel
Dieses Spiel soll neues Verhalten und die Erfahrung, nach eigenen Werten zu handeln, ermöglichen.

AB 58 Wertescheibe
Diese Übung nach Harris (2011) ermöglicht einen Übergang von Werten zu Engagiertem Handeln.

Deinen Weg dem Zufall überlassen!

Altersbereich: ab 13 Jahren
Thema: Werte
Dauer: 30 Minuten
Materialien: Spielbrett, Figuren, Würfel

Durchführung

»Ich möchte jetzt ein Spiel mit dir spielen. Bei diesem Spiel geht es um deinen Lebensweg, um das, was in deinem Leben alles so passieren wird. Jeder erhält eine Spielfigur und es wird abwechselnd gewürfelt. Man geht mit seiner Spielfigur die der gewürfelten Zahl entsprechenden Schritte. Auf den Feldern stehen mögliche Lebensereignisse. Auf einem Blatt notieren wir deinen und meinen Lebensweg.

So ist es also, wenn man sein Leben wie ein Würfelspiel lebt. Was denkst du dazu?«

Auf einem Dokumentationsblatt werden zunächst die gewürfelten Ereignisse notiert und darüber gesprochen, welche Gedanken, Gefühle, Körperempfindungen und Erinnerungen die gewürfelten Ereignisse auslösen. Anschließend werden die durch die Erkenntnis, dass der Zufall den Lebensweg bestimmt, entstandenen Gedanken, Gefühle, Körperempfindungen und Erinnerungen erfragt und dokumentiert. Außerdem wird der Lerneffekt des Spieles aufgeschrieben.

Lerneffekte und Gesprächsthemen

- Wenn du nicht entscheidest, was dir wirklich wichtig ist, und nicht danach lebst, überlässt du deinen Weg dem Zufall und anderen.
- Wie fühlt es sich an, wenn die wichtigen Dinge im Leben einfach so passieren, ohne dass du Einfluss nehmen kannst? Möchtest du das?
- Vertiefung von Selbstwahrnehmung
- Aktivierung zu handeln

Wichtig

Bitte unbedingt beachten!
Es sollten keine professionellen Interpretationen und Bewertungen vorgenommen, sondern nur die tatsächlichen Gedanken und Gefühle erhoben werden.

Deinen Weg dem Zufall überlassen!

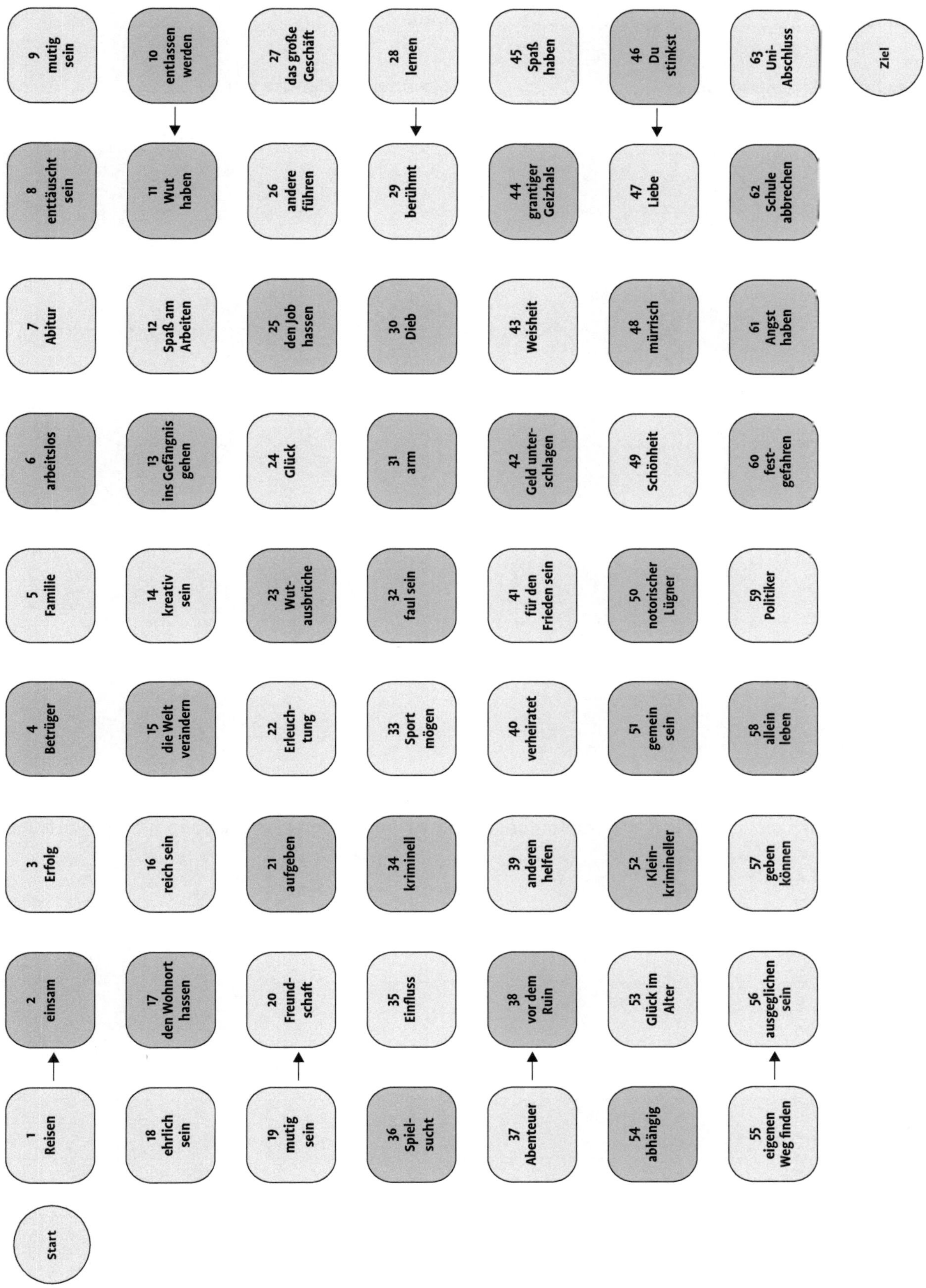

Deinen Weg dem Zufall überlassen!

Name: .... Datum: ....

Gewürfelte Ereignisse von .... **Gewürfelte Ereignisse von** ....

Welche Gedanken, Gefühle, Köperempfindungen und Erinnerungen entstehen durch die gewürfelten Ereignisse?

Deinen Weg dem Zufall überlassen!

Welche Gedanken, Gefühle, Köperempfindungen und Erinnerungen entstehen, wenn man dem Zufall seinen Lebensweg überlässt?

....

....

....

....

....

....

Was ist hilfreich und was nimmst du mit?

....

....

....

....

....

....

Ziele von Werten unterscheiden

Altersbereich: ab 8 Jahren
Thema: Werte
Dauer: 15 Minuten

Durchführung

Mit den Kindern / Jugendlichen wird besprochen, dass es hilfreich ist, zwischen Werten und Zielen zu unterscheiden:

- Ziele sind konkrete Resultate oder Ereignisse, die herbeigeführt und zum Abschluss gebracht werden können. Sie können erreicht, vollendet und beendet werden (Luoma et al., 2009).
- Werte sind wie Richtungen, die wir in unserem Leben einschlagen können. Erreichte Ziele lassen wir hinter uns, aber eine bestimmte Richtung können wir immer weiterverfolgen (Wengenroth, 2017).
- Ziele sind ein Vorhaben für die Zukunft, nach meinen Werten kann ich jederzeit leben.
- Ich kann das Ziel haben, meinen Schulabschluss zu erlangen – dies kann ich erreichen und dann ist das Ziel abgeschlossen. Ich kann nach dem Wert leben, mich interessiert und aktiv in der Schule oder bei der Arbeit etc. zu beteiligen – dies kann ich jeden Tag wieder weiterverfolgen.
- Werte sind wie Richtungen, wie das wahre Norden auf dem Kompass: Auch wenn ich immer Richtung Norden gehe, werde ich nie dort ankommen.
- Ziele sind wie Bojen, bei denen wir Stück für Stück ankommen und dann wieder weiterfahren.

Lerneffekte und Gesprächsthemen

- Was sind deine Richtungen und was könnten deine Bojen sein?
- Wofür kann es hilfreich sein, sich seiner Werte bewusst zu sein?

Wichtig

Es ist hilfreich, hier keine Das-ist-richtig-oder-das-ist-falsch-Haltung einzunehmen.

Ziele von Werten unterscheiden

Bitte kennzeichne, ob dies ein Wert oder ein Ziel ist.

	Wert	Ziel
eine gute Note in der nächsten Mathearbeit schreiben	☐	☐
meinen Freunden / Freundinnen mit Respekt begegnen	☐	☐
für andere da sein, ihnen helfen	☐	☐
heiraten	☐	☐
den Abwasch machen	☐	☐
meine Hausaufgaben erledigen	☐	☐
Neuem mit Neugierde begegnen	☐	☐
ein Telefonat führen	☐	☐
mit Freund*innen Spaß erleben	☐	☐
mich in der Schule melden	☐	☐
mit dem Hund rausgehen	☐	☐
für einen vertrauensvollen Umgang sorgen	☐	☐
früher ins Bett gehen	☐	☐
Offenheit für Neues	☐	☐
meinen ersten Kuss bekommen	☐	☐
täglich Vokabeln lernen	☐	☐
für Gleichberechtigung sorgen	☐	☐
Nähe leben	☐	☐
die Neue in der Klasse ansprechen	☐	☐
anderen Sicherheit geben	☐	☐
eine Reise nach Paris	☐	☐

Fragen zu Werten

Altersbereich: ab 8 Jahren
Thema: Werte
Dauer: 30 Minuten
Materialien: Arbeitsblätter

Durchführung

Mit den Jugendlichen wird besprochen, dass es bei dieser Übung darum geht herauszufinden, was ihnen wirklich wichtig ist und was für ein Mensch sie sein möchten. Anschließend werden die folgenden Fragen miteinander besprochen:

- Was ist dir wirklich wichtig, tief in deinem Herzen?
- Was möchtest du mit deiner Zeit auf diesem Planeten anfangen?
- Was für ein Mensch möchtest du sein?
- Welche persönlichen Stärken oder Qualitäten kennst du von dir?
- Welche möchtest du noch entwickeln?
- Was würdest du tun, wenn du mehr Geld hättest als du ausgeben kannst?
- Was würdest du tun, wenn du alles gekauft hast, was du möchtest, und alles getan hast, was Geld kostet? Was würdest du dann als Nächstes mit deinem Leben machen?
- Wenn du einen Zauberstab hättest und die Welt verändern könntest, was würdest du verändern? Was sind deine ersten drei Ideen?
- Was findest du in einer Freundschaft besonders wichtig? Schreibe deine ersten drei Ideen auf.
- Wenn du die Chance hättest, etwas Besonderes in deinem Leben zu tun, was würdest du tun?
- Wie hast du dir als Kind deine Zukunft vorgestellt?
- Hast du Vorbilder? Was gefällt dir an denen?

Lerneffekte und Gesprächsthemen

Wichtig ist es hier, als Therapeut*in eine Haltung der Offenheit und Neugierde einzunehmen und dabei gemeinsam mit dem / der Jugendlichen nach Werten, also »Herzensangelegenheiten« zu suchen. Häufig werden uns bei der Suche nach Werten Regeln angeboten. Regeln erkennt man an Worten wie: muss, sollte, immer etc. Eine erste hilfreiche Intervention ist dann, noch genauer nachzufragen im Sinne von: Was daran ist dir wichtig?

> **Wichtig**
>
> Die Arbeit an Werten kann dazu führen, dass der / die Jugendliche die Diskrepanz zwischen seinen / ihren Werten und seinem / ihrem jetzigen Leben schmerzhaft wahrnimmt.

Fragen zu Werten

Was ist dir wirklich wichtig, tief in deinem Herzen?

....

....

Was möchtest du mit deiner Zeit auf diesem Planeten anfangen?

....

....

Was für ein Mensch möchtest du sein?

....

....

Welche persönlichen Stärken oder Qualitäten kennst du von dir?

....

....

Welche möchtest du noch entwickeln?

....

....

Was würdest du tun, wenn du mehr Geld hättest, als du ausgeben kannst?

....

....

Was würdest du tun, wenn du alles gekauft hast, was du möchtest, und alles getan hast, was Geld kostet?

....

....

Fragen zu Werten

Was würdest du dann als nächstes mit deinem Leben machen?

....

....

Wenn du einen Zauberstab hättest und die Welt verändern könntest, was würdest du verändern? Was sind deine ersten drei Ideen?

....

....

Was findest du in einer Freundschaft besonders wichtig? Schreibe deine ersten drei Ideen auf.

....

....

Wenn du die Chance hättest, etwas Besonderes in deinem Leben zu tun, was würdest du tun?

....

....

Wie hast du dir als Kind deine Zukunft vorgestellt?

....

....

Hast du Vorbilder? Was gefällt dir an denen?

....

....

Fragen zu Werten

Eine erste Übersicht meiner Werte:

(1) ....

(2) ....

(3) ....

(4) ....

(5) ....

(6) ....

(7) ....

(8) ....

(9) ....

(10) ....

Wähle drei deiner Werte aus. Nenne jeweils ein Beispiel, was es heißt, in deinem Leben danach zu leben.

(1) ....

(2) ....

(3) ....

Wertekarten

Altersbereich: ab 13 Jahren
Thema: Werte
Dauer: 20 Minuten
Materialien: Karten auf Pappe ausdrucken und in Kartenformat zerschneiden, ggf. laminieren.

Durchführung

Zunächst wird ein Lebensbereich ausgewählt. Dann wird der oder die Jugendliche gebeten, die Wertekarten auf drei Stapeln zu sortieren:
(1) Ist mir sehr wichtig.
(2) Ist mir wichtig.
(3) Ist mir nicht wichtig.

Der oder die Jugendliche wird gebeten, aus dem ersten Stapel die fünf wichtigsten Werte auszuwählen. Der oder die Jugendliche beantwortet dann die folgenden Fragen bezogen auf die fünf Werte:
- Erzähle kurz, was dir dieser Wert bedeutet.
- Gab es Momente in deinem Leben, in denen du nach diesem Wert gelebt hast?
- Was könntest du machen, um noch mehr nach diesem Wert zu leben?

Lerneffekte und Gesprächsthemen

Für manche Jugendliche ist es schwierig, auf die offene Frage »Was ist dir hinsichtlich Freundschaft wichtig?« zu antworten. Dann können die Wertekarten im Sinne von »Prompting« hinzugezogen werden.

Wichtig

Die Arbeit an Werten kann dazu führen, dass der oder die Jugendliche die Diskrepanz zwischen seinen bzw. ihren Werten und seinem / ihrem jetzigen Leben schmerzhaft wahrnimmt.

Wertekarten

respektvoll handeln	**Nähe zulassen**
Abenteuer suchen	**Neugierde leben**
offen sein	**körperlich aktiv sein**
genießen	**Dankbarkeit ausdrücken**

Wertekarten

Hilfe annehmen	**mitfühlend sein**
Vertrauen leben	**verbunden sein**
echt / authentisch sein	**liebevoll sein**
wertschätzend sein	**Neues erschaffen**

Wertekarten

kreativ sein	**Freude leben**
erfolgreich sein	**Wissen suchen**
Freiheit leben	**Weisheit suchen**
sich engagieren	**anders sein**

Wertekarten

verzeihen	für mich einstehen
Schönes erschaffen	für andere sorgen
Herausforderungen annehmen	Mitgefühl zeigen
mutig sein	für Gleichheit sorgen

Wertekarten

für Fairness sorgen	**großzügig sein**
Ehrlichkeit leben	**Demut leben**
unabhängig sein	**für Ordnung sorgen**
geduldig sein	**beharrlich sein**

Wertekarten

Verantwortung übernehmen	**für Sicherheit sorgen**
persönliches Wachstum	**Harmonie leben**
lebendig sein	**verspielt sein**

Wertekarten

AB 52 • T

Timeline: Schätze der Vergangenheit

Altersbereich: ab 13 Jahren
Themen: Werte, Intensivierung von Ressourcen

Durchführung

A (Patient*in) nimmt an der Übung teil, B (Therapeut*in) unterstützt durch Fragen und Vorschläge und begleitet A.

Erinnere dich nacheinander von einer Außenperspektive aus – auch Metaposition genannt –an drei verschiedene Situationen, in denen du dich als stark, »fähig« und voller Ressourcen wahrgenommen hast, und bestimme diese als Zeitpunkte auf einer Zeitlinie. Wähle Situationen, die drei verschiedene Ressourcen repräsentieren.

Begib dich nacheinander in jede der Situationen und erinnere dich genauer, indem du so tust, als ob du sie gerade wiedererlebst, und vergegenwärtige dir alle Sinneswahrnehmungen:

- ▶ Was siehst du?
- ▶ Was hörst du?
- ▶ Was fühlst du?
- ▶ Was schmeckst du?
- ▶ Was riechst du?

Wenn A mit der Ressource in Kontakt gekommen ist, versucht B, die Ressource durch folgende Fragen zu intensivieren:

- ▶ Welche Körperhaltung würde die Ressource verbessern?
- ▶ Welche Atmung?
- ▶ Welche Tonlage und Modulation in der Stimme würde sie intensivieren?
- ▶ Welches Lied oder Geräusch würde sie intensiver machen?
- ▶ Welche Kopfhaltung oder Kopfbewegung kann zu einer Intensivierung beitragen?

Welche Hinweise gibt die jeweilige Erfahrung darüber, was dir wirklich wichtig ist, was dir wirklich etwas bedeutet und wofür du wirklich stehst?

Schreibe oder male jede Ressource und jeden Wert auf ein Kärtchen.

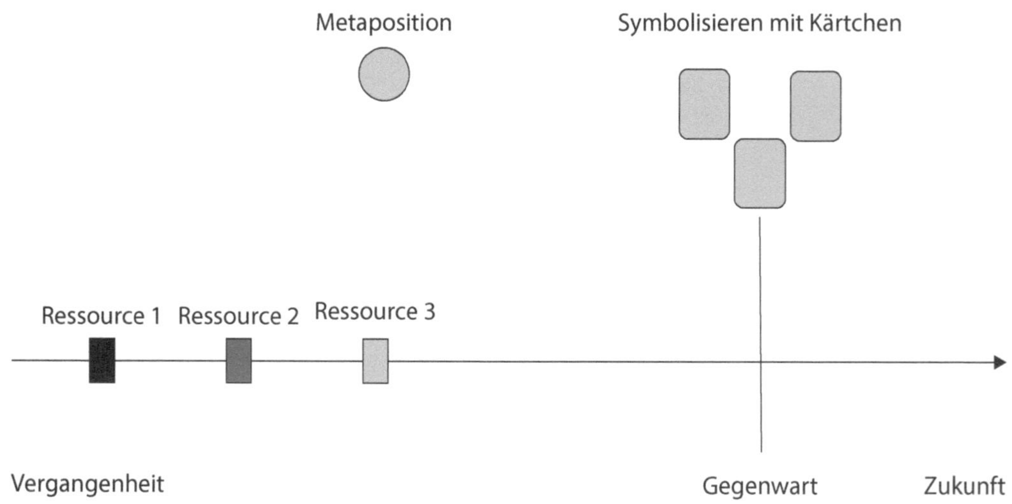

AB 53 • T

Der Zukunftsfilm

Altersbereich: ab 13 Jahren
Thema: Werte
Dauer: 30 Minuten
Materialien: Stifte, Papier

Durchführung

»Stell dir einmal vor, es ist fünf Jahre später und du hast dich in dieser Zeit nach deinen drei wichtigsten Werten verhalten. Was passiert in diesen fünf Jahren?
Stell dir das einmal wie einen Film vor. Was können wir sehen, wenn wir uns den Film ansehen? [*ausführlich beschreiben lassen*]

- Was sind besonders wichtige Momente in diesem Film?
- Welches ist der bedeutsamste Moment?
- Wofür steht dieser Moment?

Vielleicht baust du in deinen Film auch Hindernisse ein, die das Leben so mit sich bringt. Wie gehst du in deinem Zukunftsfilm damit um?
Wenn du nach Ablauf der fünf Jahre auf dich jetzt zurückschaust, was würdest du dir selber sagen wollen?«

Tipp

Mit Kindern können hierzu Bilder gemalt werden.
Jugendliche können als Hausaufgabe bekommen, den Film aufzuschreiben.

Lerneffekte und Gesprächsthemen

Es geht darum, dass die Kinder / Jugendlichen in Kontakt mit ihren Werten kommen und diese wirklich spürbar werden. Außerdem können durch die Übung gemeinsam werteorientierte Handlungen identifiziert werden. Durch Fragen und einfach nur Zuhören kann die Übung weiter vertieft werden.

AB 54 • T

Wertecollage

Altersbereich: ab 6 Jahren
Thema: Werte
Dauer: 50 Minuten
Materialien: Fotos, Stifte, großes Blatt Papier, Zeitschriften zum Zerschneiden, Schere, Kleber

Durchführung

Begonnen werden kann mit der Frage:
- ▶ Wer ist dir wichtig?

Dann können Fotos der benannten Personen bzw. Lebewesen auf ein großes Blatt Papier gelegt werden, um folgende Fragen zu besprechen:
- ▶ Was sind besonders schöne Momente für dich mit diesem Menschen bzw. Lebewesen?
- ▶ Was war dein aller schönster Moment mit diesem Menschen bzw. Lebewesen?
- ▶ Was habt ihr da miteinander gemacht?
- ▶ Was genau war daran so schön, so bedeutsam für dich?
- ▶ Was noch?

Nun können gemeinsam aus alten Zeitschriften Bilder rausgesucht, ausgeschnitten und zu den Fotos der Menschen bzw. Lebewesen gelegt werden. Dann können gemeinsam Begriffe zu den Bildern geschrieben werden. Weitere Fragen können sein:
- ▶ Gibt es jemanden, den du als dein Vorbild ansiehst?
- ▶ Was findest du so gut an diesem Menschen?
- ▶ Was macht diesen Menschen so besonders für dich?
- ▶ Gibt es etwas davon, was du für dich übernehmen möchtest?

Nun können auch hierfür Bilder aus Zeitschriften gesucht und ausgeschnitten werden. Dann können gemeinsam Begriffe zu den Bildern geschrieben werden.
Danach kann überlegt werden, was wichtige Lebensbereiche des Kindes bzw. der oder des Jugendlichen sind. Diese werden auf dem großen Blatt Papier notiert. Nun kann überlegt werden, welche der zuvor erarbeiteten Bedeutsamkeiten hier wichtig sein könnten.
In einem weiteren Schritt kann überlegt werden, was eine konkrete Handlung nach diesen Bedeutsamkeiten im Sinne eines kleinen nächsten Schrittes sein könnte.

Lerneffekte und Gesprächsthemen

Bei dieser Übung geht es darum, aus konkreten Situationen so erlebnisnah wie möglich die Bedeutsamkeiten des Kindes / Jugendlichen zu erarbeiten.
Durch Fragen und einfach nur Zuhören kann dies deutlich vertieft werden.

Wichtig

Einfach nur nicht wertend zuhören! Wichtig ist das Einfühlungsvermögen der Therapeut*innen.

AB 55 • T

16 Zettel

Altersbereich: ab 13 Jahren
Thema: Werte
Dauer: 30 Minuten
Materialien: A4-Papier, Stifte

Durchführung

Die Jugendlichen werden gebeten, ein A4-Blatt so lange zu falten, bis 16 Kästchen entstehen. Anschließend wird das Blatt in 16 kleine Zettel zerrissen oder zerschnitten. Die Jugendlichen sollen die Zettel dann in vier mal vier Reihen vor sich hinlegen. Sie werden gebeten,

- auf die vier Zettel der ersten Reihe für sie wichtige Personen zu schreiben,
- auf die vier Zettel der zweiten Reihe für sie wichtige materielle Dinge zu schreiben,
- auf die vier Zettel der dritte Reihe Fähigkeiten, mit denen sie geboren wurden, zu schreiben und
- auf die vier Zettel der vierten Reihe Fähigkeiten, die sie erworben bzw. erlernt haben, zu schreiben.

Nun werden die Jugendlichen aufgefordert, die vier Reihen anzusehen und sich bewusst zu machen, dass dies ein Ausschnitt ihres Lebens ist, dass dies alles keine Selbstverständlichkeiten sind.
Anschließend werden die Jugendlichen aufgefordert, aus jeder Reihe einen Zettel herauszunehmen, begleitet von der Aussage: »Dies ist etwas, das du hergibst … und sei dir dabei bewusst, wie sehr all dies dein Leben bereichert hat.«
Dann werden die Jugendlichen aufgefordert, vier beliebige Zettel selber auszuwählen und herauszunehmen, egal aus welcher Reihe, und sich auch hier bewusst zu sein, dass sie diese nun abgeben.
Zuletzt nimmt der oder die Therapierende als Hand des Schicksals drei Zettel heraus.
Die Jugendlichen werden gebeten, die restlichen Zettel zu betrachten und zu schauen, was geblieben ist. Dann werden die folgenden Fragen gestellt:

- Jetzt, wo das eine da ist und das andere fehlt, welche Gedanken bemerkst du bei dir?
- Jetzt, wo das eine da ist und das andere fehlt, welche Gefühle bemerkst du bei dir?
- Hast du einen für dich besonders wichtigen Zettel bemerkt?
- Was sagt dieser Zettel aus über das, was dir wichtig ist?
- Was tust du aktuell, um in Handlungen auszudrücken, dass dir dieser Zettel wichtig ist?

Lerneffekte und Gesprächsthemen

Werte können auf eine »süße« und auf eine »saure« Art erkundet werden. In dieser Übung sind beide Zugänge enthalten. Zunächst regt die Übung an, sich damit zu beschäftigen, wer oder was einem wichtig ist. Dann geht es um Abgeben und um Verlust. Hier wird erfahrbar gemacht, dass in Schmerz auch Bedeutsamkeit liegt.

Wichtig

Diese Übung sollte mit Jugendlichen nicht durchgeführt werden, wenn sie emotional belastet sind.

AB 56 • T

Mit Helden Werte erarbeiten

Altersbereich: 6–12 Jahre
Thema: Werte
Dauer: 30 Minuten
Materialien: Stifte, Papier, Pappe, Laminiergerät

Durchführung

Kinder haben noch nicht so genaue Vorstellungen von dem, was ihnen an Werten wichtig ist. Sie orientieren sich hier noch stark an den Werten ihrer Bezugspersonen. In der ACT wird bei Kindern auch von Proto-Werten gesprochen. Motivatoren im Sinne von solchen Proto-Werten können wir mit Kindern in einem Gespräch über deren Helden erarbeiten.
Mit dem Kind wird mithilfe der Fragen herausgearbeitet, welche*n Held*in es hat und was die konkreten Eigenschaften dieses / dieser Held*in sind:

- Welche Helden oder Heldinnen hast du? Wer sind deine Helden / Heldinnen?
- Warum sind diese für dich wichtig? Was findest du toll an ihnen?
- Was macht diesen Helden besonders?
- Welche Ähnlichkeiten hast du mit ihm / ihr?
- Gibt es Unterschiede?
- Hat dein Held / deine Heldin auch mal Schwierigkeiten und wie löst er / sie diese?

Anschließend wird der / die Held*in gemalt oder ein Bild von ihm bzw. ihr ausgedruckt und z. B. im Kartenformat laminiert.

Lerneffekte und Gesprächsthemen

Es geht darum, Eigenschaften des Helden / der Heldin zu erarbeiten, welche hilfreich für das erarbeitete Zielverhalten sein können. Bei einem ängstlichen Kind kann es der mutige »Weitermacher« sein, bei einem Kind mit wenig Frustrationstoleranz die »tiefenentspannte Geduldige«.

Wichtig

Von manchen Kindern mit aggressivem Verhalten werden auch Held*innen ausgewählt, die ein tendenziell aggressives Verhalten zeigen. Hier kann es hilfreich sein, die Vor- und Nachteile von aggressivem Verhalten miteinander zu erarbeiten und durch weitere Exploration auch andere Aspekte der Heldenfigur zu eruieren.

Wertespiel

Altersbereich: 6–12 Jahre
Thema: Werte, Werte im Handeln erfahrbar machen, neues Verhalten ermöglichen, funktionale Kohärenz fördern
Dauer: 30 Minuten
Materialien: Würfel, Aktionskarten, Spielbrett

Durchführung

Mit dem Kind werden seine Werte erarbeitet (z. B. anhand der Übungen vom AB 56 »Mit Helden Werte erarbeiten« oder dem AB 54 »Wertecollage«) und auf Karten geschrieben. Die Therapierenden notieren sich eigene Werte auf Karten. Auf dem Spielfeld befinden sich Aktionsfelder. Kommt einer oder eine der Spielenden per Würfelzahl auf ein Aktionsfeld, wird eine Aktionskarte gezogen und ein Wert als Unterstützung zur Ausführung der Aktion ausgewählt. Gemeinsam wird nun überlegt, was es heißt, diese Aktion unter Zuhilfenahme der Werte auszuführen. Die Person, die an der Reihe ist, führt dann die Aktion aus. Anschließend wird die Erfahrung besprochen. Es wird abwechselnd weiter gewürfelt. Die Aktionskarten hier sind nur Beispiele. Es ist hilfreich, diese den eigenen Materialien im Therapieraum und den Fähigkeiten und Entwicklungsaufgaben sowie den Werten des Kindes entsprechend zu ergänzen.

Lerneffekte und Gesprächsthemen

Bei dem Spiel geht es um die Erfahrung, nach eigenen Werten zu handeln.

Wichtig

Vor dem Spiel werden gemeinsam mit dem Kind die Aktionskarten ausgesucht. Wichtig ist, dass das Kind hier Mitsprache hat und auch Aktionen ablehnen kann.

Wertespiel

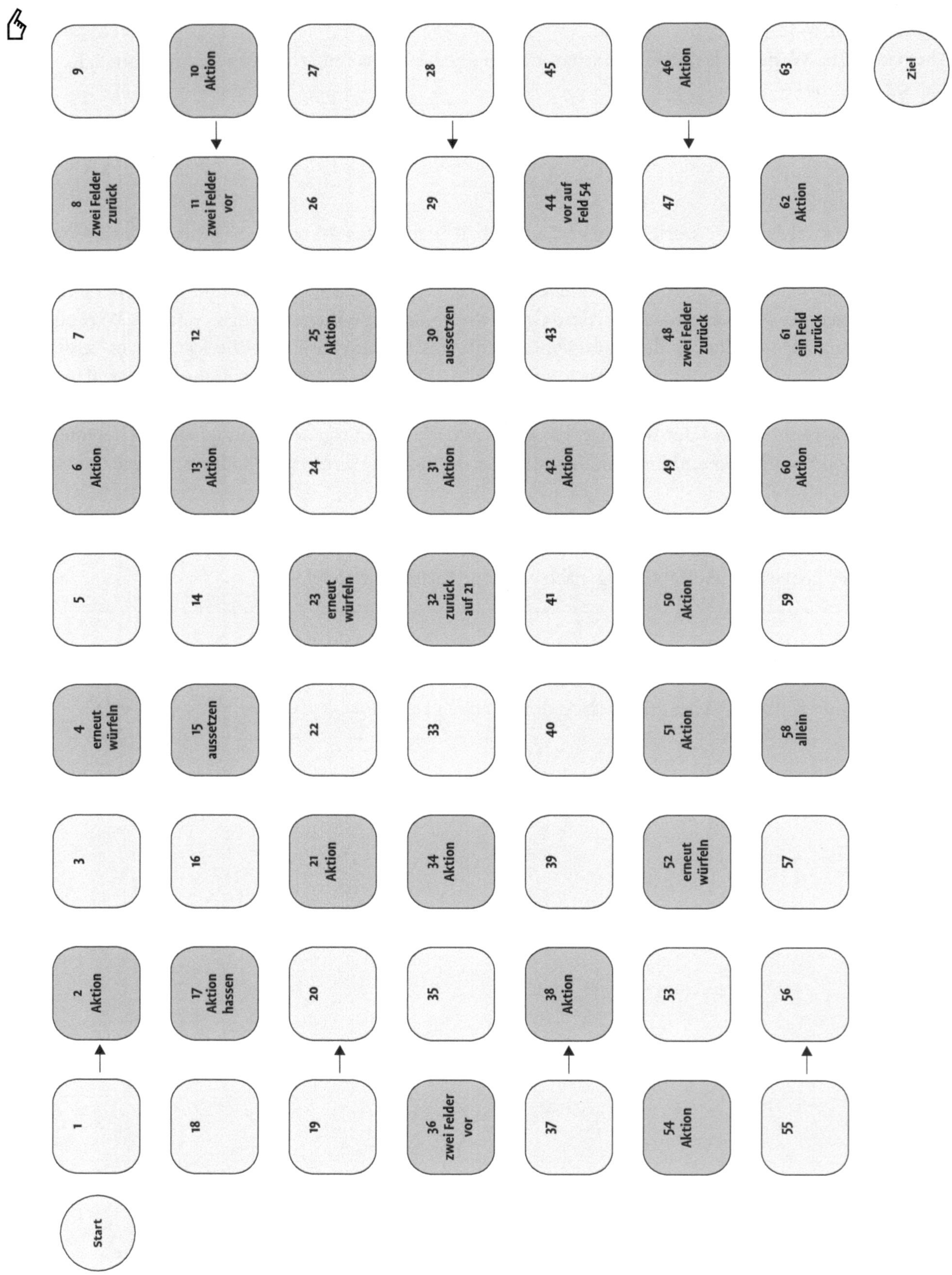
Start
1
2 Aktion
3
4 erneut würfeln
5
6 Aktion
7
8 zwei Felder zurück
9
10 Aktion
11 zwei Felder vor
12
13 Aktion
14
15 aussetzen
16
17 Aktion hassen
18
19
20
21 Aktion
22
23 erneut würfeln
24
25 Aktion
26
27
28
29
30 aussetzen
31 Aktion
32 zurück auf 21
33
34 Aktion
35
36 zwei Felder vor
37
38 Aktion
39
40
41
42 Aktion
43
44 vor auf Feld 54
45
46 Aktion
47
48 zwei Felder zurück
49
50 Aktion
51 Aktion
52 erneut würfeln
53
54 Aktion
55
56
57
58 allein
59
60 Aktion
61 ein Feld zurück
62 Aktion
63
Ziel

Wertespiel

gemeinsam auf die Straße gehen und jemanden nach dem Weg fragen	ein Streichholzrätsel lösen
über einen Hindernisparcours mit verbundenen Augen klettern und dabei geführt werden	in eine Kiste greifen – man weiß nicht, was einen erwartet
ein Lied singen	mit einem Ball in den Papierkorb zielen
dem anderen drei Minuten etwas Interessantes erzählen	mit einer kleinen Wasserschüssel durch den Raum gehen, sodass kein Wasser verschüttet wird

Wertespiel

Wertescheibe

Altersbereich: ab 8 Jahren
Thema: Werte
Dauer: 15 Minuten
Materialien: Stifte, Papier

Durchführung

Die Wertescheibe ist wie eine Zielscheibe beim Dartspiel gemeint.
Für den Lebensbereich, an dem gerade gearbeitet wird, werden die Werte auf der Zielscheibe verortet. Je nach Alter kann zunächst gemeinsam eine Zielscheibe gemalt werden, um dann zu überlegen, wie intensiv z. B. in der letzten Woche der oder die Jugendliche bzw. das Kind nach seinen / ihren Werten in diesem Lebensbereich gelebt hat. Der Wert wird dementsprechend auf der Scheibe notiert.

Lerneffekte und Gesprächsthemen

- Was genau hast du getan, als du nach dem Wert gelebt hast?
- Was hätte man dann auf einer Kamera sehen können?
- Was wäre ein kleiner nächster Schritt weiter in die Mitte?
- Wie fühlt es sich an, so intensiv nach dem Wert zu leben?
- Wie fühlt es sich an, so weit weg vom Wert zu leben?

Wichtig

Bei Kindern kann eine Visualisierung durch eine Wertescheibe, die auf Kork oder Styropor befestigt ist, hilfreich sein, um dann mit Pinnnadeln die jeweilige Position zu symbolisieren. Hiervon kann anschließend ein Foto gemacht werden. Dies kann an jedem Stundenanfang wiederholt werden, um so Verhaltensveränderungen zu verdeutlichen.

Wertescheibe

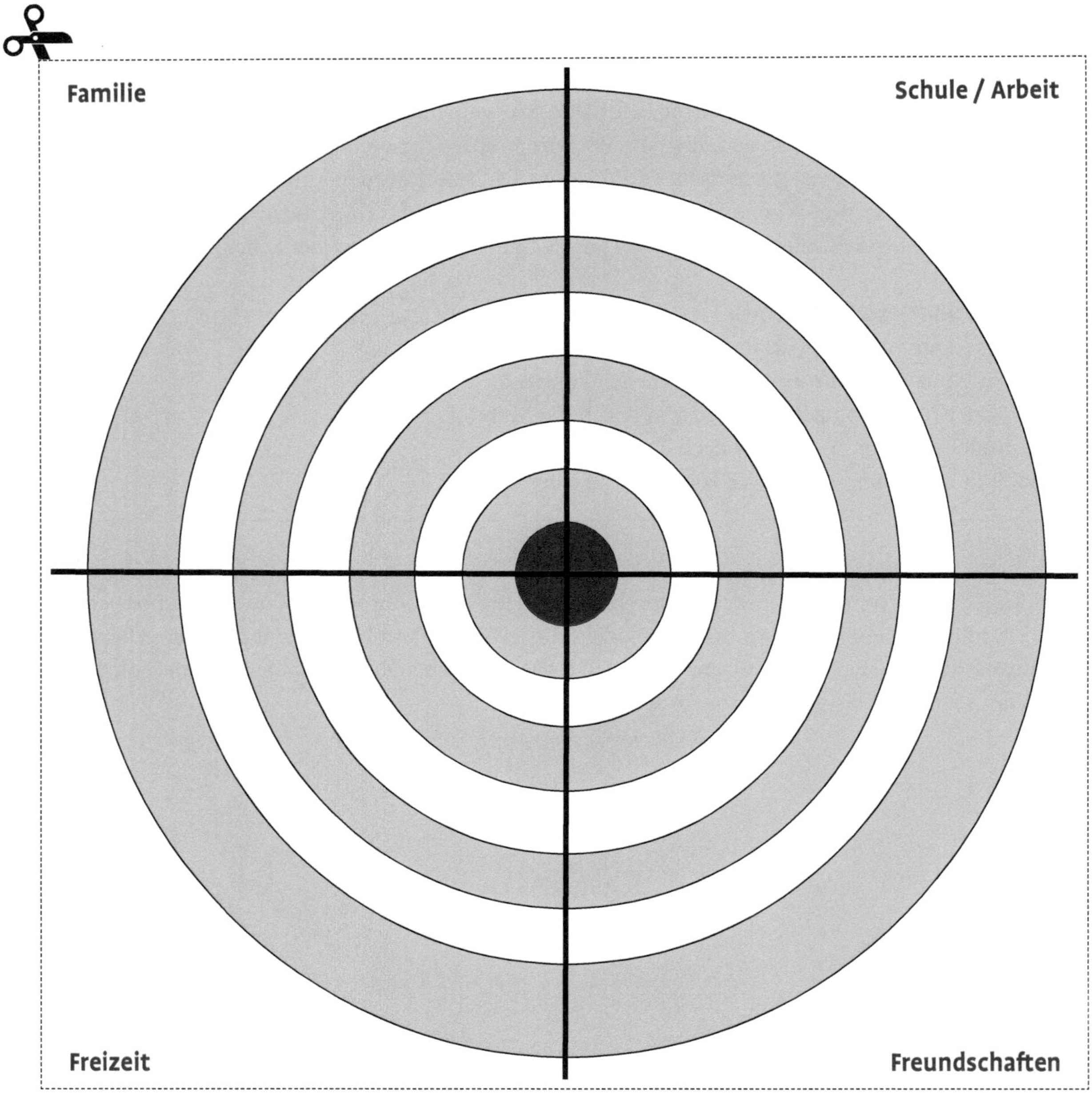

5 Engagiertes Handeln

Was kannst du tun? Was wäre ein nächster Schritt
in Richtung deiner Werte?

Mit engagiertem Handeln ist in der Akzeptanz- und Commitmenttherapie ein an den eigenen Werten orientiertes, konkretes Verhalten gemeint. Dies beinhaltet auch, flexibel zu handeln, sich an die Herausforderungen einer Situation anzupassen und das Verhalten, je nach Erfordernissen, entweder beizubehalten oder zu ändern. In der therapeutischen Arbeit am Prozess des engagierten Handelns geht es darum, die Kinder und Jugendlichen zu unterstützen, konkrete Ziele aus den gewählten Werten abzuleiten, schrittweise handelnd umzusetzen und diese neuen Verhaltensweisen nach Nützlichkeit im Sinne der eigenen Werte zu überprüfen. Häufig bedeutet engagiertes Handeln, das eigene Handeln nicht an den kurzfristigen Konsequenzen auszurichten, sondern sich auch an den mittel- oder langfristigen Konsequenzen zu orientieren. Hierbei können Werte als Motivatoren wirken. Sie holen sprachlich die angestrebte Konsequenz ins Jetzt. So benannte eine unserer jugendlichen Patientinnen als einen ihrer Werte in Freundschaften »Nähe leben« zu wollen. Sie würde gerne ihrer besten Freundin sagen, dass sie diese gernhat. Gleichzeitig hat sie Angst, dass ihre Freundin sie dann auslachen könnte. Bisher hatte sie ihrer Freundin dies nicht gesagt und vermied somit ihr Angsterleben – ihr Verhalten wurde durch eine kurzfristige Konsequenz, nämlich das Nachlassen der Angst, verstärkt. In der Therapie konnte ihr Wert »Nähe leben« erarbeitet werden und sie konnte diesen sprachlich ins Jetzt holen, indem sie an diesen Wert dachte und ihrer Freundin mitteilte, wie gern sie diese hat.

Die Vereinbarung von Zielen stellt im Rahmen der Therapie mit Kindern und Jugendlichen eine besondere Herausforderung dar, da wir in der Regel mehrere Auftraggeber haben. Insbesondere bei der Arbeit mit Kindern ist eine systemische Perspektive von zentraler Bedeutung. Zumeist sind es nicht die Kinder, die ein Anliegen haben. Der Anstoß für eine Psychotherapie kann von den unterschiedlichsten Protagonist*innen des begleitenden Systems der Kinder kommen. Oft kommt der Auftrag von den Eltern, aber auch von Lehrpersonen, Jugendamtsmitarbeiter*innen oder anderen. Da die Eltern die zentrale rechtliche Verantwortung – das Sorgerecht – tragen, werden sie als Hauptverantwortliche für die Auftragsformulierung angesprochen. Nur wenn die Sorgeberechtigten (oder die durch die Sorgeberechtigten beauftragten Erziehungsberechtigten) ein wirkliches Anliegen an die Psychotherapie formulieren, ist eine Psychotherapie mit Kindern überhaupt indiziert und durchführbar. Vor diesem Hintergrund stellt die Auftragsklärung, im Sinne der von den Eltern benannten Ziele, einen wichtigen Baustein für einen gelungenen Therapiestart dar. Ebenso benötigen wir von dem Kind einen Hilfeauftrag, im Sinne von kindgerecht formulierten Zielen.

In der Arbeit mit Kindern stellt sich die Erarbeitung konkreter Ziele immer wieder als herausfordernd dar. Kinder leben wesentlich intensiver im Hier und Jetzt als wir Erwachsenen. Sie sind in ihrem Verhalten deutlich mehr über direkte Konsequenzen im jeweiligen Moment gesteuert. Verhalten im Sinne von langfristigem Tracking befindet sich bei ihnen noch in der Entwicklung.

Definition

Tracking ist ein im Rahmen der Bezugsrahmentheorie (Relational Frame Theory; RFT) entwickelter Begriff und meint »das Befolgen einer Regel, weil verstärkende Erfahrungen dadurch gegeben sind, dass die Konsequenzen, die durch die Regel benannt werden, tatsächlich eintreten« (Vilatte et al., 2020, S. 402).

Für Kinder ist es oft schwierig, im Therapieraum Ziele für andere Lebensbereiche zu formulieren. Hilfreich ist z. B. das gemeinsame Zeichnen von konkreten Erfahrungen (Comics) oder das Nachspielen mit Puppen, Tieren oder im Rollenspiel, um die gemachten Erfahrungen in den jetzigen Moment zu holen. So kann für das Kind erfahrbar werden, welche Veränderungen es sich wirklich wünscht. Eine weitere mögliche Übung zur ersten Zielformulierung mit Kindern ist die Übung »Wunderfrage« (**AB 60**).

Gleichen Sie die mit dem Kind erarbeiteten Ziele mit denen der Eltern ab, um eine gemeinsame Handlungsrichtung zu erarbeiten. Hier sind zwei Prozesse parallel zu navigieren. In der therapeutischen Arbeit am Kernprozess »Engagiertes Handeln« geht es auch darum, die Kinder bzw. die Jugendlichen und die Eltern zu unterstützen, konkrete Ziele aus den eigenen gewählten Werten abzuleiten. Mit Kindern ist die Erarbeitung von Werten allerdings entwicklungsbedingt eingeschränkt, da bei Kindern noch nicht von voll entwickelten Werten auszugehen ist. In der Literatur werden diese auch als Proto-Werte (sich entwickelnde Werte) bezeichnet (Whittingham Coyne, 2019). Die Werte von Kindern sind noch stark an denen ihrer Bezugspersonen orientiert und werden von diesen geformt und gefördert. Außerdem sind für Kinder Begrifflichkeiten wie z. B. Vertrauen leben, Nähe zeigen etc. noch deutlich zu abstrakt. Deshalb ist es hilfreich, bei der Wertearbeit mit Kindern im Konkreten zu bleiben (s. Kap. 4). Haben wir solche Proto-Werte mit dem Kind erarbeitet, können wir aus diesen Handlungsziele ableiten.

Wichtig

Um mit den Eltern eine Arbeit im Sinne von engagiertem Handeln beginnen zu können, ist eine Erarbeitung der Elternwerte wichtig. Unserer Erfahrung nach ist die Erarbeitung von Elternwerten ein wesentlicher Schritt für Veränderungen im elterlichen Verhalten. Übungen hierzu befinden sich im Kapitel 7 »Elternarbeit«.

Je älter die Kinder und Jugendlichen sind, desto intensiver ist ihr Bedürfnis nach Autonomie, nach Ablösung von den Eltern und desto mehr nimmt die Intensität an direkter Arbeit mit den Eltern ab. Mit Jugendlichen ist in der Regel eine Erarbeitung von an den eigenen Werten orientierten Handlungszielen gut möglich. In diesem Altersbereich ist es sinnvoll, den Einbezug des Systems aus dem jeweiligen Fallkonzept abzuleiten.

Arbeits- und Informationsmaterial

AB 59 Bist du bereit für ACT?

Dieses Arbeitsblatt leitet Jugendliche und Erwachsene an, sich hinsichtlich ihrer eigenen Veränderungsbereitschaft zu hinterfragen.

AB 60 Wunderfrage

Diese Übung ist sehr gut geeignet, tatsächliche Ziele zu vergegenwärtigen. Bei dieser Übung ist eine gute Einführung wichtig! Zur Nachbereitung dieser Übung kann der Fragebogen **AB 2** »Vertiefungsfragen zur Übungsexploration« eingesetzt werden.

AB 61 Drei Schritte in Richtung wertebasierter Ziele

Nachdem mit den Jugendlichen gemeinsam Werte erarbeitet wurden (z. B. mit Hilfe der »Wertekarten« auf **AB 51**), können mit dieser Übung nach Harris (2011) konkrete Handlungsziele im Sinne von engagiertem Handeln vereinbart werden.

AB 62 Meine drei Zonen

Um für uns machbare, nachhaltige Veränderungen zu erreichen, ist es wichtig, aus unserer Komfortzone herauszutreten, ohne dabei die Grenze zur Überforderungszone zu überqueren. In dieser an Leonard-Curtin (2021) angelehnten Übung geht es besonders darum, die Selbstwahrnehmung für eigenes Vermeidungsverhalten und auch eigene persönliche Grenzen zu fördern, um dann realistische Handlungsziele zu formulieren und umzusetzen.

AB 63 Engagiertes Handeln zwischen den Sitzungen
Es ist wichtig, konkrete Handlungen zu fördern, zum einen durch das Schaffen von Verhaltensanlässen im Therapieraum und zum anderen durch die Vergabe von therapeutischen Hausaufgaben. Dieses Arbeitsblatt bezieht sich auf die Vergabe von Hausaufgaben.

AB 64 Versuchen ist nicht Tun
Bei dieser Übung geht es darum, erfahrungsbezogen zu vermitteln, dass Versuchen keine Handlung ist, sondern ein Gedanke.

AB 65 Das Einverständnis
Bei dieser Übung geht es darum, das im Therapieraum gezeigte Verhalten der Jugendlichen konstant in seiner Funktionalität zu beachten und hilfreich zu verstärken.

AB 66 Mindestens-zwei-Wege
Diese Intervention ist eine effektive und einfache Methode der Beratung, der Klärung sowie der Konfliktlösung. Darüber hinaus ist sie in der Therapie anwendbar und führt letztendlich zu einem flexiblen und engagierten Handeln. Diese Methode lässt sich sowohl in der Einzelberatung als auch in der Systemberatung einsetzen.

AB 67 Zielerreichungsskala
Auf diesem Arbeitsblatt können die zu Beginn der Therapie erarbeiteten Ziele in eine Zielerreichungsskala eingetragen werden. Diese kann dann im weiteren Verlauf der Behandlung immer wieder verwendet werden, um die Kinder bzw. Jugendlichen den aktuellen Stand einschätzen zu lassen.

AB 68 Arbeitskarten ACT-Kernpunkte – Selbstvertrauen
Die Arbeitskarten zum Thema Selbstvertrauen können vielseitig und flexibel eingesetzt werden. Sie können einzeln für eine Therapiestunde verwendet oder als Paket von den Patient*innen erarbeitet werden.

AB 69 Der Lebensweg
Diese Übung nach Strosahl und Robinson (2012) ermöglicht es, mit den Jugendlichen schrittweise konkretes Verhalten im Sinne von engagiertem Handeln zu erarbeiten und dabei die Funktionalität von eigenem Verhalten zu erkunden. Es wird geübt, kurzfristige und langfristige Konsequenzen von eigenem Verhalten zu beachten (Förderung von Tracking). Außerdem wird die Achtsamkeit auf innere Hinweisreize trainiert (Kontextsensitivität). Zudem werden die Jugendlichen angeleitet, eigenen Ressourcen und inneren Hindernissen Beachtung zu schenken.

AB 70 Faust
Diese Übung zielt darauf ab, erfahrbar zu machen, dass ohne eine Zusammenarbeit und ein Sich-Einlassen auf neue Erfahrungen Veränderungen nicht möglich sind.

AB 71 Geistiges Karate
Mit dieser Übung wird aktives Problemlöseverhalten eingeübt.

AB 72 Hindernisparcours im Raum
Diese Übung für Kinder und Jugendliche befördert die Entwicklung des Kernprozesses engagiertes Handeln und die Zusammenarbeit im Praxisraum. Zur Nachbereitung dieser Übung kann der Fragebogen **AB 2** »Vertiefungsfragen zur Übungsexploration« eingesetzt werden.

AB 73 Hindernisparcours in der Natur

Diese Übung für Kinder, Jugendliche und Erwachsene befördert die Entwicklung des Kernprozesses engagiertes Handeln und die Zusammenarbeit im Praxisraum. Zur Nachbereitung dieser Übung kann der Fragebogen **AB 2** »Vertiefungsfragen zur Übungsexploration« eingesetzt werden.

AB 74 Timeline: Zukunft, Ziele und Ressourcen

Diese Übung dient der Ressourcenvertiefung und Entscheidungsfindung. Zur Nachbereitung dieser Übung kann der Fragebogen **AB 2** »Vertiefungsfragen zur Übungsexploration« eingesetzt werden.

AB 75 Entschlossenheit

Dies ist eine wirksame Übung, um den Unterschied zwischen Gute-Ideen-Haben und entschlossenem Handeln zu erleben.

INFO 2 ACT-Gruppentherapie

Hier finden Therapierende eine Zusammenstellung der wichtigsten Informationen zur Planung und Durchführung einer Gruppentherapie.

AB 59 • T K J

Bist du bereit für ACT?

Altersbereich: ab 12 Jahren
Thema: Engagiertes Handeln

Sei ehrlich oder träume weiter.

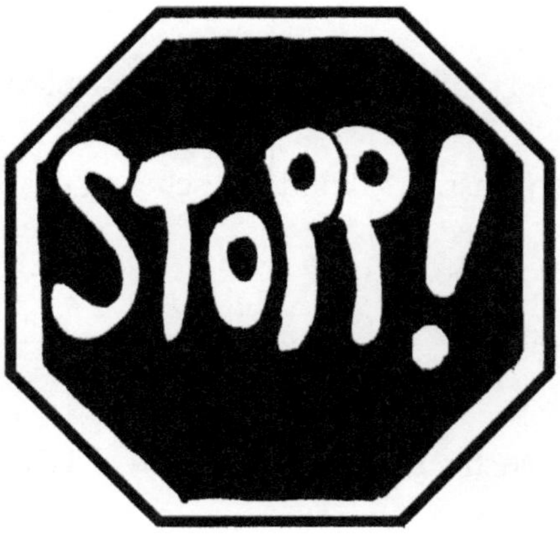

Beachte dich – check es selbst!

- ▶ Du musst erst mal wissen, ob du wirklich bereit bist!
- ▶ Das heißt, offen zu sein, mehr über dich zu erfahren. Nicht einfach nur so »kurz mal eben«, sondern wirklich offen und bereit sein.
- ▶ Du musst entscheiden, ob ehrlich Platz für neue Ideen da ist.

Beantworte die Fragen. Sei ehrlich, schätze dich ein und mache an der entsprechenden Stelle ein Kreuz.

Bist du offen für neue Erfahrungen? ☐ nie ☐ selten ☐ oft ☐ immer

Weißt du schon alles? ☐ nein ☐ ein wenig ☐ das meiste ☐ alles

Wenn du die Fragen mit »nie« oder »alles« beantwortest hast, lass es besser sein, dann ist der ACT-Ansatz und jede einzelne Übung nur eine Zeitverschwendung für dich. Wir möchten deine Zeit nicht verschwenden, sie ist viel zu kostbar!

Vielen Dank für dein Interesse.

Die anderen sollten weitermachen! Also, wenn du die Offenheit hast, dich ein wenig besser kennenzulernen, dann fang an.

Du kannst jederzeit unterbrechen, das Tempo bestimmen und aufhören. Es geht hier um dich, also entscheidest du.

Wunderfrage

Altersbereich: ab 6 Jahren
Themen: Engagiertes Handeln, Elternarbeit
Ziele: Zieldefinition
Dauer: 25 Minuten

Durchführung

»Du gehst heute Abend ins Bett und schläfst ein. In der Nacht passiert ein Wunder und deine Probleme haben sich aufgelöst.

- Woran erkennst du am Morgen, dass das Wunder geschehen ist?
- Und noch?
- Und noch?«

Tipp

Die »Wunderfrage« eignet sich auch gut für die Elternarbeit. Sie können die Fragen entsprechend anpassen.

Lerneffekte und Gesprächsthemen

Bereitschaft für Veränderungen und tatsächliche Ziele können vergegenwärtigt werden und vieles mehr. Bitte bleiben Sie so genau wie möglich im Erleben der Patient*innen. Hier ist die Vertiefung sehr entscheidend.

Wichtig

Bitte so genau wie möglich im Erleben der Eltern bzw. der Patient*innen bzw. der Eltern bleiben! Bei dieser Übung sind eine gute Einführung und ein vertieftes Fragen entscheidend. Geben Sie den Menschen ausreichend Zeit zum Nachdenken.

Wunderfrage

Woran erkennst du / erkennen Sie am Morgen, dass das Wunder geschehen ist?

....

....

....

....

....

Wo wachst du / wachen Sie auf?

....

....

....

....

....

....

Welcher Person begegnest du / begegnen Sie zuerst?

....

....

....

....

....

....

Wunderfrage

Was hörst, siehst, schmeckst, fühlst und riechst du? / Was hören, sehen, schmecken, fühlen und riechen Sie?

....

....

....

....

....

Wie bist du selbst? / Wie sind Sie selbst? Gibt es Veränderungen?

....

....

....

....

....

Was ist noch anders?

....

....

....

....

....

....

Wunderfrage

Und was noch?

....

....

....

....

Für Eltern

Haben Sie noch den gleichen Beruf oder üben Sie noch die gleiche Tätigkeit aus?

....

....

....

....

....

....

Drei Schritte in Richtung wertebasierter Ziele

Altersbereich: ab 12 Jahren
Thema: Engagiertes Handeln
Dauer: 30 Minuten

Durchführung
Nachdem mit den Jugendlichen gemeinsam Werte erarbeitet wurden (z. B. mithilfe der Wertekarten), können mit diesem Arbeitsblatt konkrete Handlungsziele im Sinne von engagiertem Handeln vereinbart werden.

Lerneffekte und Gesprächsthemen
In dieser Übung geht es darum, an den eigenen Werten orientierte, möglichst konkrete Handlungsziele zu formulieren, sodass diese zeitnah umgesetzt werden können. Dieses Arbeitsblatt bietet außerdem die Möglichkeit, das Thema der hilfreichen Zielformulierung zu vertiefen.

Drei Schritte in Richtung wertebasierter Ziele

Wähle einen Lebensbereich aus, in dem du an Veränderungen arbeiten möchtest:

....

Welche Werte sind für diesen Lebensbereich besonders wichtig für dich?

....

....

Lege Ziele fest, die …
- konkret sind,
- sich an deinen Werten orientieren,
- realistisch sind und
- in einer bestimmten Zeit erreicht werden können.

Ein unmittelbar erreichbares Ziel, ein »kleines«, einfaches und leichtes Ziel, das ich in den nächsten vierundzwanzig Stunden erreichen kann:

....

....

....

Kurzfristige Ziele. Ziele, die ich den nächsten Tagen und Wochen erreichen kann:

....

....

Mittelfristige Ziele. Ziele, die ich in den nächsten Wochen und Monaten erreichen kann:

....

....

Langfristige Ziele. Ziele die ich in den nächsten Monaten und Jahren erreichen kann:

....

....

Meine drei Zonen

Altersbereich: ab 8 Jahren
Thema: Engagiertes Handeln
Dauer: 30 Minuten

Durchführung

»Wir Menschen vermeiden es, immer wieder unsere Komfortzone zu verlassen.
Unsere Komfortzone zeichnet sich dadurch aus, dass wir wenig neues Verhalten zeigen und uns sicher fühlen.
Wenn wir beschließen, die Komfortzone zu verlassen, landen wir immer mal wieder in unserer Überforderungszone, vielleicht weil wir uns zu große Ziele für den ersten Schritt gesetzt haben. Die Überforderungszone zeichnet sich dadurch aus, dass wir neues Verhalten zeigen, welches eine zu große Herausforderung für uns darstellt, sodass wir gestresst reagieren und uns überfordert fühlen.
Die Selbstfürsorgezone zeichnet sich dadurch aus, dass wir neues Verhalten zeigen, das für uns zwar aufregend und neu ist und uns auch deutlich fordert, aber welches wir noch handhaben können. Wir sind aufgeregt, ohne dass uns dieses Gefühl überflutet.«

Lerneffekte und Gesprächsthemen

Um für uns machbare, nachhaltige Veränderungen zu erreichen, ist es wichtig, aus unserer Komfortzone herauszutreten, ohne dabei die Grenze zur Überforderungszone zu überqueren. In dieser Übung geht es besonders darum, die Selbstwahrnehmung für eigenes Vermeidungsverhalten und auch eigene persönliche Grenzen zu fördern, um dann umsetzbare Handlungsziele zu formulieren und umzusetzen.

Meine drei Zonen

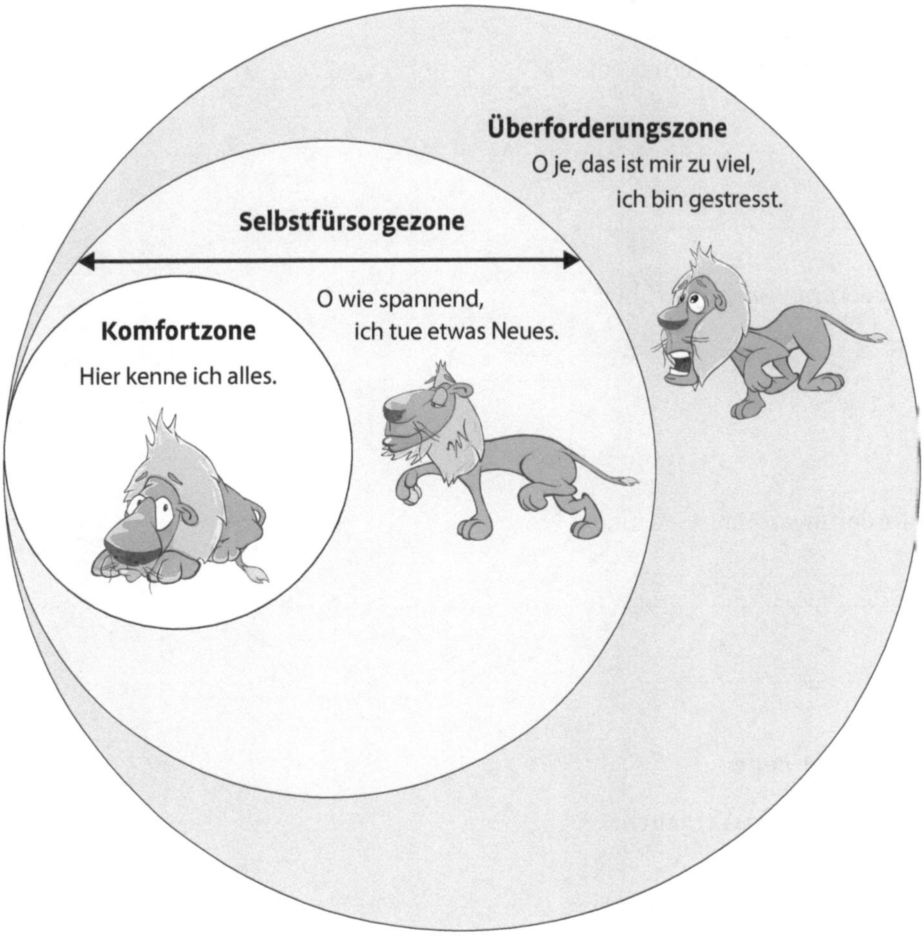

Meine Komfortzone

Mein Komfortzonen-Verhalten:

....

....

Meine Komfortzonen-Gefühle:

....

....

Meine Komfortzonen-Gedanken:

....

....

Meine drei Zonen

Meine Überforderungszone

Mein Überforderungszonen-Verhalten:

....

....

Meine Überforderungszonen-Gefühle:

....

....

Meine Überforderungszonen-Gedanken:

....

....

Meine Selbstfürsorge-Zone

Mein Selbstfürsorgezonen-Verhalten:

....

....

Meine Selbstfürsorgezonen-Gefühle:

....

....

Meine Selbstfürsorgezonen-Gedanken:

....

....

Engagiertes Handeln zwischen den Sitzungen

Altersbereich: ab 12 Jahren
Themen: Engagiertes Handeln, Kontextsensitivität
Dauer und Ort: zu Hause, Dauer je nach Aufgabenstellung
Materialien: Für Notizen zwischen den Sitzungen können die Jugendlichen das Arbeitsblatt nutzen oder Sie können ihnen ein kleines Notizheft aushändigen. Vielleicht möchten die Jugendlichen sich auch selbst ein schönes Notizheft besorgen.

Durchführung

Der wesentliche Teil von engagiertem Handeln passiert in der Zeit zwischen den Sitzungen. Hierzu ist es wichtig, immer wieder Aufgaben wie z. B. Übungen, Beobachtungsaufgaben, Experimente für die Zeit zwischen den Sitzungen zu vereinbaren. So kann z. B. vereinbart werden, ein erarbeitetes neues Verhalten im Sinne von engagiertem Handeln mindestens einmal im Laufe der Woche oder auch mindestens einmal täglich anzuwenden. Hierzu kann dann die folgende Vereinbarung getroffen werden:

- Der oder die Jugendliche schafft es, das vereinbarte Verhalten zu zeigen, und notiert sich Ort, Zeit und das eigene begleitende Erleben.
- Der oder die Jugendliche schafft es nicht, das vereinbarte Verhalten zu zeigen und notiert sich die Gedanken und Gefühle, welche er oder sie als Hindernisse wahrgenommen hat, um diese in der nächsten Sitzung gemeinsam mit dem oder der Therapierenden zu besprechen.

Tipp

Es nicht hilfreich, solche Aufgaben für die Zeit zwischen den Sitzungen als Hausaufgaben zu bezeichnen, da viele Kinder und Jugendliche damit schulisches Lernen verbinden und dies bei manchen deutlich negativ belegt ist.

Lerneffekte und Gesprächsthemen

Im Wesentlichen geht es darum, Gelegenheiten zu schaffen, bei denen die Jugendlichen ihr Zielverhalten anwenden und damit in Kontakt zu Verstärkern treten können. Das damit verbundene Erleben wird dann in der nächsten Sitzung evaluiert. Außerdem wird so eine Situation kreiert, in der kein »Oh je, ich habe meine Aufgaben nicht erledigt« entsteht. Falls es den Jugendlichen nicht gelingt, die vereinbarte Aufgabe auszuführen, bringen sie auf jeden Fall Material im Sinne von Selbstwahrnehmung mit, an welchem weiter gearbeitet werden kann.

Wichtig

Um die Kinder und Jugendlichen immer wieder in den Kontakt mit Konsequenzen von Verhalten zu bringen und so die Nützlichkeit des Verhaltens zu evaluieren, ist es wichtig, die vergebenen Hausaufgaben regelmäßig nach zu besprechen.

Engagiertes Handeln zwischen den Sitzungen

Ich nehme mir vor, Folgendes bis zur nächsten Sitzung mindestens .... mal täglich / wöchentlich zu tun: ....

	Ich habe es getan!	Ich habe es nicht getan. Folgende Gedanken und Gefühle haben mich abgehalten:
Montag	☐	....
Dienstag	☐	....
Mittwoch	☐	....
Donnerstag	☐	....
Freitag	☐	....
Samstag	☐	....
Sonntag	☐	....

AB 64 • T

Versuchen ist nicht Tun

Altersbereich: ab 12 Jahren
Thema: Engagiertes Handeln
Dauer: 5 Minuten
Materialien: ein etwas schwererer Gegenstand

Durchführung

Diese Übung passt besonders gut, wenn mit den Patient*innen ein Zielverhalten, wie z. B. sich in der Zeit bis zum nächsten Therapietermin in der Schule täglich mehrmals zu melden, für die Zeit zwischen den Therapieterminen im Sinne einer Hausaufgabe vereinbart wird.

- Oft sagen die Jugendlichen dann: »Okay, ich werde versuchen, das zu tun.«
- Der oder die Jugendliche wird nun gefragt, ob er oder sie zu einem kleinen Experiment bereit ist.
- Dann wird ein Gegenstand vor den oder die Jugendliche*n gestellt und dabei wird gesagt: »Versuche doch bitte mal, diesen Gegenstand anzuheben!«
- Wenn die Jugendlichen beginnen, den Gegenstand anzuheben, sagt der oder die Therapierende: »Nein, das ist nicht Versuchen, das ist Tun. Bitte nur Versuchen.«

Lerneffekte und Gesprächsthemen

In der Übung geht darum, erfahrungsbezogen zu vermitteln, dass Versuchen keine Handlung ist, sondern ein Gedanke, der nicht immer durchgeführt wird.

AB 65 • T

Das Einverständnis

Altersbereich: ab 12 Jahren
Themen: Engagiertes Handeln, Kontextsensitivität, funktionale Kohärenz
Dauer: in jeder Therapiesitzung, wenige Minuten

Durchführung

Hier geht es darum, das im Therapieraum gezeigte Verhalten der Jugendlichen konstant in seiner Funktionalität zu beachten und hilfreich zu verstärken. Wenn gemeinsam mit dem oder der Jugendlichen konkrete Handlungsziele vereinbart worden sind, kann die folgende Vereinbarung sehr hilfreich sein:

- Ist es okay für dich, wenn ich dir mitteile, sobald ich … [*hier das jeweilige Zielverhalten benennen*] bei dir wahrnehme?
- Ist es okay für dich, wenn ich dir mitteile, sobald ich … [*hier das jeweilige Problemverhalten benennen*] bei dir wahrnehme?
- Kannst du dir vorstellen, selbst darauf zu achten, wann du … [*hier das jeweilige Zielverhalten benennen*] bei unseren Terminen zeigst, und dann dieses zu benennen?
- Kannst du dir vorstellen, selbst darauf zu achten, wann du … [*hier das jeweilige Problemverhalten benennen*] bei unseren Terminen zeigst, und dann dieses zu benennen?

Tipp

Sie können mit den Jugendlichen auch ein Zeichen vereinbaren.

Lerneffekte und Gesprächsthemen

Wir alle befinden uns in einem konstanten Strom von Verhalten. Diese Übung ermöglicht zum einem den Therapierenden, das Zielverhalten der Jugendlichen unmittelbar zu verstärken und damit die Wahrscheinlichkeit für weiteres Auftreten zu erhöhen. Zum anderen kann so gemeinsam überlegt werden, ob sich das jeweilige Verhalten in dieser Situation als hilfreich erweist. Zudem kann diese Übung die Kontextsensitivität der Jugendlichen fördern.

Wichtig

Diese Übung setzt ein gewisses Maß an Vertrauen voraus.

Mindestens-zwei-Wege

Altersbereich: ab 6 Jahren
Thema: alternative Lösungswege
Dauer: eine oder mehrere Therapiestunden

Die Intervention der »Mindestens-zwei-Wege« ist eine effektive und einfache Methode der Beratung, der Klärung sowie der Konfliktlösung. Darüber hinaus ist sie in der Therapie anwendbar und führt letztendlich zu einem flexiblen und engagierten Handeln. Der Einsatz dieser Methode ist sowohl in der Einzel- als auch in der Systemberatung möglich. Ziel dieser Intervention ist, eine stetige Wahlfreiheit zu ermöglichen.
Entscheidungsfindung, Eigenverantwortlichkeit und flexibles Handeln werden durch die Darstellung einer wirklichen Wahlfreiheit an Lösungswegen gefördert. Durch die Intervention wird den Patient*innen Perspektivwechsel näher gebracht. Die Intervention läuft in drei Phasen ab.
Zunächst muss die Intervention gut vorbereitet werden. In der ersten Phase steht die Wahrnehmung mit allen Sinnen im Mittelpunkt. Sie dient dazu, so viele Informationen wie möglich, aber so wenig wie nötig für die folgende Phase der alternativen Lösungswege zu sammeln. Die Intervention wird durch die Phase der Entscheidung abgeschlossen. Die gesamte Intervention kann innerhalb einer Sitzung oder über mehrere aufeinanderfolgenden Termine erfolgen.

Wichtig

Die Phase der alternativen Lösungswege sollte nur folgen, wenn ein gelungener Beziehungsaufbau vollzogen wurde und eine Ressourcenorientierung sowie eine Problemaktualisierung stattgefunden haben. Geübte Therapierende werden unmittelbar bemerken, wenn sie die / den Patient*in nicht erreicht haben und diese*r nicht in die Empfindung des eigenen Erlebens eingetreten ist. Die beiden wichtigen Phasen – Phase der alternativen Lösungswege und Phase der Entscheidung – können jetzt nicht gelingen und sollten wegen des zu verlierenden Effekts gar nicht erst begonnen werden.

Die Lösung dafür ist, das Tempo herauszunehmen und die Phase der Vorbereitung noch einmal intensiver zu durchlaufen oder es muss entschieden werden, dass der / die Patient*in nicht empfänglich für diese Art der Intervention ist.

Mindestens-zwei-Wege

(1) Phase der Vorbereitung

In einem interaktiven Austausch zwischen Patient*in und Therapeut*in kommt es zu einer lösungsorientierten Informationssammlung über die zu klärende Situation. Der / Die Therapeut*in nimmt jederzeit eine respektvolle Haltung an. Die Atmosphäre ist angemessen und fördert den Beziehungsaufbau und -erhalt. Das Setting ist gestaltet als Ausdruck einer gleichberechtigten und respektvollen Verbindung. Der / Die Patient*in erhält den Raum, ihre Ansichten ausführlich darzustellen. Er / Sie bekommt eine Lastanerkennung und Verständnis für seine / ihre aktuelle Lebenssituation. Es ist die Aufgabe der Therapierenden, das Problem genau wahrzunehmen und eine eindeutige Problemdefinition gemeinsam mit der / dem Patient*in zu erreichen. Die / Der Therapeut*in sollte bestehende Konfliktmuster identifizieren und der / der Patient*in diese erkennbar machen. Bisherige Lösungsversuche des / der Klient*in oder anderer Systemmitglieder und Erklärungen für das Auftreten des Problems bzw. der Probleme sind wichtig, um erfolgreiche Lösungsversuche zu erkennen und Bewertungsmuster zu benennen. In der wechselseitigen Gesprächssituation werden andere Perspektiven vermittelt und die Perspektiven anderer Systemmitglieder vorgestellt. Bei einem Ausblick in die Zukunft werden die tatsächlichen Ziele abgestimmt, dabei finden persönliche Wünsche der Patient*innen besondere Beachtung. Kleine Schritte sind der Beginn zu größeren. Die Kompetenzen der Patient*innen müssen hervorgehoben werden. Nur durch das Vertrauen in die eigenen Fähigkeiten und Stärken wird der eigenständige Blick für etwas Neues geöffnet. Störende Emotionen behindern die Öffnung für neue Lösungswege und sollten gemeinsam für die Dauer der Intervention verabschiedet werden. Als ein geeignetes Ritual zur Beendigung der Phase der Vorbereitung hat sich eine ressourcenorientierte Zusammenfassung des bisherigen gemeinsamen Gesprächs durch die Therapeut*in bewährt.

Therapeut*in ↔ Patient*in

Übersicht

Phase der Vorbereitung

- ausführliche Darstellung des Standpunktes
- Lastanerkennung
- Problemwahrnehmung und -definition
- Konfliktmuster identifizieren
- Blickwinkel Vergangenheit
- Erklärungsversuche
- bisherige Lösungsversuche
- die anderen Perspektiven und die Perspektiven anderer
- Blickwinkel Zukunft, Ziele und Wünsche
- Kompetenzen der Patient*innen hervorheben
- Abbau emotionsgeladener Stimmung
- Zusammenfassung

Mindestens-zwei-Wege

(2) Phase der alternativen Lösungswege

Die Zusammenfassung in der Phase der Vorbereitung dient nicht nur zum Abschluss von dieser Phase, sondern auch als Einleitung für die nächste und wird somit als ein fließender Übergang praktiziert. Die / Der Patient*in ist in ihrer besprochenen Lebenswelt und in der Beziehung zu dem / der Therapierenden angekommen. Sie / Er hat Vertrauen zu eigenen Stärken und es ist eine tragfähige therapeutische Beziehung entstanden. Nun übernimmt überwiegend die / der Therapeut*in die Lenkung des Gesprächs und ist dabei verantwortlich für den gelungenen interaktiven Prozess. Die Therapeut*innen sind in einer für den Prozess vorteilhaften Position, sie sind erfahren in derartigen Situationen. Durch ihre persönlichen und beruflichen Kompetenzen sind sie jederzeit in der Lage, die günstige Position des Außenstehenden zu halten.

In einem bildhaften, interaktiven Aufzeigen stellt der / die Therapeut*in nachvollziehbar mindestens zwei Lösungswege dar, ohne dabei eine persönliche Bewertung abzugeben. Es sollte mit dem vermeintlichen Weg »Wenn alles so bleibt wie bisher« begonnen werden. Die Patient*innen können in diesem Teil der Übung feststellen, ob die Therapierenden sie auch wirklich verstanden haben und ob eine inhaltliche Übereinstimmung zwischen ihnen besteht.

In dem gegenübergestellten Lösungsweg haben die in der Phase der Vorbereitung erarbeiteten, genauen Ziele der Patient*innen eine elementare Bedeutung. Denn dieser Aspekt fördert wesentlich deren Eigenmotivation, selbst etwas zu verändern. Falls es aber der Konstellation und der Lösung des beschriebenen Problems förderlich ist, sollten unvermeidlich Lösungsideen von Systempartner*innen oder den Therapierenden einfließen.

Die Anzahl der alternativen Lösungswege ist nicht begrenzt, aber es ist zu beachten, dass oftmals weniger mehr ist. Die Anzahl sowie die Ausführung sollten nicht zu einer Verwirrung bzw. Überforderung der Patient*innen führen, sondern ihnen zu mehr Klarheit verhelfen.

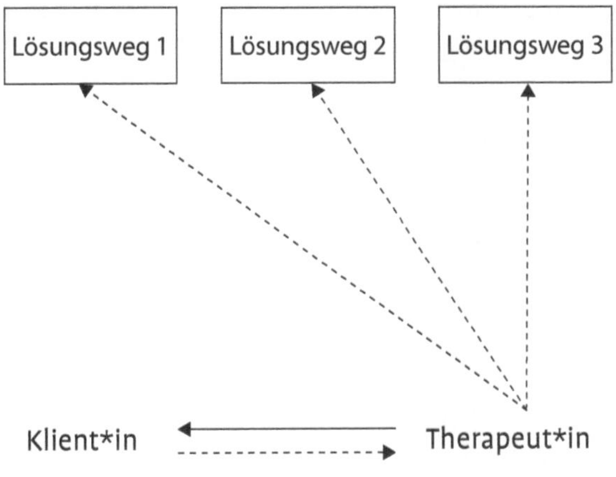

Ausführliche Kommunikation zwischen Therapeut*in und Klient*in

Die Darstellung der Lösungswege mit allen möglichen persönlichen Reaktionen der Patient*innen und beteiligter Systempartner*innen ist ausführlich, aber einfach. Alle notwendigen Voraussetzungen und Bedingungen sowie positive und aversive Konsequenzen, die die Patient*innen oder beteiligte Systempartner*innen möglicherweise zu erwarten haben, werden lebhaft, verständlich und detailliert beschrieben. Die Patient*innen sollen in ein erlebtes Gefühl der Wahlfreiheit mitgenommen und in einem ergänzenden Perspektivwechsel begleitet werden. Die Therapierenden müssen sich vergewissern,

Mindestens-zwei-Wege

dass sie von den Patient*innen verstanden worden sind und dass ihre Ausführungen eindeutig waren. Sie müssen sich sicher sein, dass die Betroffenen bereit sind, den nächsten Schritt zu gehen. Die Abklärung der Bereitschaft ist als Ritual des fließenden Übergangs in die Phase der Entscheidung zu sehen.

Übersicht

Phase der alternativen Lösungswege
In einer ausführlichen Kommunikation zwischen Patient*in und Therapeut*in werden mehrere Lösungswege aufgezeigt.

- Es bleibt wie bisher!
  - die von der / dem Patient*in gegenwärtig praktizierte Lösung
- mindestens eine alternative Lösung
  - Ziele und Wünsche der / des Patient*in
- alternativer Lösungsweg
  - Lösungsideen von Systempartner*innen werden berücksichtigt

(3) Phase der Entscheidung
Hier wirklich angekommen, sind die Patient*innen bereit, ihre Möglichkeiten wahrzunehmen. In dieser besonderen Atmosphäre sind ihnen verschiedene Alternativen (mindestens zwei) bewusst: Sie haben erfahren, dass sie die Lösung ihrer Probleme selbst beeinflussen können. Sie haben die Wahl, ihren bisherigen Weg bewusst fortzusetzen oder einen neuen Lösungsweg zu erproben. Es liegt in ihrer Verantwortung und ist ihre Entscheidung. Durch das wertfreie Aufzeigen sind den Patient*innen mindestens zwei Lösungswege mit allen möglichen Konsequenzen und Reaktionen gegenwärtig, mit dem großen Vorteil, dass sie diese noch nicht real zu erleben brauchen, sie zunächst nur in ihrer Vorstellung existieren.

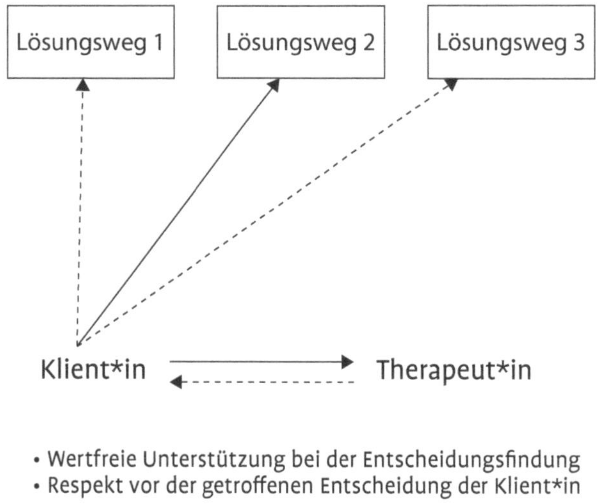

Die Therapierenden unterstützen wertfrei dabei, eine bewusste Entscheidung für einen der bildhaft vorgestellten Lösungswege zu treffen.

Mindestens-zwei-Wege

Ist die Entscheidung gefallen, werden die Patient*innen für ihren Mut gelobt und ermuntert, den Weg, für den sie sich entschieden haben, auch wirklich zu gehen. Flexibles und engagiertes Handeln kann entstehen.

Übersicht

Phase der Entscheidung

Die Patient*innen erfahren eine wertfreie Unterstützung bei der Entscheidungsfindung und werden gestärkt für ihre getroffenen Entscheidung.

- Möglichkeiten und Einfluss wahrnehmen
- Eigenverantwortlichkeit fördern
- Entscheidung

Zielerreichungsskala

Altersbereich: ab 8 Jahren
Thema: Engagiertes Handeln
Dauer: 10 Minuten

Ziele sollten …
- positiv formuliert sein.
- konkret formuliert sein.
- erreichbar sein.
- zeitlich eingegrenzt sein.
- an den eigenen Werten orientiert sein.

Lerneffekte und Gesprächsthemen
Es ist hilfreich, die zu Beginn der Therapie erarbeiteten Ziele in eine Zielerreichungsskala einzutragen, um die Kinder bzw. Jugendlichen immer wieder den aktuellen Stand einschätzen zu lassen.

Wichtig

Wenn eine Therapie zu stagnieren scheint, kann eine Einschätzung der Zielerreichung wertvolle Hinweise geben.

Zielerreichungsskala

Bitte trage hier deine mit deiner Therapeutin / deinem Therapeuten erarbeiteten Ziele ein. Deine Therapeutin oder dein Therapeut kann dir bei der genauen Formulierung deiner Ziele helfen. Du kannst dieses Arbeitsblatt verwenden, um mit deiner Therapeutin / deinem Therapeuten regelmäßig zu überprüfen, ob ihr euch mit eurer Zusammenarbeit in Richtung deiner Ziele bewegt. Nutze dafür die Einschätzung von 0–4.

Name: .... Datum: ....

0 Ich bin immer noch am Ausgangspunkt.
1 Ich habe ein Viertel des Weges zum Ziel erreicht.
2 Ich habe die Hälfte des Weges zum Ziel erreicht.
3 Ich habe drei Viertel des Weges erreicht.
4 Ich habe das Ziel erreicht.

	0	1	2	3	4
Ziel 1	☐	☐	☐	☐	☐
Ziel 2	☐	☐	☐	☐	☐
Ziel 3	☐	☐	☐	☐	☐
Ziel 4	☐	☐	☐	☐	☐
Ziel 5	☐	☐	☐	☐	☐

Arbeitskarten ACT-Kernpunkte – Selbstvertrauen

Lebensveränderungsliste

Wenn ich echtes Selbstvertrauen entwickelt habe, werde ich mich folgendermaßen behandeln:

....

....

....

....

....

Lebensveränderungsliste

Wenn ich echtes Selbstvertrauen entwickelt habe, werde ich folgende persönliche Qualitäten und Charakterstärken entwickeln und anderen demonstrieren:

....

....

....

....

....

Lebensveränderungsliste

Wenn ich echtes Selbstvertrauen entwickelt habe, werde ich mich in engen Beziehungen mit Freunden und Angehörigen folgendermaßen anders verhalten:

....

....

....

....

....

Lebensveränderungsliste

Wenn ich echtes Selbstvertrauen entwickelt habe, werde ich mich in Beziehungen, die mit Arbeit, Bildung, Sport oder Freizeit zu tun haben, folgendermaßen anders verhalten:

....

....

....

....

....

Arbeitskarten ACT-Kernpunkte – Selbstvertrauen

Lebensveränderungsliste

Wenn ich echtes Selbstvertrauen entwickelt habe, werde ich für folgende wichtige Dinge »stehen«:

Lebensveränderungsliste

Wenn ich echtes Selbstvertrauen entwickelt habe, werde ich mit folgenden Aktivitäten beginnen beziehungsweise sie stärker ausüben:

Lebensveränderungsliste

Wenn ich echtes Selbstvertrauen entwickelt habe, werde ich auf folgende Ziele hinarbeiten:

Lebensveränderungsliste

Wenn ich echtes Selbstvertrauen entwickelt habe, werde ich folgende Handlungen vornehmen bzw. Maßnahmen ergreifen, um mein Leben zu verbessern:

Arbeitskarten ACT-Kernpunkte – Selbstvertrauen

Zehn Regeln, um das Spiel des Selbstvertrauens zu gewinnen

(1) Die Handlungen des Selbstvertrauens kommen zuerst, die Gefühle des Selbstvertrauens kommen später.

(2) Echtes Selbstvertrauen ist nicht die Abwesenheit von Angst, es ist eine veränderte Beziehung zur Angst.

(3) »Negative« Gedanken sind normal. Kämpfe nicht gegen sie an, löse dich von ihnen.

(4) Selbstakzeptanz übertrumpft das Selbstwertgefühl.

(5) Halte locker an deinen Werten fest, aber verfolge sie energisch.

(6) Wahrer Erfolg heißt, nach seinen Werten leben.

(7) Befasse dich nicht ständig mit dem Ergebnis, begeistere dich für den Prozess.

(8) Bekämpfe nicht deine Angst; lasse sie zu, freunde dich mit ihr an und kanalisiere sie.

(9) Regel: Scheitern schmerzt – aber wenn wir bereit sind, zu lernen, ist es ein wunderbarer Lehrmeister.

(10) Der Schlüssel für Erfolg ist das vollständige Sich-Einlassen auf die Aufgabe.

Fünf Gründe für fehlendes Selbstvertrauen – Wichtige Fragen!

Was trifft auf dich zu:

(1) Übersteigerte Erwartungen

Neigst du zu Perfektionismus? Musst du immer der / die Beste sein? Gibst du dich auch mit weniger zufrieden?

☐ Ja ☐ Nein

(2) Harte Selbstbeurteilung

Stelle erst einmal fest, ob du einen normalen menschlichen Verstand hast! Bekämpft dich manchmal dein eigener Verstand? Erzählt er dir, du hättet nicht das Zeug zu etwas oder du seist nicht gut in dem, was du tust? Sagt er, du seist unsympathisch, unzulänglich oder inkompetent? Behauptet er, du würdest jetzt jeden Moment alles vermasseln?

☐ Ja ☐ Nein

Wenn du nur eine dieser Fragen mit Ja beantworten kannst, hast du einen ganz normalen menschlichen Verstand!
Es ist seine Aufgabe, dieses zu tun!

Arbeitskarten ACT-Kernpunkte – Selbstvertrauen

(3) Gedankliches Kreisen um Angst

Wir haben alle unsere persönlichen Ängste. Welche hast du?

....

Denke an den Kreis des Selbstvertrauens: Übe deine Fertigkeiten, wende diese effektiv an, bewerte die Ergebnisse und nehme nach Bedarf Modifikationen vor.

....

(4) Mangel an Erfahrung

Wenn wir mit etwas wenig oder gar keine Erfahrung haben, können wir nicht erwarten, uns dabei sicher zu fühlen und es voller Selbstvertrauen zu tun.
Hast du Erfahrung? ☐ Ja ☐ Nein

In welchen Bereichen? ....

(5) Mangel an Fertigkeiten
Neue Fertigkeiten zu erlernen ist ein menschlicher Prozess.
Was möchtest du noch lernen?

....

Bleibe flexibel, mit dem was du tust!

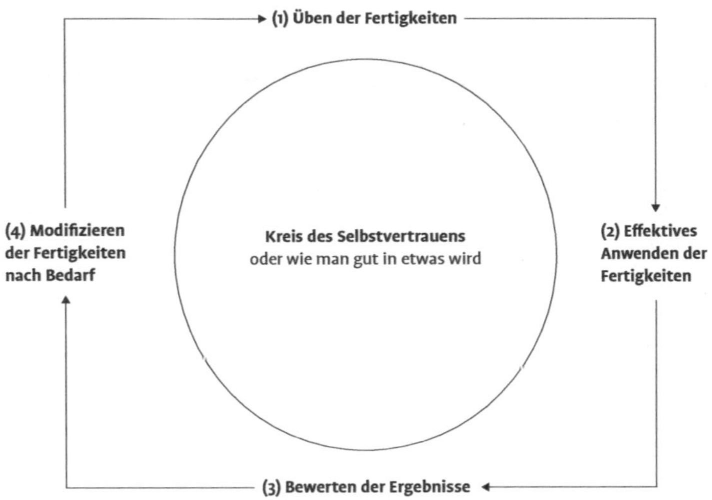

Der Lebensweg

Altersbereich: ab 12 Jahren
Themen: Engagiertes Handeln, funktionale Kohärenz, Kontexsensitivität
Dauer: 50 Minuten

Durchführung
Mit den Jugendlichen wird Schritt für Schritt das Arbeitsblatt durchgegangen.
Einfacher ist es, das Arbeitsblatt durchzuführen, wenn zuvor bereits mit den Jugendlichen zu den Themen »Werte« (z. B. AB 51 »Wertekarten«) und »Kosten von Erlebensvermeidung« (z. B. AB 19 »Monster auf dem Boot«) gearbeitet wurde. Auch eine vorherige Durchführung der Matrix (AB 106 »Fallkonzept Matrix«) kann hilfreich sein.

Lerneffekte und Gesprächsthemen

Die Übung ermöglicht es, mit den Jugendlichen schrittweise konkretes Verhalten im Sinne von Engagiertem Handeln zu erarbeiten und dabei die Funktionalität von eigenem Verhalten zu erkunden. Es wird geübt, kurzfristige und langfristige Konsequenzen von eigenem Verhalten zu beachten (Förderung von Tracking). Außerdem wird die Achtsamkeit auf innere Hinweisreize trainiert (Kontextsensitivität). Zudem werden die Jugendlichen angeleitet, eigenen Ressourcen und inneren Hindernissen Beachtung zu schenken.

Der Lebensweg

Der Lebensweg

Kontrolle ←→ Bedeutung

Was möchtest du kontrollieren, vermeiden oder loswerden?	Was für eine Art von Leben würdest du wählen, wenn du wählen könntest?
....	....
....	....
....	....
....	....

Was tust du, wenn du dich in Richtung mehr Kontrolle verhältst (Wegbewegungen)?	Was tust du, wenn du dich in Richtung mehr Bedeutung verhältst (Hinbewegungen)?
....	....
....	....
....	....
....	....

(1) Wo bist du auf deinem Lebenspfad? Mache ein Kreuz. Nimm wahr, ob du näher bei der Kontrolle oder bei der Bedeutung bist.
(2) Was sind die Kosten und der Nutzen, wenn du in Richtung Kontrolle gehst und dich für Wegbewegungen engagierst?

Nutzen	**Kosten**
....	....
....	....
....	....
....	....

Der Lebensweg

(3) Welches Verhalten würde zeigen, dass du dich in Richtung Bedeutung bewegst?

....

....

....

(4) Welche kleinen Schritte wären für dich
- in der nächsten Woche umsetzbar,
- innerhalb deiner Selbstfürsorge-Zone
- und würden dich näher in Richtung Bedeutung bringen?

....

....

....

(5) Wer oder was hilft dir, dich in Richtung von mehr Leben im Sinne deiner Werte zu bewegen?

....

....

....

(6) Wenn du bemerkst, dass du dich für Wegbewegungen engagierst, d. h., wenn du dich mehr in Richtung Kontrolle bewegst, wie kannst du in Richtung Bedeutung umkehren? Vielleicht, indem du deinen Atem spürst oder dich an deine Werte erinnerst?

....

....

....

Überlege ehrlich und behutsam: Wie wahrscheinlich ist es, dass du diese kleinen Schritte umsetzen wirst? Wenn die Wahrscheinlichkeit kleiner als 80 Prozent ist, versuche, einen kleineren Schritt zu finden, der sich jetzt gerade für dich umsetzbar anfühlt.

Faust

Altersbereich: ab 6 Jahren
Themen: Engagiertes Handeln, Zusammenarbeit, Kontrolle haben, Aufmerksamkeit, Akzeptanz
Dauer: 25 Minuten im Einzelsetting, 45 Minuten im Gruppensetting

Durchführung

Die Teilnehmenden werden in zwei Teams aufgeteilt.

»Stellt euch eurem Partner oder Partnerin gegenüber – das kann auch euer Therapeut bzw. eure Therapeutin sein. Ihr beide seid ganz locker und bequem in eurer Haltung. Einer von euch macht nun mit der rechten Hand (kann natürlich auch die linke sein) eine Faust und präsentiert diese seiner / seinem Übungspartner*in.
Nun ist die Person ohne Faust aufgefordert bei ihrer / ihrem Übungspartner*in mit geschlossener Faust, interaktiv dafür zu sorgen, dass diese / dieser die Faust öffnet. Viel Erfolg!«
Nach maximal vier Minuten wird der erste Durchlauf beendet und die Rollen werden gewechselt. Nach wiederum vier Minuten ist dieser Teil der Übung abgeschlossen. Dann werden die Fragen zur Auswertung gestellt.

Lerneffekte und Gesprächsthemen

Ohne eine Zusammenarbeit wird sich nichts ändern und man sollte nicht seine Zeit vergeuden.
Wichtig ist es, sich einzulassen, um neue Erfahrungen zu machen, eigene Gefühle zu akzeptieren und mutig Neues zuzulassen.

Wichtig

Es ist eine Übung ohne Körperkontakt und ohne körperliche Gewalt! Bitte dies allen Teilnehmenden vorher ausdrücklich sagen!

Faust

Wie war es? Welche Empfindungen kamen auf und was ist passiert?

....

....

Und noch?

....

....

Hat es ein Übungspartner / eine Übungspartnerin geschafft, dass der / die andere seine / ihre Faust öffnete?

....

....

Wenn ja, wie hat es ein Übungspartner / eine Übungspartnerin geschafft, wenn überhaupt, dass der / die andere die Faust öffnete?

....

....

Und noch?

....

....

Welche ihrer Tricks, Überredungskünste oder sogar Befehle hat die andere Person bewogen, ihre Faust zu öffnen?

....

....

Faust

Hat sie bestochen oder waren sonstige Verführungen erfolgreich?

Wer hat bestimmt?

Wer hatte die Kontrolle?

Geistiges Karate

Altersbereich: ab 6 Jahren
Thema: Engagiertes Handeln
Dauer: 50 Minuten

Durchführung

Die Grundregeln des geistigen Karate sind ganz einfach. Bis du sie allerdings bei komplizierten Aufgaben anwenden kannst, brauchst du ein langes Training. Für die Lösung von eigenen Problemen kann es sehr hilfreich sein, strukturiert vorzugehen und sich eigene Regeln zu geben.

(1) Konzentrierte Wahrnehmung

Bei der konzentrierten Wahrnehmung geht es darum, sich auf alle Sinne zu konzentrieren.
- Was hörst du?
- Was siehst du?
- Was denkst du?
- Was riechst du?
- Was schmeckst du?
- Was fühlst du?

(2) Orientierung und Ziele

Auswertung der Empfindungen
- Was soll ich tun?
- Worum geht es?

(3) Problem identifizieren

Hier geht es darum, das wirkliche Problem herausfinden! Beschreibe dein Problem. Nehme die Schritte 1 und 2 dazu zur Hilfe.

(4) Zustand meines Problems
- Was macht das Problem zu einem Problem von dir?
- Warum ist es ein Problem für dich?

(5) Drei Lösungen

Beschreibe drei Lösungen für dein Problem.
- Welche Unterstützungen kann ich gebrauchen?
- Was kann mir bei der Aufgabe helfen? Welche Hilfsmittel stehen mir zur Verfügung?

(6) Eine Lösung

Wähle achtsam eine deiner Lösungen!

Geistiges Karate

(7) Strategie und Verteidigung
Strategieplanung:
- In welcher Reihenfolge gehe ich jetzt vor?

Abwehr und Verteidigungstechniken:
- Wie verteidige ich mich gegen Ablenkungen?
- Was mache ich, wenn ich steckenbleibe?
- Was hilft mir, wenn ich nicht mehr weiterkomme?

(8) Lösung umsetzen
Aktion startklar – Umsetzung der Lösungsstrategie!

(9) Einschätzungen
- Finde heraus, was funktioniert hat!
- Falls es nicht funktioniert hat, du hast ja drei Lösungen beschrieben, also gehe zu Punkt 5 zurück und teste die zweite von dir ausgewählte Lösung.

Geistiges Karate

(1) Konzentrierte Wahrnehmung – volle Konzentration auf deine Sinne

- Was höre ich? ....
- Was sehe ich? ....
- Was denke ich? ....
- Was rieche ich? ....
- Was schmecke ich? ....
- Was fühle ich? ....

(2) Orientierung und Ziele – Auswertung der Empfindungen

- Was soll ich tun? ....
- Worum geht es? ....

(3) Problem identifizieren – Nehme die Schritte 1 und 2 zur Hilfe

- Finde das wirkliche Problem heraus!
- Beschreibe dein Problem. ....

(4) Zustand meines Problems

- Was macht das Problem zu einem Problem von dir? ....
- Warum ist es ein Problem für dich? ....

(5) Drei Lösungen

Beschreibe drei Lösungen für dein Problem.

(1) ....

(2) ....

(3) ....

Geistiges Karate

Welche Unterstützungen kann ich gebrauchen?

....

....

Was kann mir bei der Aufgabe helfen? Welche Hilfsmittel stehen mir zur Verfügung?

....

....

(6) Eine Lösung

▶ Wähle achtsam eine deiner Lösungen!

▶ Meine erste Lösung: ....

(7) Strategie und Verteidigung

▶ In welcher Reihenfolge gehe ich jetzt vor? ....

▶ Wie verteidige ich mich gegen Ablenkungen? ....

▶ Was mache ich, wenn ich stecken bleibe? ....

▶ Was hilft mir, wenn ich nicht mehr weiterkomme? ....

(8) Lösung umsetzen

Aktion startklar – Umsetzung der Lösungsstrategie!

(9) Einschätzungen

Finde heraus, was funktioniert hat!

▶ Falls es nicht funktioniert hat, hast du ja drei Lösungen beschrieben, also gehe zu Punkt 5 zurück und teste die zweite, von dir ausgewählte Lösung.

> **Wichtig**
>
> Gib nicht auf, du kannst es!

AB 72 • T

Hindernisparcours im Raum

Altersbereich: ab 6 Jahren
Themen: Engagiertes Handeln, Sich-verlassen-Können, Vertrauen, Geschicklichkeit, Unterstützung geben, Perspektivwechsel, Empathie zeigen
Dauer: 45 Minuten
Materialien: Augenklappen oder Augenbinden, Hindernisse im Raum (z. B. Tische und Stühle)

Durchführung

In der Einzelsitzung sind die Therapierenden die Partner*innen der Kinder bzw. Jugendlichen. Die Übung kann auch in einer Gruppe durchgeführt werden.
Stellen Sie Hindernisse im Raum auf bzw. verteilen Sie diese. Seien Sie dabei kreativ mit den vorhandenen Gegenständen. Bitte denken Sie an einen altersentsprechenden Schweregrad. Bei Bedarf können Sie die Jugendlichen bzw. Kinder in Zweierteams aufteilen.
Ein*e Jugendliche*r bzw. alle Mitglieder eines Teams verdecken die Augen mit Augenklappen oder -binden. Die andere Partei stellt die führende Begleitung dar. Die Aufgabe ist, durch den Raum zu gehen und die Hindernisse gemeinsam zu überwinden.
Ein Tausch der Rollen ist möglich!

Lerneffekte und Gesprächsthemen

- Vertrauen aufbauen
- Sinne nutzen, ohne den dominanten visuellen Sinn
- andere Sinne trainieren
- Ängste überwinden
- mit Einschränkungen leben
- Anweisungen geben

Wichtig

Lerneffekte können gut mit Videokonsultationen unterstützt bzw. ergänzt werden.

AB 73 • T

Hindernisparcours in der Natur

Altersbereich: ab 6 Jahren
Themen: Engagiertes Handeln, Training der Sinne, Unsicherheit begegnen, Mut zeigen
Dauer: 45 Minuten im Einzelsetting, 90 Minuten im Gruppensetting
Materialien: ein 30 bis 50 Meter langes Seil, Augenklappen oder -binden, Waldgelände

Durchführung

Die Anleiter*innen bereiten einen Parcours vor. Ein Seil wird so an Bäumen, Sträuchern und Hindernissen befestigt, dass es als Handlauf und Orientierungshilfe für die Teilnehmenden dient.
Am festgelegten Startpunkt werden den Teilnehmenden die Augen verbunden. Anschließend werden sie auf den Parcours geschickt. Bei der Durchführung in einer Gruppe wird ein sinnvoller Abstand beachtet.
Bei dieser Übung sind verschiedene Variationen möglich!

Lerneffekte und Gesprächsthemen

- Vertrauen aufbauen
- andere Sinne trainieren
- Ängste überwinden
- mit Einschränkungen leben
- Erfahrungen in der Natur sammeln
- Sinne schärfen, wenn der dominante Sinn ausfällt
- Eindrücke und Erfahrungen mitteilen
- Thema Ängste

Wichtig

Die Anleitenden müssen einen Parcours auswählen, der viele verschiedene Erfahrungen ermöglicht.

Timeline: Zukunft, Ziele und Ressourcen

Altersbereich: ab 13 Jahren
Themen: Engagiertes Handeln, Ressourcen
Dauer: 50 Minuten

Durchführung

A führt die Übung durch, während B (Therapeut*in) A begleitet und durch Fragen und Vorschläge unterstützt. Eine dritte Person C kann beobachten und für eine szenische Umsetzung als Spielpartner*in zur Verfügung stehen. Die Übung ist auch ohne eine dritte Person durchführbar.

(1) »Bestimme von der Beobachterposition aus auf der Zeitlinie mindestens ein Ziel, von dem du wünschst, dass es zu einem bestimmten zukünftigen Zeitpunkt erreicht sein soll.
(2) Erinnere dich an deine Ressourcen (allgemeine biografische Ressourcen, spezielle biografische Ressourcen, Ressourcen von Lieblingspersonen und Wahlverwandtschaften).
(3) Schreibe jede Ressource auf eine Karte (Ressourcen-Rahmen) oder in einem Symbol zum Punkt der Gegenwart.
(4) Suche die passenden Ressourcen aus, die du für die Umsetzung deines Ziels für wichtig erachtest, und begib dich auf den Punkt deines Ziels. Während du dir dort deine Ressourcen bewusster machst (Übung: Intensivierung von Ressourcen), höre auch die Botschaften, die dir deine geistigen Verwandten mitteilen würden.«

Wenn A mit seinen Ressourcen in Kontakt gekommen ist, versuchen B und C, die Ressourcen für das Ziel durch folgende Fragen zu intensivieren:

- Wie verhältst du dich hier?
- Über welche Fähigkeiten verfügst du?
- Welche Überzeugungen und Wertevorstellungen bilden sich spontan bei dir?
- Welche Persönlichkeitsmerkmale kommen hier zur Geltung?
- Wie nehmen dich wichtige andere Personen in deinem Bezugsfeld wahr, wenn du so bist, und welche Botschaft senden sie dir zu?

Zu diesem Zeitpunkt soll C als direkte*r Gesprächs-/Spielpartner*in beteiligt werden.

(5) »Gegebenenfalls wiederhole dies für weitere Ziele und kombiniere deine Ressourcen (auch solche, die du nicht auf Anhieb kombinierbar findest!) sowie die Botschaften der Wahlverwandten und der Lieblingspersonen in neuer Weise.«

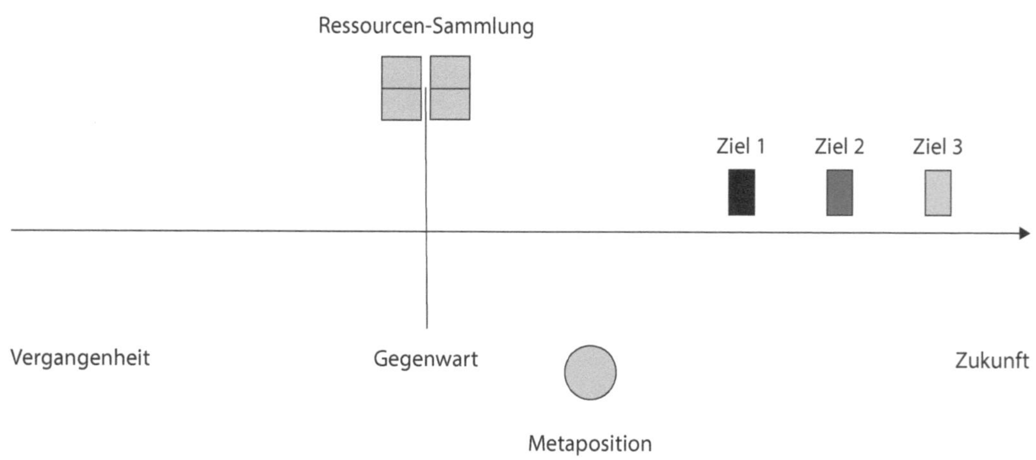

Timeline: Zukunft, Ziele und Ressourcen

Wie verhältst du dich in einer bestimmten Situation?

....

....

....

Über welche Fähigkeiten verfügst du?

....

....

....

Welche Überzeugungen, Wertevorstellungen bilden sich spontan bei dir?

....

....

....

Welche Persönlichkeitsmerkmale kommen hier zur Geltung?

....

....

....

Wie nehmen dich wichtige andere Personen in deinem Bezugsfeld wahr, wenn du so bist, und welche Botschaft senden sie dir zu?

....

....

....

Entschlossenheit

Altersbereich: 15–25 Jahre
Thema: engagiertes Handeln
Dauer: 20 Minuten

Durchführung

Den Teilnehmenden wird ein Arbeitsblatt, mit Anweisung ausgehändigt. Sobald das Arbeitsblatt ausgefüllt wurde, können Sie wie folgt fortfahren:

»Gut! Du hast sechs Dinge gefunden, vielleicht sind es auch nur fünf, vier, oder drei. Das ist völlig in Ordnung.
Jetzt kannst du weitermachen. Lege deine Liste vor dich hin und folge den nächsten Anweisungen. Halte dich bitte an die Reihenfolge! Sei ehrlich und sei genau.

- Überprüfe deine Einträge noch einmal und streiche alles weg, zu dem du nicht wirklich entschlossen bist.
- Schließlich streiche alles weg, was du schon hättest längst tun können. Also die Einträge, die mit einem konkreten Zeitpunkt deiner Gegenwart und Vergangenheit zusammenhängen.

Jetzt stehen nur noch die Dinge da, die ausdrücken, was du gerne tun würdest oder von denen du denkst, es wäre an der Zeit sie zu tun.
Stimmt's?
Leider steht aber nichts dort, zu dem du wirklich entschlossen bist.
Sonst hättest du es sicher schon längst erledigt!
Mache dir Gedanken über deine Entschlossenheit. Entscheiden heißt handeln! Wenn du dir etwas vornimmst und es dann doch nicht tust, war deine Entscheidung zu diesem Zeitpunkt, diese Sache aufzuschieben und nicht zu handeln. Auch wenn du dir neue Fähigkeiten aneignen willst, musst du dazu wirklich entschlossen sein, sonst schiebst du die Veränderung nur auf. Dann ist deine Entscheidung, nicht zu handeln. Mach dir diesen Unterschied klar.
Stehe zu deiner Entscheidung!«

Entschlossenheit

Name: .... Datum: ....

Nutze diese Seite und schreibesechs Dinge auf, die du wirklich entschlossen bist zu tun. Bitte denke hierbei nicht an Dinge wie neue Kleidung zu kaufen oder einen besseren Computer anzuschaffen, sondern an ganz persönliche Dinge, wie aufhören zu rauchen oder besser in Mathe zu werden. Also an Dinge, die deine Fähigkeiten und Leistungen betreffen.

(1) ....

....

....

(2) ....

....

....

(3) ....

....

....

(4) ....

....

....

(5) ....

....

....

(6) ....

....

....

ACT-Gruppentherapie

Umgang mit eigenen Gefühlen, Gedanken, Verhalten und Entwicklung eines wirklichen Selbstvertrauens

Gerade in der Adoleszenz gibt es viele Erwartungen und Herausforderungen für heranwachsende junge Menschen. Nicht nur die Gesellschaft, die Familie, Freunde, Schule, Berufsausbildung etc. stellen Forderungen an sie, auch die Jugendlichen selbst haben für sich Erwartungen und Ideen entwickelt. Die eigene Identität und die Gestaltung der eigenen Zukunft rücken je nach Alter immer mehr in den Mittelpunkt von Zielen und Betrachtungen. In dieser Zeit kann es dadurch leicht zu Verwirrungen oder sogar Störungen bei eigenen Gedanken, Gefühlen und Verhaltensweisen kommen. Hier möchten wir mit einem Gruppenangebot im Rahmen der Akzeptanz- und Commitmenttherapie neue, individuelle Lösungen für alle Teilnehmenden aktiv erarbeiten, um die Jugendlichen dazu zu befähigen, sich mit wirklichem Selbstvertrauen und engagiertem Handeln den vielseitigen Erwartungen und Herausforderungen stellen zu können.

Zielgruppe

Kinder und Jugendliche im Alter von 11–21 Jahren
Es ist wichtig, dass bei der Zusammenstellung der Gruppe das Entwicklungsalter und -stadium, die individuellen Themen und Ressourcen und die entwickelten Lebenskompetenzen (Life-Skills) berücksichtigt werde.
Eine altersgerechte Gruppenaufteilung sieht wie folgt aus:

(1) Kinder und Jugendliche zwischen 11–14 Jahren (das Entwicklungsalter beachten) mit ergänzenden Elterngesprächen
(2) Jugendliche zwischen 14–17 Jahren (das Reifungsalter beachten)
(3) Junge Erwachsene zwischen 17– 21 Jahren

Voraussetzungen

- Eine Voraussetzung für die Durchführung einer ACT-Gruppe ist das informierte Einverständnis aller Teilnehmenden. Dies ist wichtig, da es sich bei der ACT um eine sehr aktive Therapieform handelt. Es wird immer wieder etwas zwischen den Sitzungen zu tun und auszuprobieren geben.
- Bei der ACT-Gruppentherapie geht es darum, …
- eigene Probleme aktiv zu lösen.
- eigene Lösungen zu entdecken.
- Fähigkeiten zu erlernen, um mit schwierigen Gedanken und Gefühlen hilfreich umzugehen, so dass diese weniger Einfluss auf Dich haben.
- herauszufinden, was einem wirklich wichtig ist, was für eine Person man sein möchte, wie man sich und andere behandeln möchte, wofür man stehen möchte, welche Dinge für einen wirklich wichtig sind.
- Aktivitäten wirklich zu tun, die das eigene Leben verbessern können.

Ablauf

Kontaktaufnahme: Telefonische Anmeldung oder E-Mail Anmeldung
(1) Anmeldegespräch, Intake und Voraussetzungen
(2) Diagnostik
(3) Aufnahmegespräch und weitere Planung

ACT-Gruppentherapie

Setting
- Gruppenangebot für 4–6 Teilnehmer*innen
- 10 Gruppentermine
- 1 Einzeltermin

Reihenfolge
- 7 x Gruppentermine
- 1 x Einzeltermin
- 3 x Gruppentermine
- insgesamt 11 Termine pro Teilnehmer*in
- Dauer ca. 14 Wochen, bei wöchentlichen Terminen

Gruppenleitung
Wenn möglich sollte die Gruppe von einem Tandem von zwei erfahrenen ACT-Therapeut*innen (ACT-erfahrenen Kinder- und Jugendlichenpsychotherapeut*innen, Psycholog*innen, Sozialpädagog*innen) geleitet werden.

Ort
Ein Gruppenraum entsprechend der Gruppengröße muss zur Verfügung stehen.

6 Selbst-als-Kontext

Wenn du deine Gedanken und Gefühle
wahrnehmen kannst, kannst du dann deine
Gedanken und Gefühle sein?

Häufig stellen sich in kinder- und jugendpsychotherapeutischen Praxen Jugendliche mit dem Wunsch vor, mehr Selbstbewusstsein oder ein besseres Selbstwertgefühl zu erlangen. Auch Eltern benennen oft bereits im Erstgespräch diesen Wunsch für ihre Kinder. In der Ausbildungssupervision stellen Supervisand*innen ebenfalls gehäuft die Frage nach Übungen zur Steigerung des Selbstwertgefühls. Die Bedeutung dieses Themas für die psychische Gesundheit von Kindern und Jugendlichen wird auch durch Studien bestätigt. Diese zeigen, dass ein negatives Selbstwertgefühl häufig mit psychischen Störungen sowie Suizidversuchen einhergeht (Moran et al., 2018). Das Thema Selbstwert bzw. Selbstbewusstsein ist also relevant in der psychotherapeutischen Arbeit mit Kindern und Jugendlichen. So findet man psychotherapeutische Ansätze, die versuchen die psychische Gesundheit von Jugendlichen zu verbessern, indem auf die Förderung des Selbstwerts fokussiert wird. Erstaunlicherweise konnten die meisten Programme das gewünschte Ziel nicht erreichen und schienen zusätzlich noch zu unerwünschtem, problematischem Verhalten beizutragen, wie z. B. Aggressionen, Mobbing und Narzissmus, sowie fehlerhafte Attribution zu fördern (Moran et al., 2018). Außerdem zeigt sich, dass ein rigides Anhaften an ein positives Selbstkonzept dazu führen kann, dass die Jugendlichen konstruktive Kritik vermeiden, weil diese möglicherweise ihr Selbstkonzept bedrohen könnte (Moran et al., 2018). Selbstwertgefühl ist eines der meist beforschten Themen bezogen auf das Selbst. Gleichzeitig zeigen sich diese Studien hinsichtlich der Frage, was denn eigentlich Selbstwertgefühl ist, als inkonsistent (Moran et al., 2018). Um ein gesundes Bewusstsein des Selbst (oder Selbstbewusstsein) bei Jugendlichen zu fördern, ist es entscheidend, dass die dem Selbst zugrundeliegenden funktionalen Einheiten verstanden werden (Moran et al., 2018). Ein möglicher Ansatz hierzu wird von den Kontextuellen Verhaltenswissenschaften angeboten, welchen ACT zuzuordnen ist.

In den Kontextuellen Verhaltenswissenschaften wird davon ausgegangen, dass das Selbst ein gelerntes Verhaltensrepertoire ist (im Englischen wird häufig von »selfing« gesprochen, um den Verhaltensaspekt deutlicher zu unterstreichen, also etwa »selbsten«). Das Selbst ist einzigartig und nur bei der Sprache mächtigen Menschen zu finden. Es basiert auf der gelernten Fähigkeit des Perspektivwechsels (McHugh & Stewart, 2012). Perspektivwechsel entwickelt sich durch Interaktion, indem eine Person über ihre eigene Perspektive in Bezug zur Perspektive einer anderen Person spricht (Hayes, 1984). Diese Fähigkeit ermöglicht die Entwicklung von drei Formen des Selbst und alle drei haben wichtige Implikationen für ein gesundes funktionales Ich-Erleben (Moran et al., 2018):

(1) Selbst-als-Konzept

Unser Selbstkonzept entwickelt sich im Laufe der Kindheit und Jugend.

Definition

Das **Selbstkonzept** beinhaltet alle Überzeugungen, Vorstellungen, Bilder, Urteile und Erinnerungen, die beschreiben, wer wir sind (Harris, 2011).
Es wird im Laufe der Jahre aus den Zuschreibungen anderer und zunehmend auch aus unseren Selbstbeschreibungen gespeist.

Diese Selbstkonzepte können nützlich sein. Sie geben uns Sicherheit und machen uns verlässlicher und vorhersehbarer für unsere Mitmenschen. Wir Menschen streben nach Kohärenz und versuchen deshalb, diese Selbstbeschreibungen stimmig zu halten, indem wir nach Bestätigung dieser Annahmen suchen und nicht passende Informationen weniger oder nicht beachten. Dies kann zu einem starren Festhalten am Selbstkonzept, zu einem eingeschränkten Verhalten und letztlich zur Einengung unseres Lebensraumes führen.

Dies lässt sich auch bei Kindern und Jugendlichen finden. So erleben wir immer wieder, dass Kinder sich z. B. als »Mamakind« beschreiben – es ist davon auszugehen, dass diese Zuschreibung von den betreuenden Erwachsenen stammt – oder als die »Schüchterne« und ihr Verhalten an diesen Selbstkonzepten ausrichten.

Bei Jugendlichen erleben wir in unserer therapeutischen Arbeit immer wieder starre Selbstkonzepte im Sinne intensiver Selbstabwertungen, wie z. B. »Ich bin wertlos« oder »Ich bin unfähig«. Oft fällt es diesen Jugendlichen schwer, sogenannte Ressourcenarbeit anzunehmen. Vor dem Hintergrund des Bestrebens nach Kohärenz mit dem bestehenden Selbstkonzept ist dies nachvollziehbar. Ein Ziel in der Psychotherapie kann also sein, gemeinsam mit den Jugendlichen ein hilfreiches und flexibles Selbstkonzept zu entwickeln, welches adaptives Verhalten in verschiedenen Kontexten ermöglicht. Hierzu können die im Folgenden beschriebenen weiteren zwei Formen des Selbst beitragen

(2) Selbst-als-Prozess

Hiermit ist der kontinuierliche Prozess der Wahrnehmung unseres Erlebens gemeint (Harris, 2011). Es geht um die Wahrnehmung von Gedanken, Gefühlen und Körpersensationen im jeweiligen Moment und darum, in der Lage zu sein, diese wahrzunehmen und zu beschreiben bzw. zu benennen. Viele der Kinder und Jugendlichen, die sogenannte psychische Störungen entwickeln, zeichnen sich durch eine gering ausgeprägte Fähigkeit zur Emotionserkennung und -benennung aus. Diese Defizite stehen häufig im Zusammenhang mit einem nicht optimalen Lernumfeld. McHugh (2019) unterscheidet zwischen drei verschiedenen Entwicklungsrahmen, welche im Zusammenhang mit diesen Defiziten stehen können:

(1) Wenn Bezugspersonen sehr streng sind, Gehorsam einfordern und mit Konsequenzen bei Nichtgehorsam drohen, also einen sogenannten autoritären Erziehungsstil zeigen, wird ein Verhalten bei Kindern begünstigt, das überwiegend darauf ausgerichtet ist, den Erziehenden zu gefallen. Dies kann dazu führen, dass diese Menschen auch in der weiteren Entwicklung ihr Verhalten überwiegend darauf ausrichten, es anderen recht zu machen. In der Sprache der Bezugsrahmentheorie (Relational frame theory; RFT) wird dieses Verhalten als »Pliance« bezeichnet.

Definition

Pliance meint »das Befolgen einer Regel auf der Grundlage der Erfahrung, dass andere die Übereinstimmung zwischen dem in der Regel bestimmten und dem tatsächlich ausgeübten Verhalten bemerken und belohnen« (Vilatte et al., 2020, S. 400).

In diesem Lernumfeld lernen Kinder oft nicht ausreichend, was sie selbst möchten, was ihre Wünsche sind, was ihnen etwas bedeutet oder wofür sie selbst stehen möchten. Sie lernen auch nicht, ihre eigenen Erfahrungen als richtungsweisend einzubeziehen. Diesen Menschen fällt es häufig schwer, spontan eigene Werte zu benennen, stattdessen werden von ihnen häufig Regeln benannt, d. h. was sie denken, was als Antwort erwartet wird. Hier ist in der Therapie mit Kindern und Jugendlichen zunächst sehr wichtig, dass die Betroffenen lernen, eigene Gefühle wahrzunehmen, zu benennen und damit Rückschlüsse auf eigene Wünsche und Bedürfnisse zu ziehen.

(2) Als zweites Lernumfeld, das Defizite in der Emotionswahrnehmung und Benennung begünstigt, beschreiben McHugh (2019) ein Umfeld, das wenig Gesprächsangebote über Gefühle macht. So erlernt das Kind kein ausreichendes Vokabular, um eigene Gefühle benennen zu können. Ohne

Feedback der Erziehenden zum inneren Erleben des Kindes kann das Kind nicht lernen, dieses adäquat zu erkennen und zu benennen. Wenn z. B. Bezugspersonen vermeiden, eigene Traurigkeit zu benennen oder den Ausdruck von Traurigkeit durch das Kind nicht fördern, kann es sein, dass das Kind nicht lernt, Traurigkeit von anderen Gefühlen zu unterscheiden. Fehlende Anleitung in Emotionsbenennung kann zu einer Gefühlstaubheit führen, aber auch dazu, dass die Kinder die Gefühle anderer nicht sicher und hilfreich einordnen können. Manche Kinder benennen ihre Gefühle als körperliche Schmerzen, z. B. werden Ängste häufig als Bauchschmerzen benannt.

(3) Als drittes Lernumfeld, das Defizite in der Emotionswahrnehmung und Benennung begünstigt, beschreibt McHugh (2019) ein Lernumfeld, in dem Gefühle von den Bezugspersonen fehlerhaft oder verzerrt benannt werden. So werden in manchen Familien bestimmte Gefühle als unpassend bewertet und von den Eltern als schlecht oder falsch tituliert. Wenn z. B. Angst als Schwäche gesehen wird, wird dem Kind beigebracht, Angst zu ignorieren oder diese z. B. als Ärger auszudrücken. Besonders hinderlich für die Entwicklung von Emotionserkennung und -benennung ist es, wenn von den Bezugspersonen Gefühle mit Absicht falsch benannt werden, um so z. B. einen Missbrauch decken zu können. Wenn bspw. der Missbrauchende den Missbrauch als Liebe tituliert, kann dies dazu führen, dass das Opfer später Liebe und Ekel vor körperlicher Nähe nicht mehr trennen kann.

In der Psychotherapie mit Kindern und Jugendlichen ist es also wichtig, zunächst diese Defizite in einer altersentsprechenden Emotionswahrnehmung und -benennung zu erkennen, um die Kinder oder Jugendlichen bei einer Reifung in dieser Hinsicht fördern zu können. Hierzu eignen sich insbesondere Übungen, die den Kernprozessen »Kontakt mit dem gegenwärtigen Augenblick« und »Selbst-als-Prozess« zuzuordnen sind.

Wichtig ist aber auch, das aktuelle Lernumfeld darin zu schulen, entsprechende Angebote an die Kinder und Jugendlichen zu machen, hierzu finden Sie Anregungen im Kapitel 8.

(3) Selbst-als-Kontext

Beim »Selbst-als-Kontext« geht es um einen übergeordneten Aspekt des Selbst, einen Aspekt, der nicht betrachtet werden kann. Es ist »die Perspektive bzw. der Standpunkt, von dem aus Wahrnehmung geschieht« (Harris, 2011), die Wahrnehmung und Beobachtung der eigenen Erfahrungen. Diese Perspektive ist grenzenlos, beständig und immer präsent (McHugh, 2019).

Wichtige Voraussetzungen für die Fähigkeit zur Einnahme dieser Perspektive sind vor allem Deiktisches Bezugnehmen (RFT-Konzept: Ich – Du, Hier – Dort, Jetzt – Dann) und Hierarchisches Bezugnehmen (RFT-Konzept: ein Teil von). Diese Formen der Bezugnahme entwickeln sich erst im Laufe von Kindheit und Jugend. Vor diesem Hintergrund ist immer der jeweilige Entwicklungsstand des Kindes bzw. Jugendlichen bei der Anwendung von Übungen zum Selbst-als-Kontext zu beachten. So stellen McHugh und Barnes-Holmes (2004) fest, dass Jugendliche im Vergleich zu Erwachsenen noch Defizite bei der Deiktischen Bezugnahme aufweisen.

In einer Studie von Moran et al. (2018) konnte gezeigt werden, dass eine flexiblere Haltung zum eigenen Selbstkonzept, eine ausgeprägtere Fähigkeit zu Selbst-als-Prozess und ein höheres Level von Selbst-als-Kontext Prädiktoren für weniger psychische Belastungen bei Jugendlichen sind und zu einer geringeren Ausprägung psychischer Störungen führen.

Arbeitsmaterial

AB 76 Gefühle-Karten

Hier werden zwei spielerische Möglichkeiten – Gefühle-Raten und Gefühle-Memo – zur Förderung von Emotionserkennung und -benennung beschrieben.

AB 77 Gefühle-Uhr
Diese Übung fördert Emotionserkennung- und benennung und kann als Beobachtungsaufgabe dem Kind mit nach Hause gegeben werden.

AB 78 Gummibärchenspiel
Hier wird spielerisch die Unterscheidung von Gedanken, Gefühlen und Verhalten eingeführt.

AB 79 Positiv- und Negativimagination
In dieser Übung geht es darum, den Einfluss von Gedanken auf Gefühle und insbesondere auf Körpersensationen erfahrbar zu machen.

AB 80 Begegnung
Die Teilnehmenden werden aufgefordert, sich in einem Raum zu bewegen und sich gegenseitig zu begegnen. Sie sollen zu jeder anderen Person den richtigen Abstand austarieren. Zur Nachbereitung dieser Übung kann der Fragebogen **AB 2** »Vertiefungsfragen zur Übungsexploration« eingesetzt werden.

AB 81 Himmelmetapher
Diese Metapher in Anlehnung an Bell und Turell (2016) stammt aus dem Buddhismus und dient der Förderung des Kernprozesses Selbst-als-Kontext.

AB 82 Der Kreis
In dieser Übung geht es darum, bewusst eine Beobachterperspektive einzunehmen und die eigenen Gedanken mit Abstand zu beobachten.

AB 83 Ich als Behältnis
In dieser Übung nach McHugh (2019) geht es darum, die Erfahrung zu ermöglichen, dass Gedanken, Gefühle und Empfindungen ein Teil von uns sind.

AB 84 Ich bin …
Diese Übung von Hayes (2020) kann zu einem flexibleren Umgang mit dem eigenen Selbstkonzept beitragen.

AB 85 Reframing
In dieser Übung geht es um den Perspektivwechsel und die Erkenntnis, dass hinter auffälligem Verhalten auch Stärken stehen können. Zur Nachbereitung dieser Übung kann der Fragebogen **AB 2** »Vertiefungsfragen zur Übungsexploration« eingesetzt werden.

AB 86 Familie in Bonbons
Die Teilnehmenden werden in dieser Übung dazu aufgefordert, sich aus einer Sammlung von Bonbons Stellvertreter für ihre Familie bzw. wichtige Bezugspersonen auszusuchen und einen Bonbon für sich selbst zu wählen. Danach werden diese zu Familien- und Beziehungsthemen angeordnet.

AB 87 Selbst- und Fremdwahrnehmung
In dieser Übung geht es darum, einen Perspektivwechsel einzunehmen, um sich selbst von verschiedenen Positionen aus betrachten und einschätzen zu können. Zur Nachbereitung dieser Übung kann der Fragebogen **AB 2** »Vertiefungsfragen zur Übungsexploration« eingesetzt werden.

AB 88 Wie kommt denn so etwas?
Diese Übung soll verdeutlichen, dass das gleiche Verhalten in verschiedenen Kontexten eine vollständig andere Funktion haben kann.

Gefühle-Karten

Altersbereich: 4–12 Jahre
Themen: Selbst-als-Prozess, Förderung von differenzierter Emotionsbenennung, Förderung von Kontextsensitivität
Dauer: 20 Minuten
Materialien: Pappe, Papier, Stifte, Karten mit Gefühlen in Worten, Karten mit Gefühlen in Bildern

(1) Gefühle-Memo

Durchführung

Gemeinsam wird mit dem Kind zunächst gesammelt, welche Gefühle es kennt. Anschließend werden diese aufgeschrieben. Es können auch die Gefühle aus der Übung (2) »Gefühle-Raten« verwendet werden. Für jedes Gefühl werden zwei gleiche Bilder gemalt und auf Pappe geklebt. Die Karten werden mit dem Motiv nach unten auf den Tisch gelegt und gemischt. Dann werden abwechselnd zwei Karten aufgedeckt. Wurde ein Pärchen gefunden, beschreibt der / die »Finder*in« eine Situation aus der letzten Zeit, in welcher er / sie dieses Gefühl bei sich wahrgenommen hat. Im Anschluss darf das Kartenpärchen behalten werden und es dürfen zwei weitere Karten aufgedeckt werden.

Tipp

Falls das Kind nicht zeichnen mag, können auch die vorgefertigten Karten verwendet werden.

(2) Gefühle-Raten

Durchführung

Die Karten mit den Gefühlen (für kleine Kinder als Gesichter, für Grundschulkinder als Wörter) werden in die Mitte gelegt. Es wird abwechselnd eine Karte gezogen. Das Gefühl auf der Karte wird pantomimisch dargestellt und der / die Spielpartner*in versucht, dieses zu erraten.

Lerneffekte und Gesprächsthemen

Die Kenntnis eigener Gefühle ist bei Kindern sehr unterschiedlich entwickelt. Gefühle differenziert benennen zu können ist eine entscheidende Voraussetzung, eigenes Verhalten zu verstehen und seine Auswirkungen vorherzusehen, und damit zentral für soziales Handeln. Ebenso ist diese Fähigkeit eine wesentliche Voraussetzung, um eigene Bedürfnisse zu erkennen und zu benennen. Dieses Spiel ermöglicht einen ersten Überblick darüber, welche Gefühle das Kind kennt und benennen kann. Folgende vertiefende Fragen können gestellt werden:

- In welcher Situation hattest du dieses Gefühl schon einmal?
- Hattest du es letzte Woche?
- Wo in deinem Köper spürst du dieses Gefühl?
- Wenn du dich jetzt an die Situation erinnerst, kannst du das Gefühl spüren?
- Hast du das Gefühl schon mal bei jemandem beobachtet?

Tipp

Falls das Kind nicht vorspielen mag, kann auch die Möglichkeit, das Gefühl zu zeichnen, angeboten werden.

Gefühle-Karten

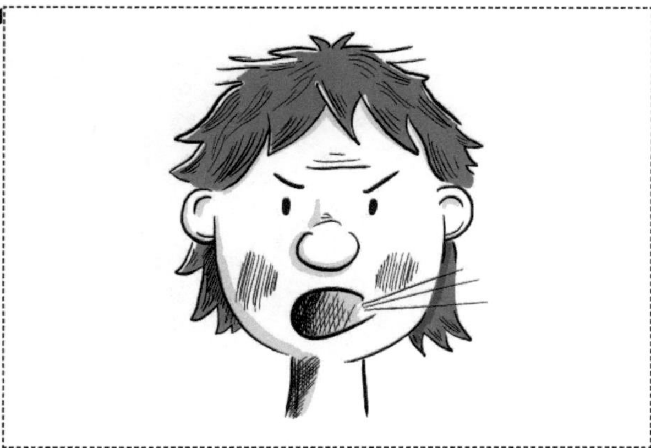
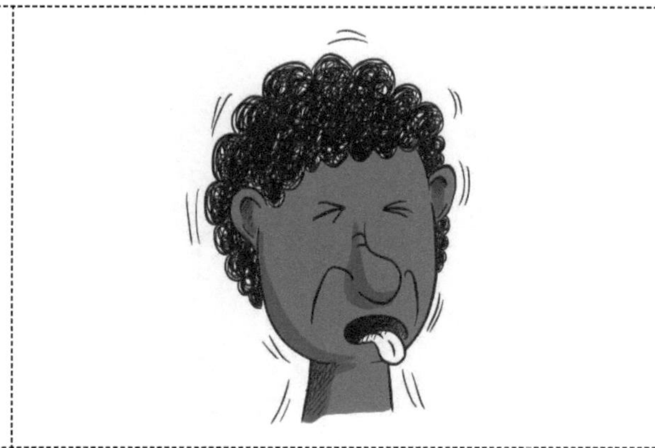
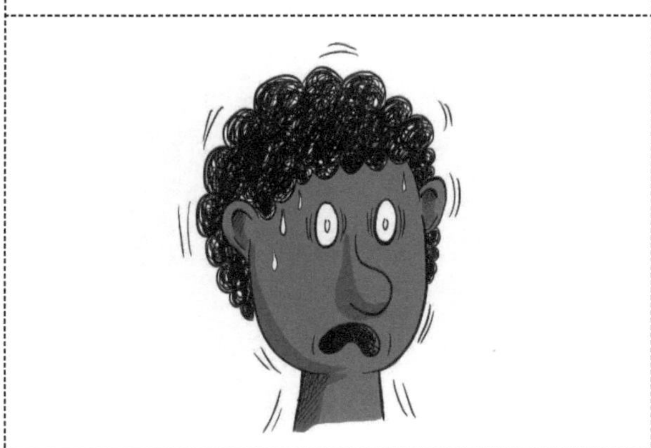
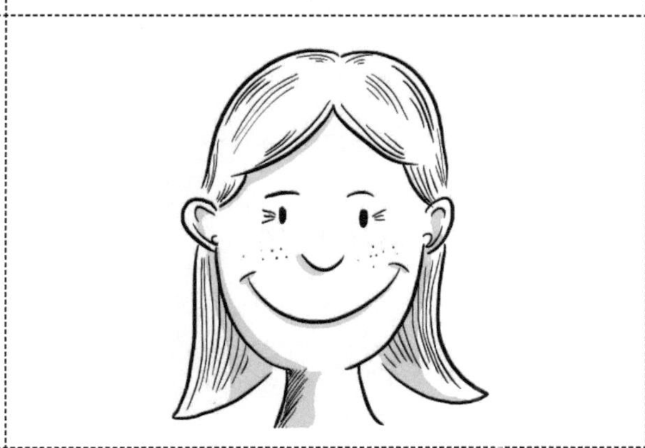
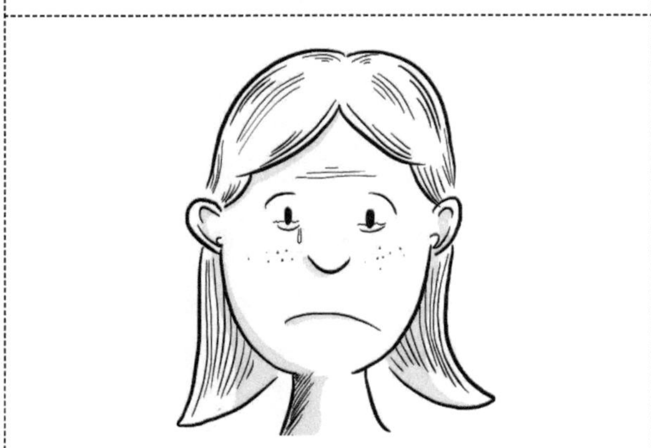
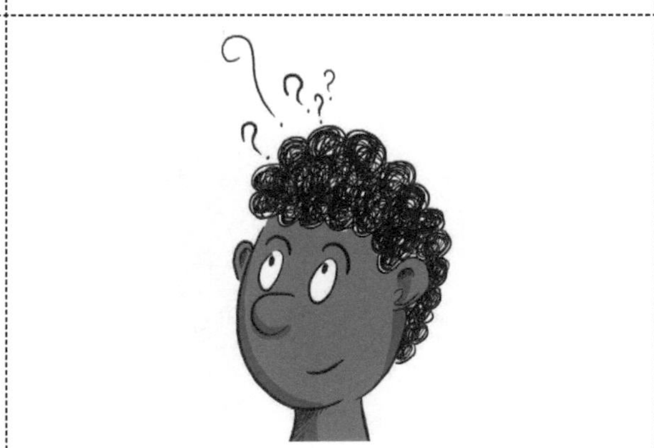
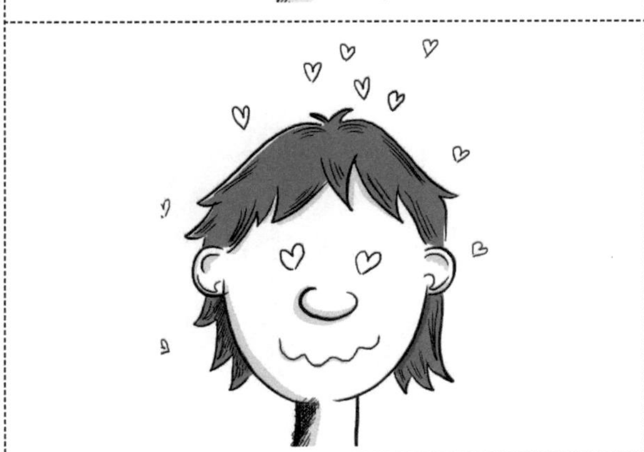
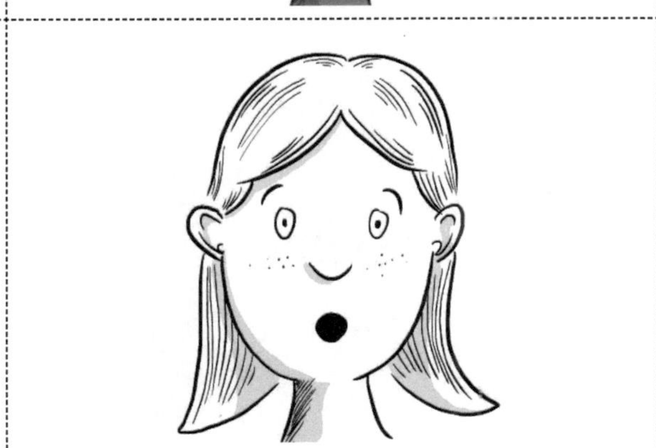

Gefühle-Karten

Wut	**Ekel**
Angst	**Freude**
Trauer	**Neugierde**
Liebe	**Überraschung**

Gefühle-Uhr

Altersbereich: 4–12 Jahre
Themen: Selbst-als-Prozess, Förderung von differenzierter Emotionsbenennung, Förderung von Kontextsensitivität, Beobachtungsaufgabe für zu Hause
Dauer: 30 Minuten
Materialien: A4-Pappe, die Vorlage auf Pappe kopieren, Stifte, Schere, Rundkopfklammern

Durchführung

»Welche Gefühle kennst du und welche kommen bei dir immer mal wieder vor?«

Es werden acht Gefühle ausgewählt und in die Gefühle-Uhr geschrieben bzw. gemalt. Dann wird der Pfeil ausgeschnitten und mit der Rundkopfklammer in der Mitte der Uhr befestigt. Die Gefühle können gemeinsam mit dem Kind gesammelt werden oder es können die Gefühle von AB 76 »Gefühle-Karten« als Grundlage genommen werden.

Lerneffekte und Gesprächsthemen

Diese Übung verschafft einen ersten Überblick darüber, welche Gefühle das Kind kennt und welche es benennen kann.
Während die Gefühle-Uhr gebastelt wird, können die einzelnen Gefühle genauer exploriert werden. Im Anschluss kann der Pfeil mit geschlossenen Augen gedreht werden, jede*r soll dann zu dem Gefühl, auf das der Pfeil zeigt, ein Beispiel aus der letzten Woche erzählen. Es können dabei folgende Fragen miteinander besprochen werden:

- In welcher Situation hattest du dieses Gefühl schon einmal?
- Hattest du es letzte Woche?
- Wo in deinem Köper spürst du dieses Gefühl?
- Wenn du dich jetzt an die Situation erinnerst, kannst du das Gefühl spüren?
- Hast du das Gefühl schon mal bei jemanden beobachtet?

Die Uhr kann im Therapiezimmer verbleiben und hier für die weitere Exploration von Gefühlen genutzt oder mit nach Hause genommen werden, um mit den Eltern über Gefühle zu sprechen oder als Beobachtungsaufgabe.

Tipp

Die Übung ist auch hilfreich zur Verhaltensbeobachtung von Geduld, motorischen Fähigkeiten und Konzentration.

Gefühle-Uhr

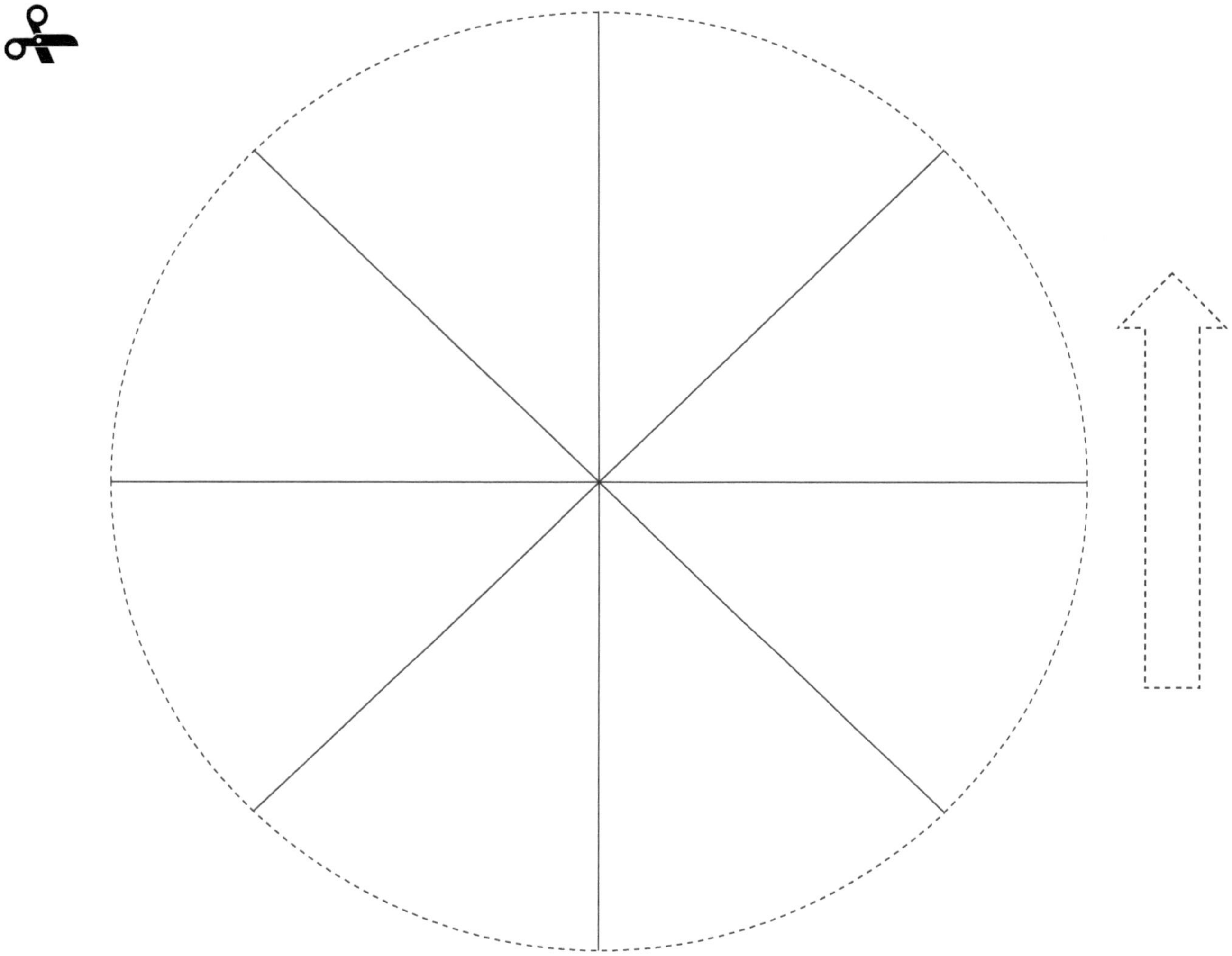

Gummibärchenspiel

Altersbereich: 6–14 Jahre
Thema: Selbst-als-Prozess
Dauer: 20 Minuten
Materialien: verschiedenfarbige Gummibärchen, gelbe Karten mit Gedanken, rote Karten mit Gefühlen, blaue Karten mit Verhalten

Durchführung

In dieser Übung geht es darum, dass die Kinder bzw. Jugendlichen lernen, Gedanken von Gefühlen zu unterscheiden und den Einfluss von Gedanken und Gefühlen auf das Verhalten zu explorieren.
Verschiedene Situationen des Alltagslebens werden nach den drei Aspekten:

- Was denkst du, wenn …?
- Was fühlst du, wenn …?
- Was tust du, wenn …?

auf verschiedenfarbige Karten geschrieben. Dabei werden die Gedanken, die Gefühle und das Verhalten jeweils einer Farbe zugeordnet, z. B.:

- Was denkst du, wenn eine Freundin eine Verabredung absagt?
- Was fühlst du, wenn eine Freundin eine Verabredung absagt?
- Was tust du, wenn eine Freundin eine Verabredung absagt?

Die Themen auf den Karten können individuell an die jeweiligen Kinder bzw. Jugendlichen angepasst werden. Es können aber auch die vorgegebenen Karten verwendet werden.
Die Gummibächen werden in einem Gefäß in die Mitte gestellt. Die drei Kartenstapel werden farblich sortiert um das Gefäß herumgelegt. Die Kinder bzw. Jugendlichen dürfen nun mit geschlossenen Augen ein Gummibärchen aus dem Gefäß nehmen und dann eine Karte mit der Farbe des gezogenen Gummibärchens aufnehmen. Die restlichen Gummibärchenfarben gelten als Joker – hier dürfen sich die Kinder bzw. Jugendlichen eine Kartenfarbe auswählen. Nun wird die Karte vorgelesen und die Frage beantwortet. Anschließend ist der / die Therapeut*in an der Reihe. Die Fragen werden solange abwechselnd beantwortet, bis alle Karten aufgebraucht sind. Im Anschluss kann anhand ausgewählter Situationen aufgezeigt werden, dass Gedanken und Gefühle Einfluss auf unser Verhalten haben können.

Beispiel

Der Gedanke, dass die Freundin abgesagt hat, weil sowieso keiner gerne mit mir spielt, führt möglicherweise zu Traurigkeit und einem Handlungsimpuls nach Rückzug. Der Gedanke, dass er heute vielleicht einfach keine Zeit hat und ich ja jemand anderen fragen kann, führt möglicherweise zu Vorfreude und zu dem Handlungsimpuls, jemand anderen zu fragen.

Gummibärchenspiel

Lerneffekte und Gesprächsthemen

Oft werden bei dieser Übung Gedanken als Gefühle und Gefühle als Gedanken benannt. Hier ist es wichtig, die Betroffenen bei der Unterscheidung zu unterstützen, ohne dies als Fehler darzustellen. Also nicht sagen: »Nein, das ist ein Gedanke«, sondern durch Exploration das mögliche Gefühl dazu herausarbeiten und dann benennen, was der Gedanke und was das Gefühl ist. Hilfreich ist hier das modellhafte Vorleben des / der Therapierenden in Form von moderater Selbstoffenbarung, indem eigene Beispiele benannt werden.

Wichtig

Bitte unbedingt beachten!
Wenn die Kinder bzw. Jugendlichen keine Gummibärchen mögen, können auch andere farbige Süßigkeiten verwendet werden.
Sollten die Kinder bzw. Jugendlichen keine Süßigkeiten vertragen (Diabetes, Allergien oder Ähnliches), kann das Spiel auch mit einem Farbwürfel gespielt werden.

Gummibärchenspiel

Was denkst du, wenn dich jemand anrempelt?	**Was denkst du, wenn deine Eltern mit dir schimpfen?**
Was denkst du, wenn ein Freund oder eine Freundin eine Verabredung absagt?	**Was denkst du, wenn du eine schlechte Note geschrieben hast?**
Was denkst du, wenn dich ein Hund anbellt?	**Was denkst du, wenn du einen Fehler gemacht hast?**
Was denkst du, wenn sich jemand vordrängelt?	**Was denkst du, wenn eine Gruppe von Leuten lacht?**

Gummibärchenspiel

Was fühlst du, wenn dich jemand anrempelt?	**Was fühlst du, wenn deine Eltern mit dir schimpfen?**
Was fühlst du, wenn ein Freund oder eine Freundin eine Verabredung absagt?	**Was fühlst du, wenn du eine schlechte Note geschrieben hast?**
Was fühlst du, wenn dich ein Hund anbellt?	**Was fühlst du, wenn du einen Fehler gemacht hast?**
Was fühlst du, wenn sich jemand vordrängelt?	**Was fühlst du, wenn eine Gruppe von Leuten lacht?**

Gummibärchenspiel

Was tust du, wenn dich jemand anrempelt?	**Was tust du, wenn deine Eltern mit dir schimpfen?**
Was tust du, wenn ein Freund oder eine Freundin eine Verabredung absagt?	**Was tust du, wenn du eine schlechte Note geschrieben hast?**
Was tust du, wenn dich ein Hund anbellt?	**Was tust du, wenn du einen Fehler gemacht hast?**
Was tust du, wenn sich jemand vordrängelt?	**Was tust du, wenn eine Gruppe von Leuten lacht?**

Positiv- und Negativimagination

Altersbereich: ab 8 Jahren
Themen: Selbst-als-Prozess, Kontextsensitivität
Dauer: 20 Minuten
Materialien: Anleitungstext, bequeme Sitzgelegenheit

Durchführung

In dieser Übung geht es darum, den Einfluss von Gedanken auf Gefühle und insbesondere auf Körpersensationen erfahrbar zu machen.
Folgender Text wird vorgelesen oder vorgetragen:

»Nimm eine für dich bequeme Haltung ein, du kannst sie gerne jederzeit verändern. Nimm einmal achtsam wahr, an welchen Stellen dein Körper Kontakt zum Sessel und zum Boden hat. Nimm einfach achtsam deine Körpergrenzen wahr … Nimm einmal deinen Atem wahr, wie du ein- und wie du ausatmest …
Wähle nun eine Situation aus deinem Leben aus, in der es dir sehr gut ging, in der du vielleicht fröhlich oder glücklich warst. Wenn du eine solche Situation gefunden hast, hebe bitte einmal kurz deine Hand. Stell dir nun diese Situation so vor, als ob du sie in diesem Moment erleben würdest. Schau dich um. Was kannst du sehen? … Was kannst du in dieser Situation vielleicht hören, vielleicht riechen oder schmecken? … Wähle den Moment aus, der am intensivsten war, und fühle mal in dich hinein, wie es deinem Körper geht. Spür mal nach, wie es deinem Bauch geht, deiner Atmung und deinem Herzen … Und nun möchte ich dich bitten, dich von dieser Situation zu verabschieden, sie auf eine Wolke (mit einem langen Band) zu packen und sie in den Himmel zu schicken.
Wähle nun eine Situation aus deinem Leben aus, in der du einmal Angst erlebt hast. Wenn du eine gefunden hast, hebe bitte kurz die Hand, damit ich Bescheid weiß …
Stell dir nun diese Situation so vor, als ob du sie in diesem Moment erleben würdest. Schau dich um, was kannst du sehen? … Was kannst du in dieser Situation vielleicht hören, vielleicht riechen oder schmecken? … Wähle den Moment aus, in dem das Gefühl (die Angst) am stärksten war, und fühle mal in dich hinein, wie es deinem Körper geht. Spüre mal nach, wie es deinem Bauch geht, deiner Atmung und deinem Herzen … Nun möchte ich dich bitten, dich von dieser Situation zu verabschieden, sie auf eine andere Wolke zu packen und sie in den Himmel zu schicken.
Ziehe an dem langen Band die erste Wolke vom Himmel und erinnere dich nun noch einmal an die schöne Situation, mit all deinen Sinnen, und genieße die angenehmen Gefühle … Nimm noch einmal wahr, dass dein Körper Kontakt zum Sessel und zum Boden hat. Nimm noch einmal achtsam deine Körpergrenzen wahr. Komme langsam mit all deinen Sinnen hier in den Raum zurück, indem du wahrnimmst, was du hier sehen, hören und spüren kannst.«

Positiv- und Negativimagination

Lerneffekte und Gesprächsthemen
In dieser Imaginationsübung geht es darum, zu merken, dass allein ein Gedanke an eine Situation zu einer Körperempfindung führen kann. Dabei ist es wichtig, dies mit einer Haltung von Neugierde und Offenheit zu explorieren und dabei das Gespräch in Richtung Alltagserfahrungen zu lenken und diese Vorgänge zu normalisieren (z. B. Dies ist bei jedem Menschen so).

Wichtig

Bitte unbedingt beachten!
Diese Übung sollte erst bei einer guten und vertrauensvollen therapeutischen Beziehung durchgeführt werden. Den Kindern bzw. Jugendlichen sollte angeboten werden, die Augen zu schließen, da dies die Imaginationsstärke erhöht, gleichzeitig sollte es ihnen unbedingt freigestellt werden. Sollten traumatische Erfahrungen vorliegen, welche noch nicht ausreichend verarbeitet worden sind, bitte unbedingt darauf achten, dass diese nicht als negative Situation auswählt werden, da es sonst zu einer Überflutung kommen kann.

Positiv- und Negativimagination

Wie ist es dir ergangen?

....

....

Was hast du wahrgenommen?

....

....

....

Gab es Unterschiede in den Körperempfindungen zwischen der ersten und der zweiten Situation?

....

....

....

Was hast du in deinem Körper bemerkt?

....

....

Kennst du diese Körpergefühle im Alltag?

....

....

....

In welchen Situationen treten sie auf?

....

....

....

AB 80 • T

Begegnung

Altersbereich: ab 6 Jahren
Themen: Selbst-als-Prozess, Diagnostik
Dauer: 45 Minuten
Materialien: einen großen Raum, in dem man sich bewegen kann

Durchführung

Die Teilnehmenden werden aufgefordert, sich in einem Raum zu bewegen und sich gegenseitig zu begegnen. Sie sollen nun zu jeder anderen Person den richtigen Abstand austarieren. Im Einzelsetting ist die / der Therapeut*in das Gegenüber. Anschließend wird das Thema Nähe und Distanz besprochen und eruiert. Danach werden die Fragen auf AB 2 »Vertiefungsfragen zur Übungsexploration« gemeinsam erarbeitet.

Übung für zu Hause: Den Teilnehmenden kann die Aufgabe gestellt werden, im Geheimen in ihrem Lebensmittelpunkt herauszufinden, wie groß die Nähe bzw. Distanz zu den entsprechenden Menschen ist. In der folgenden Sitzung kann dann darüber berichtet werden.

Erweiterung: Nähe und Distanz kann in unterschiedlichen sozialen Kontexten (Schule, Berufswelt, Spielplatz, Universität und vieles mehr) erforscht werden.

Lerneffekte und Gesprächsthemen

- Wahrnehmung
- Gefühle
- Empathie
- den richtigen Abstand zu seinem Gegenüber finden
- Sensibilisierung für die eigene Sicherheit
- Kann ich Distanz zulassen?
- Kann ich Nähe erlauben?
- sich auf sein Bauchgefühl verlassen können

Wichtig

Diese Übung kann zu Beginn einer Therapie angewendet werden. Durch spätere Wiederholungen können Prozesse und Veränderungen interpersonaler Beziehungen dargestellt werden.
Bei einem Kommunikationstraining kann diagnostisch aufgezeigt werden, wie die aktuellen Abstände zu Teilnehmenden sind.

AB 81 • T

Himmelmetapher

Altersbereich: ab 13 Jahren
Themen: Selbst-als-Kontext, Deiktische Bezugnahme
Dauer: 10 Minuten

Durchführung
Der Himmel und das Wetter

»Ich lade dich jetzt ein, dich aufrecht hinzusetzen, die Schultern hängen zu lassen, deine Füße leicht in den Boden zu drücken und den Boden unter deinen Füßen zu spüren. Du kannst deine Augen auf einen bestimmten Punkt richten oder sie schließen, ganz wie du möchtest. Bringe deine Aufmerksamkeit zu deinen Gedanken. Möglicherweise bemerkst du, wie ein Gedanke auftaucht und dann wieder weiterzieht und von anderen Gedanken abgelöst wird. Schau einmal, ob du dies wahrnehmen kannst, während es passiert. [*Pause*] Stelle dir nun vor, dass du ein klarer blauer Himmel bist, du schaust runter auf deine Gedanken, als wenn sie Wolken wären, die unter dir entlangziehen. Vielleicht sind es Wolken, die Regen, Schnee oder Hagel bringen. Vielleicht sind da auch Donner oder Blitz dabei. Bleib dabei, die Wolken zu beobachten, während sie unter dir entlangziehen, während neue Wolken kommen und neues Wetter bringen. All diese Wolken, all dieses Wetter ziehen unter dem klaren blauen Himmel entlang, der du bist … der Himmel, der immer da ist, ruhig und konstant … einfach das Wetter beobachtend, wie es vorbeizieht. [*Pause*] Betrachte einfach, wie die Gedanken unter dir entlangziehen, wie Wetterlagen kommen und gehen, mit dem Wissen, dass du immer da sein kannst – die Gedanken beobachtend, ruhig, klar und blau wie der Himmel über ihnen.«

Lerneffekte und Gesprächsthemen
In dieser Übung geht es darum, eine Beobachterperspektive einzunehmen und die eigenen Gedanken mit Abstand zu beobachten. Die Metapher kann als Ganzes vorgelesen werden. Oft ist es lebendiger, wenn solche Metaphern erzählt und passend ins Gespräch eingeflochten werden.

Wichtig

Diese Übung setzt ein gewisses Maß an Fähigkeit zum Perspektivwechsel voraus.

AB 82 • T

Der Kreis

Altersbereich: ab 12 Jahren
Thema: Selbst-als-Kontext
Dauer: 50 Minuten
Materialien: Pappkarten, Seile

Durchführung

Schmerzliche Gedanken und Gefühle werden gesammelt und auf Karten geschrieben. Diese können entweder aus vorherigen Übungen stammen oder zu Übungsbeginn erfragt werden. Eine mögliche Frage wäre z. B.: »Was denkst du gerade jetzt, während wir über dieses für dich schwierige Thema sprechen?«
Die jeweilige Antwort (z. B. »Ich schaffe das nicht«) wird auf eine Karte geschrieben. Anschließend wird die Frage gestellt: »Wer hat gerade diesen Gedanken?« Woraufhin die übliche Antwort ist: »Ich«
Nun nimmt der / die Therapeut*in ein Seil, legt damit einen Kreis auf dem Boden und sagt: »Der Kreis symbolisiert ›Ich‹«. Er oder sie legt dabei die Karte mit dem Gedanken in den Kreis. Dann werden weitere schmerzliche Gedanken und Gefühle gesammelt, möglicherweise auch Körperempfindungen und Erinnerungen. Alles wird einzeln auf Karten geschrieben und in den Kreis gelegt. Die Handlung wird mit Aussagen begleitet wie: »Dies ist – hier Name der / des Jugendlichen einsetzen – [*auf den Kreis zeigen*] und dies sind seine / ihre Gedanken [*auf die Karten zeigen*].«
Nun wird der oder die Jugendliche gebeten, sich in den Kreis zu stellen und zu beobachten, welche Gedanken und Gefühle jetzt auftauchen. Auch diese werden auf Karten geschrieben und ebenfalls in den Kreis gelegt.
Anschließend wird erfragt, welche Handlungsimpulse diese Gedanken, Gefühle und Erinnerungen immer wieder auslösen. Auch diese werden auf Karten geschrieben und ebenso in den Kreis gelegt.
Anschließend werden die Jugendlichen gebeten, den Kreis zu verlassen und eine Position im Raum zu wählen, von der aus sie den Kreis mit den Karten betrachten möchten, ggf. auch mal die Positionen zu wechseln, dichter ran oder weiter weg zu gehen oder auf einen Stuhl zu steigen.
Der / Die Therapeut*in fragt: »Welche Gedanken und Gefühle kannst du jetzt bei dir beobachten?« Auch diese werden wieder in den Kreis gelegt.
Macht es einen Unterschied, im Kreis zu stehen oder den Kreis mit all den Karten mit etwas Entfernung zu betrachten? Wann könnte es hilfreich sein, all das mit etwas Abstand zu betrachten?
Abschließend kann noch gefragt werden: »Wer soll die Richtung vorgeben, der Bestimmer bzw. die Bestimmerin sein, du oder deine Gedanken, Gefühle und Erinnerungen?«

Lerneffekte und Gesprächsthemen

In dieser Übung geht es darum, bewusst eine Beobachterperspektive einzunehmen und die eigenen Gedanken mit Abstand zu beobachten.

Wichtig

Diese Übung setzt ein gewisses Maß an Fähigkeit zum Perspektivwechsel voraus.

Ich als Behältnis

Altersbereich: ab 13 Jahren
Themen: Selbst-als-Kontext, hierarchische Bezugnahme
Dauer: 20 Minuten

Durchführung

»In dieser Übung lade ich dich ein, zu beobachten, wie deine körperlichen Empfindungen, Gefühle und Gedanken kommen und gehen.
[*Die / Der Therapeut*in gibt dem / der Jugendlichen eine Zeichnung mit einem Umriss des menschlichen Körpers, zusammen mit einer Auflistung von Wörtern und leeren Zeilen für Notizen.*]
Sieh dir den Umriss des menschlichen Körpers und die Liste von Empfindungen an, die häufig körperlich spürbar sind. Um diese Übung durchzuführen, nimm dir ein paar Sekunden Zeit, um durchzuatmen und im Hier und Jetzt anzukommen. Und jetzt lade ich dich ein, mit der Aufmerksamkeit durch deinen Körper zu gehen. Beginne oben am Kopf und nimm einmal achtsam deinen Körper von oben nach unten wahr. Welche Empfindungen in deinem Köper kannst du wahrnehmen? Vielleicht spürst du in deinem Körper Verspannungen oder Schmerzen oder warme oder kalte Bereiche. Nimm einmal wahr, wie sich dein Körper anfühlt, ohne dies zu bewerten.
[*Die / Der Therapeut*in kann andere oder zusätzliche Vorschläge machen, je nachdem mit welcher / welchem Klient*in bzw. mit welcher Personengruppe gerade gearbeitet wird.*]
Markiere mit einem X auf der Zeichnung die von dir wahrgenommene Körperstelle. Wenn zum Beispiel deine Schulter verspannt ist, markiere die Schulter auf der Zeichnung mit einem X. Nimm dir nun eine Minute Zeit wahrzunehmen, wie die Empfindungen in deinem Körper kommen und gehen. In dieser Übung gibt es kein Richtig und Falsch. Wir werden mit den Gedanken und Empfindungen arbeiten, die bei dir auftauchen, egal welche dies sein werden. [*Pause*] Nimm jetzt wieder bewusst deinen ganzen Körper wahr. Nimm wahr, wie du auf deinem Stuhl sitzt. Beachte alle körperlichen Empfindungen, die du gerade verspürst. Erkenne diese an und markiere mit einem X auf der Zeichnung, wo du diese verspürst. [*Pause*] Nun konzentriere dich auf deine Gefühle. Wenn du welche wahrnimmst, erkenne diese an und zeichne ein O in den Umriss, wo du diese verspürst. [*Pause*] Lege jetzt den Fokus auf deine Gedanken und schreibe diese in eine Gedankenblase neben der Zeichnung. [*Pause*] Jetzt möchte ich, dass du dir bewusst machst, dass ein Teil von dir diese Dinge wahrgenommen hat. Diesen Teil von dir, welcher die Gefühle, Körperempfindungen und Gedanken wahrgenommen hat, nennen wir Beobachter-Selbst. [*Pause*] Nun möchte ich, dass du an etwas denkst, was letzten Sommer passiert ist. Wenn du dich für eine Erinnerung entschieden hast, bringe diese wieder in dein Bewusstsein. Wenn es dir hilft, dich besser zu erinnern, schließe gerne deine Augen. Erinnere dich an alles, was in diesem Moment geschehen ist. Erinnere dich an die Farben, die du gesehen hast … den Anblick … die Geräusche … deine Gefühle …. Während du dies tust, nimm etwas wahr, was wir normalerweise nicht berücksichtigen. Du bist dort gewesen und hast bemerkt, was du bemerkt hast. Du warst damals dort und bist nun hier. Mache dir bewusst, dass das ›Du‹, das hier ist, dasselbe ist, welches damals dort war. Die Person, die sich dessen bewusst ist, ist hier und war dort. Mach dir die Beständigkeit dessen bewusst, dass du dein ganzes Leben ›Du‹ warst. Wenn du diese Aufgabe beendet hast, nimm dir ein paar Minuten Zeit aufzuschreiben, was du erlebt hast. Benutze hierzu die Zeilen auf dem Blatt.«

Ich als Behältnis

Lerneffekte und Gesprächsthemen

- Ich *habe* diese Gedanken, Gefühle und Empfindungen; ich *bin nicht* diese Gedanken, Gefühle und Empfindungen.
- Die Gedanken, Gefühle und Empfindungen sind ein Teil von mir.

Wichtig

Diese Übung setzt ein gewisses Maß an Fähigkeit zum Perspektivwechsel voraus.

Ich als Behältnis für Jungen

locker

entspannt

warm

kalt

eng

weit

angespannt

Schmerz

Unruhe

schwer

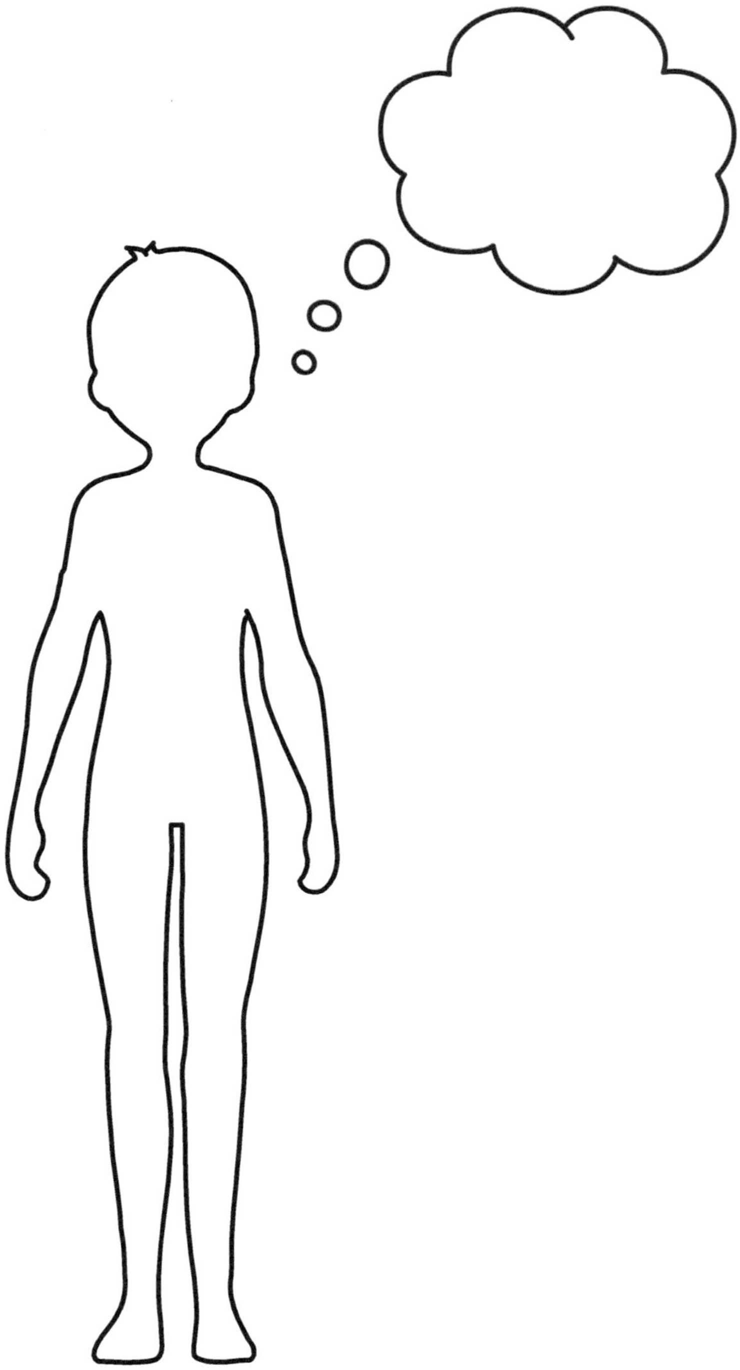

Ich als Behältnis für Mädchen

locker

entspannt

warm

kalt

eng

weit

angespannt

Schmerz

Unruhe

schwer

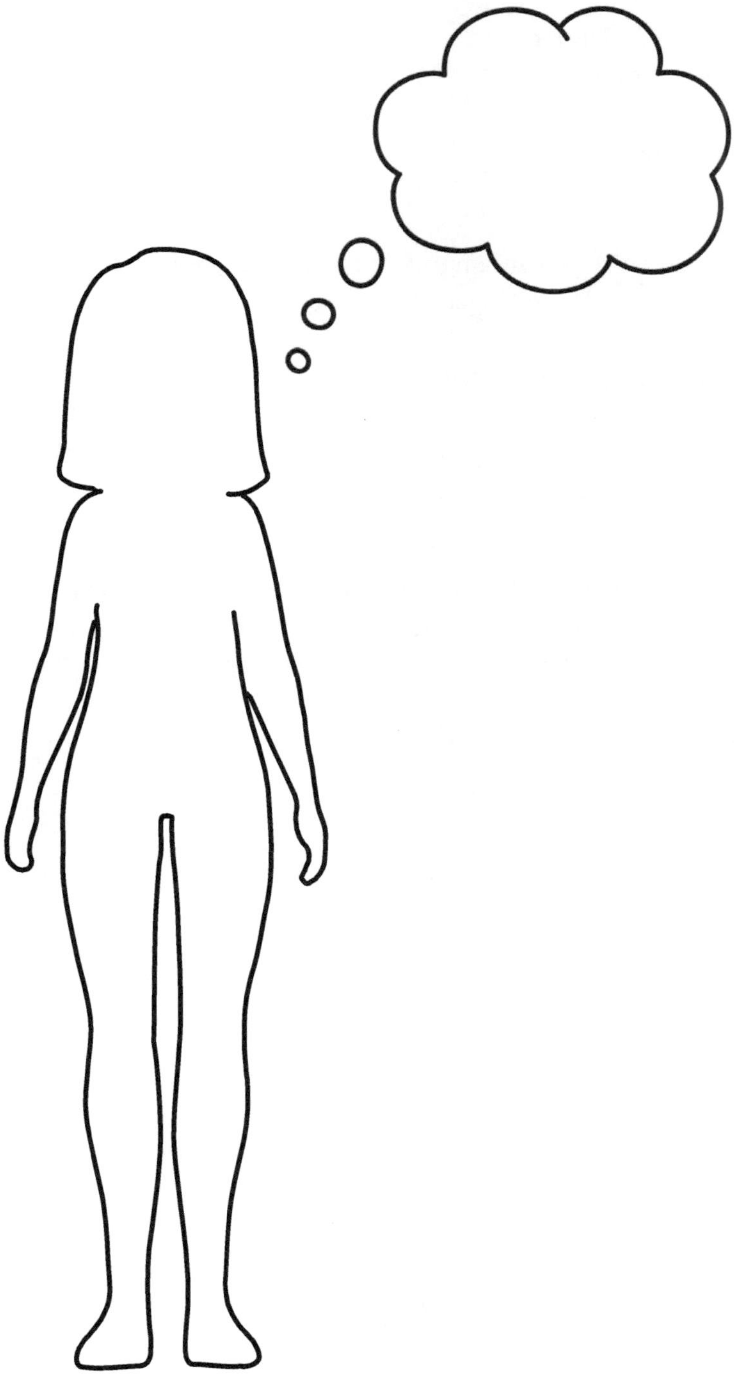

Ich bin …

Altersbereich: ab 13 Jahren
Thema: Selbst-als-Konzept
Dauer: 20 Minuten
Materialien: Stifte

Durchführung

Das Arbeitsblatt wird gemeinsam mit den Jugendlichen bearbeitet. Es kann hier hilfreich sein, wenn auch die Therapierenden mit eigenen Selbstbeschreibungen arbeiten.

Lerneffekte und Gesprächsthemen

Wir haben oft stark verallgemeinerte Selbstbeschreibungen und sind mit diesen verhaftet. Dies schränkt immer wieder unsere Beachtung der Vielfalt an Handlungsmöglichkeiten ein.

Wichtig

Während die Sätze immer wieder verändert werden, ist eine Haltung von Offenheit und Neugierde hilfreich. Therapierende und Jugendliche beobachten gemeinsam, welche Gedanken sie bei sich beobachten, welche Gefühle, welche Handlungsimpulse und ob sich etwas hinsichtlich ihrer Offenheit verändert.

Ich bin …

Bitte ergänze drei Mal »Ich bin …«, indem du …
- die ersten beiden Sätze mit einem Wort ergänzt, welches deine positiven psychischen Eigenschaften darstellt – Persönlichkeitsmerkmale, die du an dir schätzt.
- den letzten Satz mit einem Wort für eine negative Eigenschaft von dir ergänzt, die dich kennzeichnet oder von der du befürchtest, dass sie typisch sein könnte.

Ich bin ……………………………………………………………………………………………

Ich bin ……………………………………………………………………………………………

Ich bin ……………………………………………………………………………………………

Schaue dir bitte die ersten beiden Aussagen an und überlege jetzt:
- Immer?
- In jeder Situation?
- Jedem gegenüber?
- Ohne Ausnahme?

Schaue dir bitte die letzte Aussage an und überlege jetzt:
- Immer?
- In jeder Situation?
- Jedem gegenüber?
- Ohne Ausnahme?
- Was würden andere über dich sagen, wenn sie dich beobachten könnten?

Stelle jede deiner Aussagen in einem Vergleich mit jemand anderem, im Sinne von: »Ich bin … als [*hier eine Person aus deinem Umfeld*].«

Ich bin ……………………………………… als ……………………………………………….

Ich bin ……………………………………… als ……………………………………………….

Ich bin ……………………………………… als ……………………………………………….

Ersetze den Punkt am Ende des Satzes durch ein Komma und hänge »oder nicht?« an. Lies nun jeden Satz noch einmal langsam und beobachte, was passiert

Ich bin ………………………………………………………………………………, oder nicht?

Ich bin ………………………………………………………………………………, oder nicht?

Ich bin ………………………………………………………………………………, oder nicht?

Ich bin …

Nimm nun nacheinander jeden Satz und streiche alles, was nach dem »Ich bin« kommt. Wie wäre es für dich, wenn du den Inhalt einfach loslässt?
Kreise nun alle »Ich bin« ein und spüre nach, wie sich das anfühlt.
Formuliere jetzt bitte die »Ich bin«-Aussagen folgendermaßen um: Schreibe anstatt »Ich bin« »Ich denke« oder »Ich fühle«.

Ich denke, dass ich …………………………………………………………………………………………………….

Ich denke, dass ich …………………………………………………………………………………………………….

Ich denke, dass ich …………………………………………………………………………………………………….

Ich fühle, dass ich …………………………………………………………………………………………………….

Ich fühle, dass ich …………………………………………………………………………………………………….

Ich fühle, dass ich …………………………………………………………………………………………………….

Als Nächstes erläutere die Aussage, indem du die Situation beschreibst, in der du dieses Gefühl hast und was du tust:

Beispiel: Wenn ich in der Schule bin und ich mich mal wieder nicht melde, habe ich den Gedanken, dass ich dumm bin.

Wenn …………………………………………………………………………………………… (Situation)

und ich ……………………………………………………………………………………… (Verhalten),

dann ………………………………………………………………… (Gedanken und Empfindungen).

Wenn …………………………………………………………………………………………… (Situation)

und ich ……………………………………………………………………………………… (Verhalten),

dann ………………………………………………………………… (Gedanken und Empfindungen).

Wenn …………………………………………………………………………………………… (Situation)

und ich ……………………………………………………………………………………… (Verhalten),

dann ………………………………………………………………… (Gedanken und Empfindungen).

……

Ich bin ...

Wie geht es dir mit dieser Art von Selbstbeschreibung?

....

....

....

....

....

....

....

....

....

Reframing

Altersbereich: ab 13 Jahren
Themen: Perspektivwechsel, auffälliges Verhalten hat auch Stärken, Funktionale Kohärenz
Dauer: 50 Minuten

Durchführung

Bitte teilen Sie nacheinander die Fragebögen (1) und (2) aus und lassen Sie diese den Teilnehmenden ausfüllen. Anschließend werden die Themen offen besprochen und diskutiert.

Lerneffekte und Gesprächsthemen

- Verhaltensvielfalt
- Schwächen können in anderen Kontexten auch Stärken sein
- Dualität von Verhalten erkennen

Reframing

(1) Welche konkreten **Probleme** treten bei Menschen mit entsprechenden Verhalten auf und in welchen Situationen bzw. in welchen Zusammenhängen?

Aggressionen

....

....

....

....

Verweigerung

....

....

....

....

Angepasstes Verhalten

....

....

....

....

Kindliches Verhalten

....

....

....

....

Reframing

(2) In welchen Situationen und Zusammenhängen können die entsprechenden Verhaltensweisen **Stärken** sein?

Aggressionen

....

....

....

....

Verweigerung

....

....

....

....

Angepasstes Verhalten

....

....

....

....

Kindliches Verhalten

....

....

....

....

AB 86 • T

Familie in Bonbons

Altersbereich: 6–25 Jahre
Themen: Perspektivwechsel, Empathie, Sympathie, Antipathie, Beziehungen, Sicherheit, sichere Beziehungen
Dauer: 45 Minuten
Materialien: Sammlung von Bonbons, viele verschiedene Sorten mit unterschiedlichem Geschmack

Durchführung

Die Teilnehmenden werden aufgefordert, sich aus einer Sammlung von Bonbons Stellvertreter für ihre Familie bzw. wichtige Bezugspersonen auszusuchen und einen Bonbon für sich selbst zu wählen. Danach werden diese zu Familien- und Beziehungsthemen angeordnet.
Ergänzend kann angeleitet werden, dass das teilnehmende Kind bzw. die oder der Jugendliche sich in verschiedenen Perspektiven begibt. Es kann z. B. eine außenstehende Perspektive oder die Perspektive einzelner Familienmitglieder eingenommen werden.

Lerneffekte und Gesprächsthemen

- Wahrnehmung
- Gefühle
- Empathie
- Sympathie
- viele Gesprächsthemen zu familiären Dynamiken möglich

Tipp

Diese Übung lässt sich gut zu Beginn einer Therapie oder eines Trainingsprogramms einsetzten. Durch spätere Wiederholungen können Prozesse und Veränderungen interpersonaler Beziehungen dargestellt werden.
Bei Kommunikations- und Beziehungsprobleme kann diagnostisch aufgezeigt werden, wie die Qualität vorhandener Beziehungen aktuell einzuschätzen ist.

Familie in Bonbons

Dokumentation für den Therapierenden

Person	Alter	Bonbon
....	....	....
....	....	....
....	....	....
....	....	....
....	....	....
....	....	....

Notizen:

....

....

....

....

....

Foto oder Zeichnung der Konstellation

AB 87 • T

Selbst- und Fremdwahrnehmung

Altersbereich: 12–25 Jahre
Themen: Perspektivwechsel, Selbsteinschätzung, meine Wünsche
Dauer: 45 Minuten
Materialien: A4-Papier, Stifte

Durchführung

»Bitte unterteile dein Blatt in vier Felder. Es sollen vier soziale Felder dargestellt werden, die für dich aktuell wichtig sind. Versehe jedes der Fenster mit einem der folgenden Titel:

(1) So, wie meine Mitschüler / Mitschülerinnen mich sehen:

(2) So, wie ich will, dass meine Mitschüler / Mitschülerinnen mich sehen:

(3) So, wie ich mich sehe:

(4) So, wie ich sein will:

Notiere im Anschluss deine Gedanken und Überlegungen in die vorgesehenen Felder.

Für die Aufgabe hast du zehn Minuten Zeit.«

Tipp

Als Variation der Übung können auch andere soziale Fenster aus der Lebenswelt der Teilnehmenden dargestellt werden, wie Familie, Freunde, Mädchen, Jungen etc.

Lerneffekte und Gesprächsthemen

- Kontrolle der Selbsteinschätzung möglich
- Wie werde ich gesehen?
- Wirke ich so, wie ich es mir wünsche?
- Was tue ich, um so zu wirken?
- Was kann ich tun, um so zu sein, wie ich möchte?

Wichtig

Achtung! Vermeiden Sie peinliche Situationen für Jugendliche mit Schreib- und Leseproblemen. Diese Problematik steht hier nicht im Mittelpunkt und sollte an entsprechender Stelle Beachtung finden.

Wie kommt denn so etwas?

Altersbereich: 6–12 Jahre
Themen: Perspektivwechsel, Kontextsensitivität
Dauer: 10 Minuten

Durchführung

Gemeinsam wird eine Karte gezogen und eine Situationsbeschreibung vorgelesen. Dann werden solange abwechselnd Antworten auf die Frage »Wie kommt denn so etwas?« gegeben, bis keinem mehr eine Antwort einfällt. Wer die letzte Antwort gegeben hat, bekommt die Karte. Bei der nächsten Karte wird genauso vorgegangen. Die Übung endet, wenn alle Karten vergeben sind. Wer die meisten Karten hat, hat gewonnen.

Lerneffekte und Gesprächsthemen

Es geht darum, dass …
- die gleiche Situation auf verschiedene Art betrachtet werden kann,
- eine reine Situationsbeschreibung noch wenig aussagt und
- das gleiche Verhalten in verschiedenen Kontexten eine vollständig andere Funktion haben kann.

Es lohnt sich also Situationen genau zu betrachten, dabei kann ein stetiger Perspektivwechsel hilfreich sein.

Wichtig

Diese Übung setzt ein gewisses Maß an Fähigkeit zum Perspektivwechsel voraus.

Wie kommt denn so etwas?

Hier einige Beispiel-Karten – Sie können auch gerne selbst kreativ werden.

Eine Mutter geht mit ihrem Sohn und ihrer Tochter zur Eisdiele, nur der Sohn bekommt ein Eis. Wie kommt denn so etwas?	Eine Familie spielt ein Spiel miteinander, plötzlich steht die Tochter auf und rennt aus dem Raum. Wie kommt denn so etwas?
Du läufst die Straße entlang und findest einen Brief mit der Aufschrift »Streng geheim!«. Wie kommt denn so etwas?	Das Lieblingstier eines Kindes wird von einem Auto angefahren. Wie kommt denn so etwas?
Die Eltern eines Mädchens sollen ihre Tochter vom Feriencamp nach Hause holen. Wie kommt denn so etwas?	Einem Jungen wird verboten, an einem Schulausflug teilzunehmen. Wie kommt denn so etwas?
Ein Kind hat auf einer Fähre sein Kuscheltier liegen gelassen. Wie kommt denn so etwas?	Ein Junge haut seinen besten Freund. Wie kommt denn so etwas?
Ein Kind kommt nach Hause und die Mama weint. Wie kommt denn so etwas?	Eine Frau kommt nach Hause, sieht ihr Kind und weint. Wie kommt denn so etwas?
Ein Kind hat ein schönes Bild gemalt und die Lehrerin schimpft. Wie kommt denn so etwas?	Ein Vater kommt auf den Spielplatz, sieht seinen Sohn und hüpft auf einem Bein. Wie kommt denn so etwas?
Zwei Freunde spielen ein Spiel, plötzlich lacht einer laut los. Wie kommt denn so etwas?	Ein Mädchen schiebt ihr Fahrrad und weint. Wie kommt denn so etwas?

Wie kommt denn so etwas?

7 Elternarbeit

Elternarbeit in der Akzeptanz- und Commitmenttherapie, wie wir sie verstehen und praktizieren, heißt, die Eltern bzw. Bezugspersonen in die ACT-Kernprozesse einzuführen und die Handlungsorientierung des Ansatzes im Lebensmittelpunkt der Kinder und Jugendlichen zu verdeutlichen. Jeder ist im Prozess! Ergänzend nehmen wir durch ein videogestütztes Kommunikations- und Wahrnehmungstraining der Eltern bzw. Bezugspersonen direkt Einfluss auf das bedeutende Interaktionsverhalten im Lebensmittelpunkt der Kinder und Jugendlichen. Dabei werden die Kinder und Jugendlichen ihrem Alter entsprechend einbezogen bzw. in ihrer wachsenden Verantwortung beteiligt.

Wenn es um die therapeutische Behandlung von Kindern und Jugendlichen geht, gehört Elternarbeit selbstverständlich dazu. In unserer täglichen Arbeit zeigt sich immer wieder, dass nur so therapeutische Schritte und Veränderungen langfristig gefestigt werden.

Wenn die für die Kinder und Jugendlichen relevanten Systeme nicht beteiligt werden und sich nicht beteiligen, hat das Kind bzw. der / die Jugendliche – nach unseren Erfahrungen – keine wirkliche Chance für wirksame Veränderungen. Wenn eine Person sich verändert oder sich verändern soll, ist es wichtig, dass alle relevanten Systemmitglieder mitgehen, denn nur in einem gemeinsamen Prozess können Veränderungen stabilisiert werden.

Eltern tragen die Verantwortung für eine gesunde Entwicklung ihrer Kinder, indem sie einen Entwicklungsrahmen bieten, welcher Orientierung gibt, ein gesundes Selbstwerterleben fördert, eine kindgerechte Einflussnahme ermöglicht sowie eine stabile Beziehung bzw. Bindung anbietet.

Die ACT-Kernprozesse in der Elternarbeit

Elternsein bedeutet ständige Veränderungen und erfordert immer wieder neue, adaptive Verhaltensweisen. Ein hilfreiches und förderliches Elternverhalten beim Kleinkind ist möglicherweise für das Grundschulkind nicht mehr passend. Damit Eltern hilfreiche, an den eigenen Werten orientierte Entscheidungen treffen können, ist es wichtig, dass sie ihre eigenen Gedanken und Gefühle sowie die damit verbundenen Handlungsimpulse kennen. Ebenso wichtig ist es, dass Eltern die Empfindungen und Verhaltensweisen ihrer Kinder verantwortungsvoll beachten. Psychische Flexibilität im Sinne entwickelter Fähigkeiten der sechs ACT-Kernprozesse ist also für Eltern essenziell wichtig und hilfreich.

So zeigt sich z. B. in der Übung auf **AB 93** »Hilfreiches Elternverhalten für einen förderlichen Entwicklungsrahmen« (Gottman, 1997; Polk et al., 2016), wie wichtig psychische Flexibilität und ganz besonders die Fähigkeit zum Kontakt mit dem gegenwärtigen Augenblick für die Umsetzung eines solchen elterlichen Verhaltens ist. Ein hilfreiches und förderliches Erziehungsverhalten ist z. B., gewünschtes Verhalten beim Kind zu verstärken. Dies setzt voraus, dass Eltern zunächst überlegen, welches Verhalten sie fördern möchten. Außerdem muss bei der Formulierung der Forderungen der Entwicklungsstand des Kindes beachtet werden. Dabei ist es wichtig, sich an den aktuellen Fertigkeiten zu orientieren. Darüber hinaus müssen die Eltern im Alltag das gewünschte Verhalten erkennen können und gezielt verstärken. Bei jedem dieser Aspekte ist insbesondere die Fähigkeit zum Kontakt mit dem gegenwärtigen Augenblick wichtig. So hat sich auch gezeigt, dass der achtsame Umgang von Eltern mit ihren Gedanken und Gefühlen entscheidenden Einfluss darauf hat, wie gut diese darin sind, zu fördern und Grenzen zu setzen (Singh, 2007). Auch weisen Kinder achtsamer Eltern weniger Verhaltensauffälligkeiten und bessere soziale Fähigkeiten auf (Singh, 2006).

Elternsein bedeutet auch, immer wieder mit eigenen schwierigen oder schmerzhaften Gefühlen konfrontiert zu werden, denn die Möglichkeit, das eigene Kind zu verlieren, macht verwundbar. So versuchen Eltern ganz natürlich, ihre Kinder vor Gefahren zu schützen. Zu einem hilfreichen, förderlichen Erziehungsverhalten gehört aber auch, dem Kind zu ermöglichen, in einem sicheren Rahmen Erfahrungen zu machen – auch negative. Sind Eltern zu sehr fusioniert mit dem Gedanken »Das ist zu gefährlich« und richten sie ihr Verhalten danach aus, das damit verbundene Erleben von Angst und Sorge zu vermeiden, verhindert diese elterliche Erlebensvermeidung, dass das Kind die Konsequenzen eigenen Verhaltens erfahren kann. Damit sind die Möglichkeiten des Kindes eingeschränkt, die Beachtung von Konsequenzen auf eigenes Verhalten – im Sinne von Tracking – zu erlernen.

Definition

Tracking ist ein im Rahmen der Relational Frame Theory entwickelter Begriff und meint »das Befolgen einer Regel, weil verstärkende Erfahrungen dadurch gegeben sind, dass die Konsequenzen, die durch die Regel benannt werden, tatsächlich eintreten« (Vilatte et al., 2020, S. 402).

Weiterhin erleben Eltern bei der Begleitung ihrer Kinder immer wieder unterschiedliche schmerzhafte Gefühle. Wird ein Kind z. B. in der Schule ausgegrenzt und kommt weinend nach Hause oder hat ein Kleinkind im Supermarkt einen Wutanfall, so sind dies zumeist Auslöser für intensive schmerzliche Gefühle bei den Eltern. Ein Umgang im Sinne von Erlebensvermeidung (z. B. wenn die Eltern dem Kind die gewünschte Süßigkeit kaufen) wird in letzterer Situation unmittelbar negativ verstärkt (das Kind hört auf zu schreien und die schmerzlichen Gefühle lassen nach). Die Funktion des elterlichen Verhaltens ist dann, das eigene innere Erleben, das durch das Verhalten des Kindes ausgelöst wird, möglichst schnell zu beenden.

Sowohl ein bestrafender als auch ein gewährender Erziehungsstil haben oft die Funktion von Erlebensvermeidung (Whittingham & Coyne, 2019). Zudem hat Erlebensvermeidung eine erhöhte Insensitivität für innere und äußere Reize und damit auch für direkte Konsequenzen (oft die langfristigen) des eigenen Verhaltens zur Folge. Dies führt mitunter dazu, dass auch ein nicht hilfreiches elterliches Verhalten beibehalten wird. Außerdem gehen ein bestrafender und ein gewährender Erziehungsstil häufig mit übermäßigen Fusionen einher (Whittingham & Coyne, 2019). Typische elterliche Fusionen sind z. B. »Sie macht dies nur, um mich zu ärgern«, »Ich bin schuld an ihren Problemen« oder »Er ist wie sein Vater (welcher mich schlägt)«. Im Zustand übermäßiger Fusionen können Eltern das eigene Kind nicht mehr achtsam wahrnehmen. Auch überhöhte Erwartungen an das Kind können Fusionen sein.

Eine elterliche Regel, wie z. B. »Das Kind zeigt sein Verhalten, um Aufmerksamkeit zu erlangen, also ignoriere ich es«, kann äußerst hilfreich sein. Wird diese Regel jedoch, ohne Beachtung des Kontextes und ihrer Nützlichkeit in diesem, absolut und immer angewendet, kann dies zu nicht hilfreichem elterlichen Verhalten führen. Wenn solche Regeln in einer absoluten Sprache formuliert werden, sei es von den Eltern selbst oder auch von Therapierenden, führt dies zu Insensitivität für die eintretenden Konsequenzen.

Es geht also darum, Eltern darin zu unterstützen, eine offene, die eigenen Gefühle annehmende und achtsame Haltung zur Erziehung zu finden und herauszufinden, welches elterliche Verhalten in welchem Kontext hilfreich sein kann. Die Richtung dafür, was hilfreich und nützlich ist, geben dabei die mit den Eltern erarbeiteten Werte vor. Elternsein ist häufig eher ein Marathon als ein Sprint. Es geht darum, Verhaltensweisen zu zeigen, welche häufig erst langfristig belohnt werden. Wenn Eltern auch mitten in der Nacht für ihr Kind da sind, auch wenn es ihnen selbst nicht gut geht, wird dieses elterliche Verhalten selten direkt belohnt. Hier kann ein elterlicher Wert (»für mein Kind da sein«) hilfreich sein, die Eltern für dieses Verhalten zu motivieren. Es gibt viele solcher schwierigen Momente als Eltern. Deshalb ist eine intrinsische Verstärkung im Sinne eigener Werte besonders hilfreich und wichtig. Werte ermöglichen Eltern, ihr eigenes, persönliches »Wofür« im Blick zu behalten.

Ein elterliches Handeln nach Werten ermöglicht außerdem ein Handeln vom Herzen her. Wenn Eltern nach Werten handeln, ist das emotional intensiver und damit für das Kind verstärkender, als wenn sie nach Regeln handeln. In der ACT-Elternarbeit werden Eltern dabei unterstützt, ihre elterlichen Werte zu verfolgen und dabei zu beachten, wie das jeweilige elterliche Verhalten in den jeweiligen Kontexten funktioniert. So können Eltern während der fortlaufenden kindlichen Entwicklung ein flexibles hilfreiches elterliches Verhalten zeigen.

Hilfreiches und förderliches elterliches Verhalten setzt außerdem ein gewisses Maß an Fähigkeit zum Perspektivwechsel voraus, hier die Fähigkeit die Perspektive des Kindes einnehmen zu können.

Um hilfreich auf die Signale ihrer Kinder reagieren zu können, ist es wichtig, dass Eltern wahrnehmen können, welche Gedanken, Gefühle und Handlungsimpulse die kindlichen Signale bei ihnen selbst auslösen. Um flexibel auf die kindlichen Signale reagieren zu können, ist ein flexibles elterliches Selbstkonzept hilfreich. Zudem ist es wichtig, dass Eltern ihr Kind als Wesen mit eigenen Intentionen und einer eigenen Perspektive wahrnehmen und die kindlichen Signale als Ausdruck von Gefühlen des Kindes erkennen können.

Insgesamt hat sich gezeigt, dass die psychische Gesundheit von Kindern am besten gefördert werden kann, wenn Eltern ein flexibles Selbstkonzept, eine entwickelte und bewusste Selbstwahrnehmung im Sinne von »Selbst-als-Prozess« sowie die Fähigkeit zur Einnahme einer Perspektive im Sinne des Kernprozesses »Selbst-als-Kontext« aufweisen (Whittingham & Coyne, 2019).

Deutlich wird, dass alle sechs ACT-Kernprozesse wichtig sind. Sie sollten bereits bei der Eingangsdiagnostik beachtet (z. B. indem ein Hexaflex-Fallkonzept bezüglich des elterlichen Erziehungsverhaltens erstellt wird) und bei den wichtigen Bezugspersonen der Patient*innen gefördert werden. Somit geht es in der ACT-Elternarbeit im Kern darum, die psychische Flexibilität der wichtigen Bezugspersonen zu fördern, damit diese hilfreiches und förderliches Elternverhalten zeigen können. Dadurch und durch das Vorleben psychischer Flexibilität durch die Therapierenden kann die psychische Flexibilität der Kinder bzw. Jugendlichen gefördert werden.

Videogestütztes Kommunikations- und Interaktionstraining

Für die ACT-Elternarbeit ist es zweckmäßig, Elemente des lösungs- und ressourcenorientierten Video-Home-Trainings (VHT) mit den Ansätzen der Akzeptanz- und Commitmenttherapie zu verbinden. Interaktion findet zwischen zwei oder mehreren Personen statt. In der Elternarbeit beschreibt Interaktion die Wechselwirkung zwischen Eltern und Kind, Eltern und Jugendlichen, Therapeut*in und Kind, Therapeut*in und Jugendlichen sowie zwischen Therapeut*in und Eltern. Diese Interaktionen umfassen das Suchen, Aufrechterhalten und Abschließen von Kontakt. Durch Interaktion beeinflussen wir einander zwangsläufig, sobald Kontakt zu dem Gegenüber hergestellt ist.

In der Eltern-Kind-Interaktion geht die Initiative zur Kontaktaufnahme nicht nur von den Erwachsenen aus, sondern stellt vielmehr ein wechselseitiges Miteinander (Intersubjektivität) zwischen den Beteiligten dar (Trevarthen, 1979). Bleiben diese angeborenen Initiativen des Kindes lange Zeit unbeachtet, werden sie von ihm aufgegeben.

Exkurs

Video-Home-Training (VHT)

Video-Home-Training (VHT) ist eine in der ersten Hälfte der 1980er-Jahre von Orion entwickelte Methodik, in der mithilfe von Videoaufnahmen die Kommunikation und Interaktion in der Familie trainiert wird. Die in Deutschland festzustellende Entwicklung der Jugendhilfe, von der Heimerziehung zu einem differenzierten Angebot verschiedener flexibler Hilfen, hat sich in ähnlicher Form in den Niederlanden schon seit den 1970er-Jahren vollzogen. Im Zuge der Veränderungen entwickelte sich als eine dieser flexiblen Hilfen das Video-Home-Training. VHT ist eine kurzzeitige, intensive Form der Unterstützung, die bei der Familie »zu Hause« sattfindet. In den Niederlanden war die Methode so erfolgreich, dass sie dort flächendeckend angeboten wird (Schepers & König, 2000).

In einer videogestützten Kurzzeittherapie soll mit der Wirksamkeit von Videokonsultationen (Videoaufnahmen aus dem erzieherischen Alltag der Familie und Videofeedbacksitzungen) stabilisierende und klärende Inhalte angeleitet und vermittelt werden. Im Mittelpunkt steht die gelungene respektvolle Interaktion aller Familienmitglieder miteinander und die präventive Kompetenzerweiterung unter professioneller Anleitung. Das kurzzeittherapeutische Handlungskonzept beinhaltet eine standardisierte, videogestützte und ressourcenorientierte Diagnosephase. Die Diagnosephase gibt einen fundierten Einblick in das Erziehungsverhalten, das Interaktionsverhalten, die individuelle Persönlichkeit, die genaue Beschreibung der Probleme und führt zur Beschreibung eines gemeinsamen Ziels für die Zusammenarbeit mit den Eltern. Schon die Diagnosephase führt zu neuen Erkenntnissen, Aktivierung und Veränderung für die verantwortlichen Eltern und ihre Kinder. Sie ermöglicht auch, effektiv zielgerichtete Interventionen einzuleiten. Im Anschluss an die Diagnosephase wird bedarfsorientiert durch ein videogestütztes Training das festgeschriebene Ziel gemeinsam erarbeitet.

Im VHT ist es entscheidend, sich durch gelungene Interaktionen den Kommunikations- und Erziehungsproblemen lösungsorientiert anzunähern. Das Training ist der Prozess, neu gewonnenes Wissen und Einsichten ganz in die Persönlichkeit und den Lebensalltag der Familie zu integrieren. Es kann z. B. darum gehen, Kommunikationsgewohnheiten zu korrigieren, neue Denkweisen und Tagesabläufe zu etablieren oder die Ausrichtung und das Verhalten zu verändern.

Gemeinsames Training ist das Suchen in der direkten Interaktion und das Anschauen der eigenen Interaktion nach praktischen Lösungen. Die / Der Therapeut*in arbeitet mit den Familien während des Übens an konkreten Alltagssituationen, die die aktuellen Lebenswelten der jungen Menschen und deren Eltern betreffen. In begleitenden Gesprächssituationen werden die konkreten Zielvorstellungen analysiert und Erweiterungen bzw. ergänzende Strategien erarbeitet. Beim Training wird auf vorhandene Kompetenzen aufgebaut und zurückgegriffen. Die Schlüsselbegriffe beim Training sind Aktivierung und Lernen im eigenen Erleben. Im Training wird eine aktive Haltung erwartet. Training bedeutet lernen, um kontinuierlich seine eigenen Fähigkeiten bzw. Kompetenzen weiterzuentwickeln. Die effektivste Form des Lernens ist »Lernen im eigenen Erleben«.

Wir sind überzeugt davon, dass ein Kommunikationstraining und eine gute Interaktion in Familien zu gesunden Entwicklungen führen, zu guten Entscheidungen und zu einer gelungenen Anpassung an neue Herausforderungen. Hier kommt es zur Verbindung der Methodik und handlungsorientierten Ausrichtung von ACT und VHT. Die ACT-Kernprozesse werden mit den Eltern erarbeitet und durch videogestützte Interventionen auch in den Alltag der Familie integriert.

Dabei geht es um die Förderung folgender Bereiche:

- Gespräche führen,
- streiten lernen,
- reden können,
- Klärungen entdecken,
- Lösungen entwickeln,
- Handlungen verstehen,
- die Selbstwirksamkeit aller Familienmitglieder sowie
- die Erziehungskompetenzen der Eltern erweitern.

Eltern tragen die Verantwortung für eine gelungene Kommunikation und Interaktion in der Familie. Die erzieherische Kompetenz der Eltern wird erweitert. Jugendliche Kinder (ab dem Alter von 13 Jahren) werden direkt mit in das Interaktions- und Kommunikationstraining einbezogen, da sie mit zunehmendem Alter immer mehr Verantwortung für eine gelungene Kommunikation und Interaktion in der Familie tragen.

Familienkonflikte

In problembelasteten Familien spielen Konflikte eine große Rolle – nur wenige Menschen können eine Person so sehr ärgern oder verletzen wie ihre Angehörigen.

Bei zahlreichen ungelösten, offenen, verdrängten bzw. vermiedenen Konflikten werden die Familienmitglieder bald unter einer chronischen Unzufriedenheit und Feindseligkeit leiden, enttäuscht, entmutigt und bitter sein. Viele Rollen und Funktionen werden nur unzureichend oder gar nicht erfüllt, notwendige Veränderungen werden unterlassen. Die Familienmitglieder verbringen immer weniger Zeit miteinander (bei Gesprächen, Freizeitaktivitäten usw.) und haben nur noch wenig Freude aneinander. Häufig werden die interpersonalen Konflikte internalisiert. Diese äußern sich dann in intrapsychischen Konflikten und Symptomen oder werden in Form von Alkoholismus, Kriminalität, Kindesmisshandlung etc. ausagiert. In vielen Fällen kommt es schließlich zum Zerfall der Familie, zu Beziehungsabbrüchen, Trennung und Scheidung.

Kinder und Jugendliche werden immer früher selbstständig und tragen schon in jungen Jahren viel Verantwortung. Oftmals erfüllen sie einen Auftrag der Eltern zur Selbstständigkeit. Diese sind aufgrund einer hohen beruflichen Beanspruchung häufig auf die früh entwickelte Selbstständigkeit ihrer Kinder angewiesen. Schule, Freundschaften und Freizeit werden von den Kindern ab einem gewissen Alter völlig allein organisiert. Aber auch in den Bereichen Essen, Kleidung und Hygiene müssen die Kinder und Jugendlichen hohe Erwartungen erfüllen. Familiäre Rituale sind auf ein Minimum beschränkt und die Möglichkeit einer weltweiten Mediennutzung verändert Beziehungen, Interaktionen und Gespräche. Auch die Kommunikation innerhalb eines familiären Systems muss sich diesem familiären und gesellschaftlichen Wandel stellen.

Gute Interaktion in Familien

Eine Interaktion ist erfolgversprechend bzw. unproblematisch, wenn die Familienmitglieder Botschaften verständlich, klar und vollständig übermitteln und widerspruchsfrei weitergeben können. Das bedeutet, dass sie den Kontext von Erlebnissen und Vorgängen wiedergeben, die zeitliche Sequenz von Ereignissen beachten und ihre Botschaften klar darstellen, deutlich machen und begründen können. Die Familienmitglieder sprechen andere Familienmitglieder direkt an, offenbaren ihre Gefühle und stellen die eigene Meinung unverhüllt dar. Zugleich sind sie neugierig und fragen nach den Gedanken, Gefühlen und Erlebnissen ihrer familiären Gesprächspartner*innen. Reden diese, so können sie zuhören, die Bedeutung von Symbolen ermitteln und Aussagen an der Realität überprüfen. Sie halten Blickkontakt, gebrauchen passende Gesten und zeigen eine den Aussagen entsprechende Mimik.

Videogestützte Ansätze in der Elternarbeit führen bei den Beteiligten zu einer Wahrnehmungsgenauigkeit und der Möglichkeit, das eigene interaktive Verhalten zu beobachten. Außerdem macht ein videogestütztes Interaktions- und Kommunikationstraining deutlich, welche gegenseitige Beeinflussung, in der therapeutischen Beziehung zu Kindern und den Eltern und der Familienmitglieder untereinander, durch die Hexaflex-Dynamik gegeben ist.

Die therapeutische Beziehung in der Hexaflex-Dynamik

Alle persönlichen Prozesse und Entwicklungen beeinflussen sich gegenseitig, dies muss besonders von Therapeut*innen jederzeit qualitativ beachtet und den Eltern, Kindern und Jugendlichen vermittelt und erlebbar gemacht werden.

In der videogestützten Eltern- oder Familienarbeit müssen jederzeit die Hexaflex-Dynamiken (ACT-Kernprozesse) beachtet werden, da sich die einzelnen Prozesse der Beteiligten gegenseitig beeinflussen (Abb. 7.1).

Die Darstellung zeigt die Bewegungen und Aufgaben für die videogestützte ACT-Elternarbeit mit Kindern von sechs bis zwölf Jahren. Alle sechs ACT-Kernprozesse werden von dem / der Therapeut*in und folgend von den Eltern vorgelebt und vermittelt. Kinder lernen durch Nachahmung von ihnen zugewandten Modellen. Außerdem lernen Kinder operant, sie brauchen Bestätigung und Anerkennung, um gewünschtes Verhalten zu wiederholen, um ihre Fähigkeiten zu erweitern und letztendlich in ihre Kompetenzen zu integrieren.

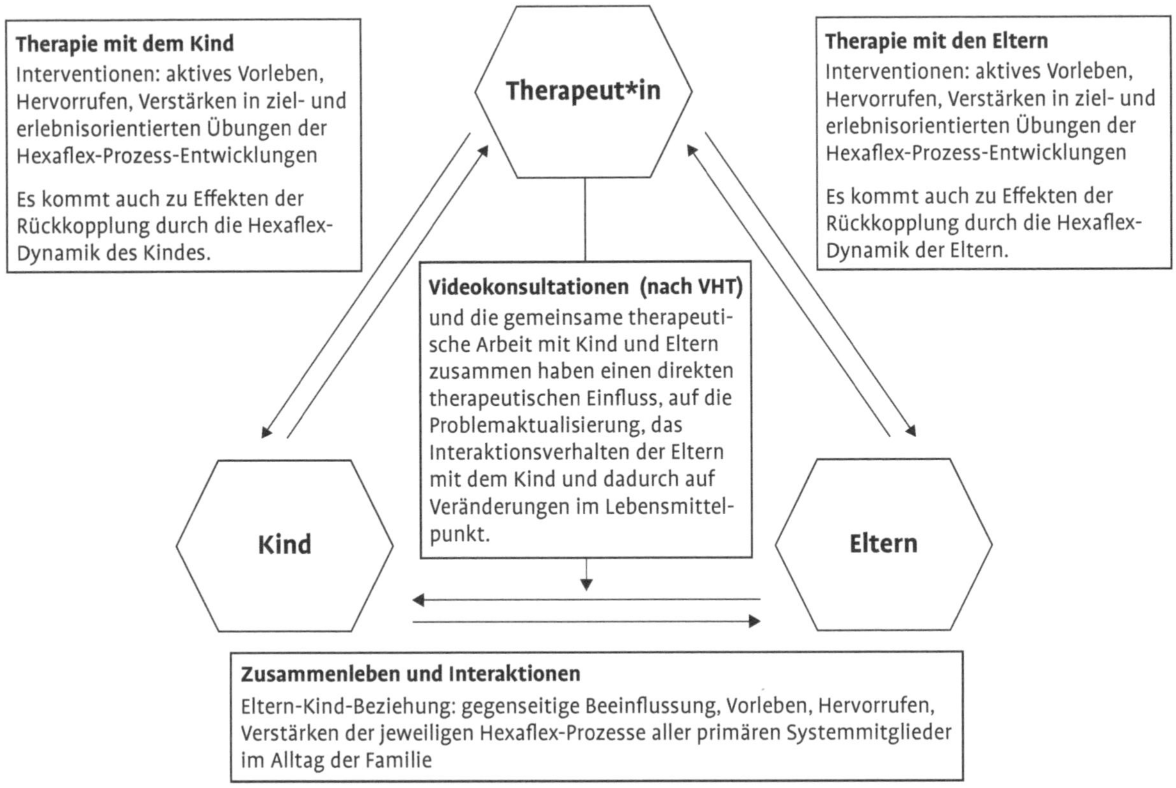

Abbildung 7.1 Hexaflex-Dynamik und Videokonsultationen in der ACT-Elternarbeit mit Kindern bis 12 Jahren

Videokonsultation

Wir arbeiten in der ACT Elternarbeit mit Videokonsultationen. Die Videokonsultation umfasst die Aufnahme und Analyse des Videomaterials sowie ein Feedbacksitzung. Die Aufnahmen können ritualisierte gemeinsame Handlungen (z. B. das Abendessen) im Alltag der Familie oder bestimmte Problemsituationen, z. B. die elterliche Begleitung der schulischen Hausaufgaben, beinhalten. Die fokussierten Videoaufnahmen können aber auch in den Praxisräumen während der psychotherapeutischen Behandlung gemacht werden. Hierfür eigenen sich ausgewählte überschaubare Übungen und gemeinsam durchgeführte Aufgaben. Die erlebnisorientierten Übungen **AB 95** »Gemeinsam lösen« und **AB 94** »Papierkorbball« haben sich dafür bewährt.

Auf die Videoaufnahme folgt die Videoanalyse durch die Therapierenden, um anschließend mit den Eltern die Videofeedbacksitzung durchzuführen.

In der Videoanalyse wird im Wesentlichen mit dem Kontaktritual und den fünf Grundprinzipien gelungener Kommunikation gearbeitet, es werden aber auch inhaltliche Themen analysiert.

Bei Kindern zwischen sechs und zwölf Jahren tragen die Eltern die Verantwortung für eine gelungene Kommunikation und Interaktion in der Familie. Sie sollen durch Vorleben neues Verhalten an ihre Kinder weitergeben und in ihren eigenen Kompetenzen gestärkt werden. Ältere Kinder bzw. Jugendliche werden bei den Videofeedbacksitzungen aktiv und direkt beteiligt.

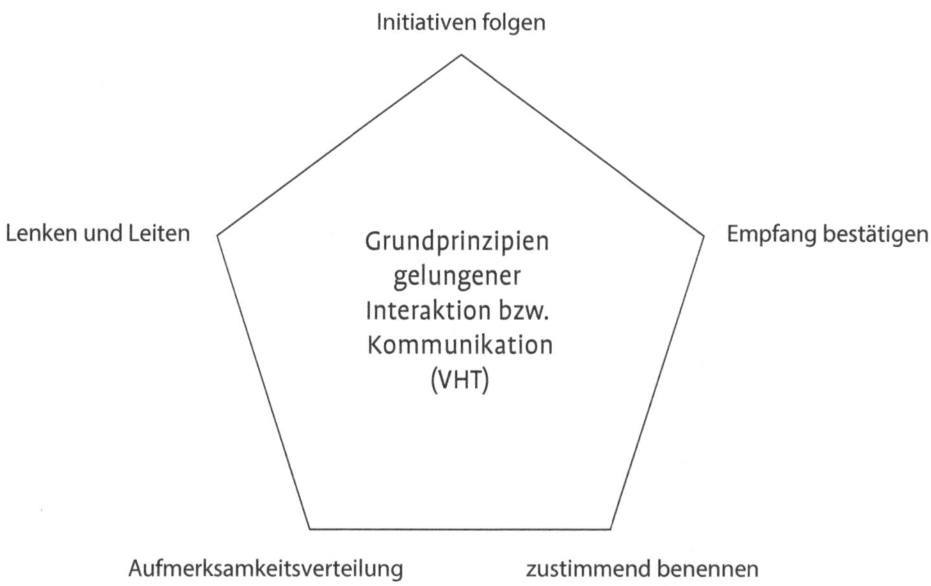

Abbildung 7.2 Grundprinzipien gelungener Interaktion bzw. Kommunikation

Arbeits- und Informationsmaterial

AB 89 PELZ – Problemsicht und Zieldefinition
Das PELZ-Modell von Vogt-Hillmann und Burr (2002) eignet sich gut dafür, Gespräche zu beginnen und erste wesentliche Punkte zu erarbeiten. Zu Anfang steht das aktuelle tatsächliche Problem im Mittelpunkt, danach werden die Erklärungen für das Problem aus verschiedenen Perspektiven betrachtet. Daraufhin werden bisherige Lösungen und Lösungsversuche besprochen, um anschließend detailliert die Ziele für den gemeinsamen Prozess zu definieren.

AB 90 Vom Krisenmodus zu Werten
Diese Übung ist dafür geeignet, Eltern für ihre eigene Befindlichkeit und die möglicherweise damit verbundenen gedanklichen Einengungen zu sensibilisieren.

AB 91 Problemverhalten – Zielverhalten
Dieses Arbeitsblatt soll Eltern helfen, zunächst eine differenzierte Problemsicht zu entwickeln, um auf dieser Grundlage konkrete, handlungsorientierte und zeitnah erreichbare Ziele zu erarbeiten.

AB 92 Ziele und engagiertes Handeln
Dieses Arbeitsblatt bietet eine Anleitung zur Formulierung von handlungsorientierten Zielen mit Eltern.

AB 93 Hilfreiches Elternverhalten für einen förderlichen Entwicklungsrahmen
Auf diesem Arbeitsblatt ist in Anlehnung an Gottham (1997) und Polk et al. (2016) Elternverhalten aufgeführt, das hilfreich sein kann, um einen förderlichen Entwicklungsrahmen zu schaffen.

AB 94 Papierkorbball
Auf diesem Arbeitsblatt finden Sie die Anleitung für ein dynamisches Spiel, das zur Beobachtung und anschließender Besprechung von Interaktionen eingesetzt werden kann und auch in einem kleinen Raum durchführbar ist. Das Spiel eignet sich gut für eine Videokonsultation mit einer Aufnahme in Praxisräumen.

AB 95 Gemeinsam lösen
Auf diesem Arbeitsblatt finden Sie die Anleitung zu einer aktiven Übung für die Beobachtung und das Erleben von Zusammenhalt und Teamverhalten.

AB 96 Matrix mit Eltern
Dieses Arbeitsblatt bietet eine Anleitung für das Erstellen einer Matrix mit Eltern. Die Matrix ist ein von Polk et al. (2016) entwickeltes ACT-Tool, das bei unterschiedlichen Personengruppen angewendet werden kann. In dieser Übung geht es darum, gemeinsam mit Eltern insbesondere zwei Fragen zu bearbeiten: »Welche Lebensweise wünschen sich die Eltern im tiefsten Innern?« und »Welche inneren oder äußeren Hindernisse haben sie bisher daran gehindert?« Durch diese Fragen kann die Funktionalität des elterlichen Verhaltens exploriert und abgebildet werden.

AB 97 Wertearbeit mit Eltern
Die auf diesem Arbeitsblatt in Anlehnung an Whittingham und Coyne (2019) benannten Fragen und Metaphern können gemeinsam im Gespräch mit den Eltern durchgegangen werden.

AB 98 Engagiertes Handeln für Eltern – Der Sprung
Bei dieser Metapher nach Whittingham und Coyne (2019) geht es darum, dass engagiertes Handeln wie ein Sprung ist. Wir können aus den verschiedensten Höhen springen, aber wenn wir uns entscheiden zu springen, müssen wir den Boden verlassen.

AB 99 Kontakt mit dem gegenwärtigen Augenblick für Eltern
Auf dem Arbeitsblatt sind Übungen zum Kernprozess »Kontakt mit dem gegenwärtigen Augenblick« dargestellt, die sich im Rahmen der Elternarbeit bewährt haben, wie z. B. die »Ankeratmung« nach Harris (2011).

AB 100 Akzeptanzübungen für Eltern
Auf dem Arbeitsblatt sind Übungen zum Kernprozess »Akzeptanz« in Anlehnung an Whittingham und Coyne (2019) dargestellt, die sich im Rahmen der Elternarbeit bewährt haben.

AB 101 Defusionsübungen für Eltern
Auf dem Arbeitsblatt sind Übungen zum Kernprozess »Defusion« dargestellt, die sich im Rahmen der Elternarbeit bewährt haben, wie z. B. die Übungen »Fahrgäste im Bus« nach Whittingham und Coyne (2019) oder »Ich habe den Gedanken, dass …« nach Harris (2011).

AB 102 Flexible Perspektivübernahme für Eltern
Auf dem Arbeitsblatt sind Übungen zum Kernprozess »Selbst-als-Kontext« in Anlehnung an Whittingham und Coyne (2019) dargestellt, die sich im Rahmen der Elternarbeit bewährt haben.

AB 103 Beobachtungsaufgabe Gefühle
Dies ist eine Übung zur Förderung der Selbstwahrnehmung beim Kind. Die Übung soll außerdem Eltern dazu anleiten, dem Kind modellhaft die Benennung von Gefühlen und Körperempfindungen vorzuleben.

AB 104 Grundbedürfnisse für Ausgeglichenheit und Zufriedenheit
Auf diesem Arbeitsblatt finden Sie eine Übung, um den Anfängergeist zu reaktivieren. Sie soll die Betroffenen dabei unterstützen, sich auf etwas Neues einlassen zu können und im eigenen Erleben herauszufinden, dass werteorientiertes Handeln Ausgeglichenheit und Zufriedenheit ermöglicht.

INFO 3 Möglicher Ablauf der videogestützten ACT-Elternarbeit
Auf diesem Informationsblatt wird ein möglicher Ablauf eines videogestützten Prozesses zur ACT-Elternarbeit dargestellt. In diesem Rahmen wird das *Eltern-Belastungs-Inventars* (EBI; Tröster, 2011) von den Therapierenden an die Eltern vergeben. Dieser Fragebogen ist nicht auf dem Informationsblatt enthalten.

PELZ – Problemsicht und Zieldefinition

Altersbereich: 6–17 Jahre
Thema: ACT mit Eltern
Dauer: 30–50 Minuten

Gesprächsthemen

Das PELZ-Modell eignet sich gut dafür, Gespräche zu beginnen und erste wesentliche Punkte zu erarbeiten. Zu Anfang werden die aktuellen und tatsächlichen Probleme definiert und geklärt, wer welche Erklärungen für die Probleme hat. Anschließend werden bisherige Lösungsversuche besprochen und erfragt, mit welchem Erfolg diese bisher eingesetzt werden konnten. Zum Abschluss benennen Patient*in und Bezugspersonen ihre Ziele.
Bei dieser Exploration ist es hilfreich, schon mit »ACT-Ohren« zu zuhören, d. h. hören auf:

- mögliche Fusionen
- mögliche starre Selbstkonzepte
- Einsatz von Lösungsversuchen im Sinne von Erlebensvermeidung etc.

Problemwahrnehmung und Problemdefinition

- Wie wird das Problem wahrgenommen und wie wird es definiert?
- Was ist der aktuelle Anlass für das Aufsuchen einer Psychotherapie?
- Wie sieht der / die Patient*in das Problem?
- Wie sehen die Bezugspersonen das Problem?
- Wie sieht der / die psychosoziale Helfer*in das Problem?
- Wie sehen andere Beteiligte das Problem?
- Gibt es eine übereinstimmende Sichtweise?

Erklärungen

- Wie erklären sich die einzelnen Systemmitglieder das Problem?
- Was vermuten Einzelne über Erklärungen anwesender bzw. abwesender Systemmitglieder?
- Wenn Erklärungen verschieden sind, welche Erklärungen haben die Anwesenden für die Unterschiede?
- Welche anderen möglichen Erklärungen gibt es, die noch nicht geäußert wurden?

Lösungsversuche

- Was tun die Systemmitglieder, wenn das Problem auftritt?
- Wer hat bisher versucht, das Problem zu lösen? Auf welche Weise?
- Welche Methoden wurden eingesetzt?
- Welches Resultat gibt es?
- Welche Lösungsversuche waren besonders hilfreich?
- Gab es ein bestimmtes Ereignis, durch das eine Wende eingeleitet wurde?
- Welche Lösungsideen gab es, die noch nicht versucht wurden?
- Welches Ergebnis wäre von ihnen zu erwarten?

Ziele

- Welches Ziel bzw. Erwartungen haben die einzelnen Systemmitglieder?
- Gibt es ein gemeinsames Ziel?
- Woran werden die einzelnen Beteiligten erkennen, dass das Ziel erreicht ist?
- Woran werden andere Beteiligte merken, dass das Ziel erreicht ist?

PELZ – Problemsicht und Zieldefinition

Problemwahrnehmung und Problemdefinition

....

....

....

....

Erklärungen

....

....

....

....

Lösungsversuche

....

....

....

....

....

Ziele

....

....

....

....

....

Vom Krisenmodus zu Werten

Altersbereich: 0–17 Jahre
Thema: Elternarbeit
Dauer: 30 Minuten

Durchführung

Diese Übung eignet sich besonders, wenn Eltern stark belastet sind.
Es geht darum, die Eltern für ihre eigene Befindlichkeit und die damit möglicherweise verbundenen gedanklichen Einengungen zu sensibilisieren.

Lerneffekte und Gesprächsthemen

»Vielleicht geht es Ihnen wie vielen Eltern. Sie fühlen sich erschöpft, hetzen durch den Alltag und auf eine Herausforderung folgt die nächste. Sie haben möglicherweise kaum Zeit für sich. Vielleicht fühlt es sich auch manchmal so an, als wenn Sie von einer Krise in die nächste kommen würden.
Wenn wir Menschen im Krisenmodus sind, fällt es uns häufig schwer, noch zu beachten, was wirklich wichtig für uns ist. Dann ist es oft auch schwierig, immer wieder neue kreative Lösungen zu finden und offen zu sein für unser Umfeld. Wir haben dann einen Tunnelblick.
Kennen Sie solche Momente?
Wie wäre es, aus diesem Krisenmodus herauszutreten? Wie wäre es, wenn es gelingt, ein wenig Flexibilität und Kreativität zurückzuholen und das zu beachten, was für Sie wirklich wichtig ist? Wie wäre es, wenn Sie wählen könnten, wie Sie auf Ihr Kind reagieren, wenn Sie bewusst die Richtung für Ihr Handeln auswählen könnten, auch wenn Sie im Krisenmodus sein sollten? Hierfür kann es hilfreich sein, seine eigenen Werte als Eltern zu kennen, um sich immer wieder an diesen zu orientieren. Werte sind frei gewählte Richtungen für das eigene Handeln. Es geht um die Frage: Was für eine Mama bzw. was für ein Papa möchten Sie gerne sein?«

Wichtig

Besonders wichtig ist, mit einer wertschätzenden Haltung den Krisenmodus zu erarbeiten.

Vom Krisenmodus zu Werten

Wann waren Sie das letzte Mal im Krisenmodus?

Beschreiben Sie bitte einmal die Situation:

....

....

....

....

....

Woran merken Sie, dass Sie im Krisenmodus sind?

....

....

....

....

....

Welche Körperempfindungen bemerken Sie dann?

....

....

....

....

....

Vom Krisenmodus zu Werten

Welche Gedanken bemerken Sie dann?

....

....

....

....

Welche Gefühle bemerken Sie dann?

....

....

....

....

Welche Handlungsimpulse bemerken Sie dann?

....

....

....

....

....

Welches Verhalten im Sinne Ihrer Werte würden Sie eigentlich zeigen wollen?

....

....

....

....

....

Problemverhalten – Zielverhalten

Altersbereich: 0–12 Jahre
Thema: Elternarbeit
Dauer: 50 Minuten

Dieses Arbeitsblatt soll Eltern helfen, zunächst eine differenzierte Problemsicht zu entwickeln, um auf dieser Grundlage konkrete, handlungsorientierte und zeitnah erreichbare Ziele zu erarbeiten. Häufig kommen Familien mit den folgenden Problembeschreibungen:
- Mein Sohn wird immer so wütend, er haut und tritt.
- Mein Sohn ist so ängstlich.
- Meine Tochter hat kein Selbstvertrauen. Sie denkt so negativ über sich.

Auf die Frage, welche Ziele die Eltern mit der Therapie bzw. Beratung verbinden, werden oft Ziele benannt, wie z. B.:
- Er soll nicht mehr so wütend werden. Er soll lernen, mit seiner Wut umzugehen.
- Er soll keine Angst mehr haben. Er soll mutiger werden.
- Sie soll mehr Selbstbewusstsein haben.

Diese Form der Problem- und Zielbeschreibungen bergen mehrere zu beachtende Hindernisse für die weitere therapeutische Arbeit:
- Sie beinhalten die Annahme, dass Gedankeninhalte verändert und schmerzliche Gefühle beseitigt werden müssen.
- Diese Form von Problem- und Zielbeschreibungen differenziert nicht zwischen verschiedenen Kontexten, in denen das Verhalten auftritt.
- Die Zielbeschreibungen sind weder konkret noch handlungsorientiert, noch beinhalten sie eine Zeitperspektive.

Lerneffekte und Gesprächsthemen

Bei dieser Übung geht es darum, die Eltern dazu anzuleiten, aus einer zunächst allgemeinen Problembeschreibung heraus konkrete, beim Kind zu fördernde Verhaltensweisen zu formulieren. Dies ermöglicht Eltern, Zielverhalten konkret anleiten und verstärken zu können.

Problemverhalten – Zielverhalten

Welches Verhalten Ihres Kindes macht Ihnen Sorgen? Zählen Sie bitte zunächst alle aus Ihrer Sicht problematischen Verhaltensweisen auf.

Beispiel: ist trennungsängstlich, ist aggressiv

....

....

....

....

....

Versuchen Sie nun bitte, diese Verhaltensweisen, so genau wie möglich zu beschreiben. Was könnte man auf einer Kamera sehen?

Beispiel: sagt abends, dass er bei den Eltern im Bett schlafen möchte; schreit die Lehrerin an

....

....

....

....

....

In welchen Situationen zeigt Ihr Kind dieses Verhalten?

Beispiel: wenn er nach dem Vorlesen allein in seinem Bett bleiben soll; in der Schule, wenn er eine Aufgabe nicht versteht

....

....

....

....

....

Problemverhalten – Zielverhalten

Was wäre das gewünschte Zielverhalten? Bitte beschreiben Sie dieses so genau wie möglich für die einzelnen Situationen.

Beispiel: Ich möchte, dass er nach dem Vorlesen in seinem Bett bleibt und noch allein eine CD hört; ich möchte, dass mein Kind lernt, Bescheid zu sagen, wenn es in der Schule eine Aufgabe nicht versteht.

....

....

....

....

....

Was müsste Ihr Kind lernen, um dieses Verhalten zeigen zu können?

Beispiel: Er müsste lernen, sich selbstständig zu beschäftigen und sich selbst zu beruhigen, wenn er Angst hat; er müsste lernen zuzugeben, dass er etwas nicht verstanden hat.

....

....

....

....

....

Was wäre ein nächster kleiner Lernschritt in diese Richtung?

Beispiel: sich am Nachmittag für zehn Minuten selbst zu beschäftigen; bei den Hausaufgaben sagen, was er nicht versteht

....

....

....

....

....

Ziele und engagiertes Handeln

Altersbereich: 0–12 Jahre
Thema: Elternarbeit
Dauer: 30 Minuten

Durchführung

Bei der Übung geht es darum, gemeinsam mit den Eltern Ziele zu formulieren, die …
- konkret und verhaltensnah,
- realistisch,
- in der nächsten Zeit umsetzbar und
- positiv formuliert sind.

Diese Art von Zielformulierung ist für viele Menschen zunächst wenig vertraut und bedarf häufig einer Anleitung und Begleitung. Deshalb hat es sich bewährt, die auf dem Arbeitsblatt formulierten Fragen gemeinsam mit den Eltern durchzugehen und die Ziele schrittweise miteinander zu erarbeiten.

Lerneffekte und Gesprächsthemen

Eine konkrete Formulierung des von den Eltern gewünschten kindlichen Verhaltens ermöglicht, dass
- Eltern gezielt gewünschtes Verhalten anleiten können.
- Eltern ihre Erwartungen dem kindlichen Entwicklungsstand anpassen.
- Eltern Zielverhalten beachten lernen.
- Eltern Zielverhalten mit Beachtung und Lob verstärken.
- Eltern sich überlegen, wie genau sie dieses Zielverhalten beim Kind fördern können.

Eine konkrete Formulierung des von den Eltern angestrebten, eigenen elterlichen Verhaltens ermöglicht, dass
- elterliches Verhalten an eigenen Werten ausgerichtet wird im Sinne von engagiertem Handeln.
- Eltern die Verantwortung für Veränderungen beim kindlichen Verhalten übernehmen.
- Eltern innere Hindernisse für die Umsetzung dieses Verhaltens bemerken.
- Eltern besser die Auswirkungen ihres eigenen Verhaltens bemerken und beachten können.

Wichtig

Für die Erarbeitung von konkreten Zielen ist die Kamera-Metapher hilfreich: Was würde man auf einer Kamera sehen?

Ziele und engagiertes Handeln

Wir möchten im Rahmen der Elternarbeit folgende Ziele erreichen:

(1) Ziele, die sich auf das Verhalten meines Kindes beziehen
Legen Sie Ziele fest, die …

- konkret,
- positiv formuliert,
- realistisch sind und
- in einer bestimmten Zeit erreicht werden können.

Beispiel: Mein Kind lernt bei Familiengesprächen abzuwarten, bis es mit Erzählen an der Reihe ist, indem es den jeweiligen Sprecher seinen Satz zu Ende sprechen lässt.

1. Ziel

....

....

2. Ziel

....

....

3. Ziel

....

....

4. Ziel

....

....

5. Ziel

....

....

Ziele und engagiertes Handeln

(2) Ziele, die sich auf mein elterliches Verhalten beziehen

Legen Sie Ziele fest, die ...

- konkret,
- positiv formuliert und
- realistisch sind und
- in einer bestimmten Zeit erreicht werden können.

1. Ziel

....

....

2. Ziel

....

....

3. Ziel

....

....

4. Ziel

....

....

5. Ziel

....

....

Hilfreiches Elternverhalten für einen förderlichen Entwicklungsrahmen

Altersbereich: 0–12 Jahre
Thema: Elternarbeit
Dauer: 50 Minuten

Durchführung

Auf dem Arbeitsblatt ist Elternverhalten aufgeführt, welches hilfreich sein kann, um einen förderlichen Entwicklungsrahmen zu schaffen.
Dieses Arbeitsblatt kann gemeinsam mit den Eltern durchgegangen werden. Dabei wird überlegt, welche Verhaltensweisen die Eltern bereits anwenden und welche erweitert werden sollten, um die benannten Ziele zu erreichen.

Lerneffekte und Gesprächsthemen

Die Eltern werden hier ermuntert, eigenes Verhalten zu beobachten.
Es geht bei der Übung auch darum, Folgen und Ergebnisse elterlichen Verhaltens zu explorieren und zu beachten.

Wichtig

Besonders wichtig bei dieser Übung ist eine offene, nicht wertende Haltung.

Hilfreiches Elternverhalten für einen förderlichen Entwicklungsrahmen

Es ist hilfreich, wenn Eltern

… die Gefühle, die sie bei ihren Kindern wahrnehmen, benennen.

Beispiel: »Du siehst gerade sehr traurig aus.«

☐	☐	☐	☐	☐	☐	☐	☐	☐	☐
10	9	8	7	6	5	4	3	2	1
fällt mir leicht									fällt mir schwer

☐	☐	☐	☐	☐	☐	☐	☐	☐	☐
10	9	8	7	6	5	4	3	2	1
tue ich häufig									tue ich selten

… dem Kind die Möglichkeit geben, immer wieder neue Erfahrungen zu machen. Damit ermöglichen Eltern ihren Kindern, die Konsequenzen des eigenen Verhaltens zu erleben, und fördern so auch die Beachtung dieser Konsequenzen.

Beispiel: Das Kleinkind zieht sich selbstständig die Schuhe an, wobei es rechten und linken Schuh vertauscht. Die Eltern lassen das Kind ausprobieren, sodass das Kind merkt, wie es sich anfühlt mit »Entenfüßen« zu laufen.

☐	☐	☐	☐	☐	☐	☐	☐	☐	☐
10	9	8	7	6	5	4	3	2	1
fällt mir leicht									fällt mir schwer

☐	☐	☐	☐	☐	☐	☐	☐	☐	☐
10	9	8	7	6	5	4	3	2	1
tue ich häufig									tue ich selten

Hilfreiches Elternverhalten für einen förderlichen Entwicklungsrahmen

Es ist hilfreich, wenn Eltern

… dem Kind sagen, was es tun soll, und dabei die zu erwartenden positiven Konsequenzen benennen, anstatt dem Kind zu sagen, was es nicht tun soll und Bestrafungen anzukündigen.

Beispiel: Das Grundschulkind soll seine Hausaufgaben machen, ohne dabei immer wieder aufzustehen und im Zimmer umherzulaufen. Der Vater sagt: »Wenn du jetzt die Aufgabe fertig machst und dabei sitzen bleibst, bist du schneller fertig und wir können gleich zusammen ein Spiel spielen.«

☐	☐	☐	☐	☐	☐	☐	☐	☐	☐
10	9	8	7	6	5	4	3	2	1
fällt mir leicht									fällt mir schwer

☐	☐	☐	☐	☐	☐	☐	☐	☐	☐
10	9	8	7	6	5	4	3	2	1
tue ich häufig									tue ich selten

… beim Anleiten beschreiben, was geschehen könnte, und ihr Kind ermuntern, die Konsequenzen des Verhaltens wahrzunehmen.

Beispiel: Ein Grundschulkind radiert bei den Hausaufgaben so wild auf dem Blatt Papier, dass es immer wieder geknickt wird und fast zerreißt. Die Mutter sagt: »Probiere doch einmal aus, mit der anderen Hand das Blatt festzuhalten, während du radierst, und schau mal, ob das Blatt Papier dann glatt bleibt.«

☐	☐	☐	☐	☐	☐	☐	☐	☐	☐
10	9	8	7	6	5	4	3	2	1
fällt mir leicht									fällt mir schwer

☐	☐	☐	☐	☐	☐	☐	☐	☐	☐
10	9	8	7	6	5	4	3	2	1
tue ich häufig									tue ich selten

Hilfreiches Elternverhalten für einen förderlichen Entwicklungsrahmen

Es ist hilfreich, wenn Eltern

… wissen, welches Verhalten des Kindes sie fördern möchten, um dieses gezielt zu verstärken.

Beispiel: Ein Grundschüler redet bei den Familienmahlzeiten häufig bei den Gesprächen der Eltern und der Geschwister dazwischen. Die Eltern möchten, dass er lernt abzuwarten, bis die Geschwister oder die Eltern ihren Satz zu Ende gesprochen haben. Die Eltern sagen: »Gleich bist du dran, warte bitte kurz, bis ich zu Ende gesprochen habe.« Wenn das Kind gewartet hat, loben die Eltern das Kind, sobald sie ihren Satz zu Ende gesprochen haben.

☐	☐	☐	☐	☐	☐	☐	☐	☐	☐
10	9	8	7	6	5	4	3	2	1
fällt mir leicht									fällt mir schwer

☐	☐	☐	☐	☐	☐	☐	☐	☐	☐
10	9	8	7	6	5	4	3	2	1
tue ich häufig									tue ich selten

… mögliche Fertigkeitsdefizite beim Kind und dessen Entwicklungsstand beachten, indem sie Aufgaben in kleinere Einheiten unterteilen und ggf. gemeinsam mit dem Kind beginnen.

Beispiel: Ein Kindergartenkind soll sich selbstständig anziehen, es kann aber noch nicht selbstständig den Reißverschluss verschließen. Der Vater macht den ersten Schritt beim Verschließen des Reißverschlusses und lässt das Kind den Reißverschluss selbstständig hochziehen.

☐	☐	☐	☐	☐	☐	☐	☐	☐	☐
10	9	8	7	6	5	4	3	2	1
fällt mir leicht									fällt mir schwer

☐	☐	☐	☐	☐	☐	☐	☐	☐	☐
10	9	8	7	6	5	4	3	2	1
tue ich häufig									tue ich selten

Hilfreiches Elternverhalten für einen förderlichen Entwicklungsrahmen

Es ist hilfreich, wenn Eltern

… beachten, ob und wie aufmerksam das Kind gerade ist.

☐	☐	☐	☐	☐	☐	☐	☐	☐	☐
10	9	8	7	6	5	4	3	2	1
fällt mir leicht									fällt mir schwer

☐	☐	☐	☐	☐	☐	☐	☐	☐	☐
10	9	8	7	6	5	4	3	2	1
tue ich häufig									tue ich selten

… bei gewünschtem Verhalten das Kind und sein Verhalten loben, bei Problemverhalten sich nur auf das Verhalten beziehen.

☐	☐	☐	☐	☐	☐	☐	☐	☐	☐
10	9	8	7	6	5	4	3	2	1
fällt mir leicht									fällt mir schwer

☐	☐	☐	☐	☐	☐	☐	☐	☐	☐
10	9	8	7	6	5	4	3	2	1
tue ich häufig									tue ich selten

… immer wieder beachten, welches eigene elterliche Verhalten zu welchem Verhalten beim Kind führt.

☐	☐	☐	☐	☐	☐	☐	☐	☐	☐
10	9	8	7	6	5	4	3	2	1
fällt mir leicht									fällt mir schwer

☐	☐	☐	☐	☐	☐	☐	☐	☐	☐
10	9	8	7	6	5	4	3	2	1
tue ich häufig									tue ich selten

Hilfreiches Elternverhalten für einen förderlichen Entwicklungsrahmen

Es ist hilfreich, wenn Eltern

… die Bemühungen des Kindes und nicht das Ergebnis belohnen.

☐	☐	☐	☐	☐	☐	☐	☐	☐	☐
10	9	8	7	6	5	4	3	2	1
fällt mir leicht									fällt mir schwer

☐	☐	☐	☐	☐	☐	☐	☐	☐	☐
10	9	8	7	6	5	4	3	2	1
tue ich häufig									tue ich selten

… das erwünschte Verhalten dem Kind vorleben.

☐	☐	☐	☐	☐	☐	☐	☐	☐	☐
10	9	8	7	6	5	4	3	2	1
fällt mir leicht									fällt mir schwer

☐	☐	☐	☐	☐	☐	☐	☐	☐	☐
10	9	8	7	6	5	4	3	2	1
tue ich häufig									tue ich selten

AB 94 • T

Papierkorbball

Altersbereich: Eltern mit Kindern und Jugendlichen von 8–17 Jahren
Themen: Familienarbeit, Ballgefühl, Auge-Hand-Koordination, Schnelligkeit, Einschätzung der eigenen Fähigkeiten, Diagnostik
Dauer: 45 Minuten
Materialien: Es werden zwei Papierkörbe oder ähnliche Behältnisse, zwei Stühle, zwei Handtücher zur Polsterung der Papierkörbe, zehn oder mehr Softbälle, Kreppband, Flipchart oder Tafel benötigt.

Durchführung

Diese Übung ist als Gruppenübung gedacht. Sie kann aber auch im Einzelsetting durchgeführt werden. Es werden zwei Behältnisse nebeneinander aufgestellt, ungefähr zwei Meter voneinander entfernt. Bitte im Abstand von ca. drei Metern eine Abstandslinie mit dem Kreppband markieren. Damit die Behältnisse einen günstigeren Treffwinkel erhalten, werden sie zwischen die Beine eines umgekehrt stehenden Stuhls platziert. In die Behältnisse werden Handtücher gelegt, um das Herausspringen der Bälle zu verhindern. Die Gruppe wird in zwei Teams eingeteilt. Jedes Team erhält die gleiche Anzahl an Softbällen.

Tipp

Lassen Sie die Teilnehmenden zu Beginn ein paar Probewürfe machen, da schon hier die Diagnostik vorhandener Stärken, aber auch Schwächen beginnt. Diese wird genutzt, um eine sinnvolle Gruppeneinteilung vorzunehmen.

Spielvariationen

- zehn Bälle – Wer hat die meisten Treffer?
- zehn Bälle – Wer hat die meisten Treffer in einer Minute?
- zwei Mannschaften – Wer hat die meisten Treffer in zwei Minuten?
- freie Auswahl im Team, wer Werfer*in, Zurückspieler*in und Zuspieler*in ist
- zwei Mannschaften / zwei Teilnehmende – Abwerfen von einer vorgegebenen Anzahl von Punkten
- und viele weitere

Am Schluss einer Therapiesitzung werden gemeinsam die Fragen zur Vertiefung erarbeitet.

Lerneffekte und Gesprächsthemen

- Teamfähigkeit
- Ballgefühl
- Geschicklichkeit
- die Ressourcen anderer sehen
- Motorik

AB 95 • T

Gemeinsam lösen

Altersbereich: Eltern mit Kindern und Jugendlichen von 8–17 Jahren
Themen: Familienarbeit, Kooperation lernen, Spaß am gemeinsamen Tun, Sensibilisierung für das Auf-andere-angewiesen-Sein für ein Gelingen der Übung, Diagnostik
Dauer: 45 Minuten
Materialien: zwei Flaschen, ein Metallring (Durchmesser 6 cm) und vier oder mehr Bänder, die mit dem Metallring verbunden werden, Tennisball, Softball o. Ä.

Durchführung

Zur Vorbereitung werden an einem Metallring vier bis acht gleichlange Bänder befestigt. Der Metallring mit den Bändern wird auf einen Flaschenhals gesteckt – er rutscht etwas den Flaschenhals herunter, die Bänder werden langezogen und die Teilnehmenden (zwei bis acht Personen sind möglich) nehmen jeweils eines der für sie vorgesehenen Bänder am Ende auf. Nun wird auf die Öffnung der gleichen Flasche ein Ball positioniert, der Metallring ist darunter. In einer Entfernung von zwei bis drei Metern wird die zweite Flasche bereitgestellt. Die Aufgabe der Teilnehmenden besteht nun darin, den Metallring mithilfe der Bänder auszubalancieren und so gemeinsam den auf dem Metallring aufgenommen Ball von einer Flasche zu der anderen und wieder zurück zu transportieren. Wiederholung können so viele wie möglich oder notwendig sind erfolgen.

Lerneffekte und Gesprächsthemen

- koordiniertes Transportieren
- Ohne die anderen geht es nicht.
- gemeinsam Erfolge erleben
- Welche Rollen gibt es?

Wichtig

Bei einem Trainingsprogramm: Diese Übung erst im späteren Ablauf des Trainingsprogramms anwenden!
Bei Kommunikationstrainings: diagnostisches Aufzeigen des aktuellen Zusammenspiels eines Teams bzw. einer Familie

Matrix mit Eltern

Altersbereich: Eltern von Kindern und Jugendlichen von 0–17 Jahren
Themen: ACT mit Eltern, videogestützte ACT-Elternarbeit, das Engagement von Eltern stärken
Dauer: 30–50 Minuten

Durchführung

Die Matrix kann in der Bezugspersonenstunde gemeinsam mit den Eltern erstellt werden.
Zunächst wird ein Blatt Papier in vier Quadranten unterteilt mit einem Kreis in der Mitte des Kreuzes. Die untere linke Hälfte des Blattes bezieht sich auf innere Ereignisse (Gedanken, Gefühle, Körpersensationen, Erinnerungen), die die Eltern gerne loswerden möchten. Die untere rechte Hälfte bezieht sich auf innere Ereignisse im Sinne eigener Werte. Die obere Hälfte beinhaltet beobachtbares Verhalten. Oben links steht, was wir tun, um als unangenehm bewertete Gedanken und Gefühle zu minimalisieren oder zu kontrollieren. Oben rechts steht an den eigenen Werten orientiertes Verhalten. Der Kreis in der Mitte symbolisiert die Person, welche all dies wahrnimmt und beobachtet.
Der Prozess kann in jedem Quadranten gestartet werden.
Ein möglicher Ablauf ist:
(1) Wer oder was macht es wichtig, dass Sie hier sind?
(2) Was kommt Ihnen manchmal innerlich in die Quere, wenn Sie Schritte hin zu diesen wichtigen Personen und persönlichen Qualitäten unternehmen möchten?
(3) Was tun Sie, um von diesen schwierigen Gedanken und Gefühlen wegzukommen?
(4) Was tun Sie oder könnten Sie tun, um sich in Richtung der Wichtigkeiten zu bewegen?
(5) Wer kann auswählen und wahrnehmen, wer oder was Ihnen wichtig ist? Wer kann die inneren Dinge wahrnehmen, die auftauchen und sich in den Weg stellen?

Lerneffekte und Gesprächsthemen

- Wenn Eltern auf Frage zwei äußere Hindernisse benennen, fragen Sie, zu welchem Gefühl dies bei den Eltern führt.
- Um zu verdeutlichen, dass es in der oberen Hälfte um beobachtbares Verhalten geht, kann es hilfreich sein, oben rechts und links eine Kamera zu zeichnen.
- Die Matrix ermöglicht insbesondere, dass die Eltern ihre Werte als Eltern explorieren und benennen und diese im Gespräch immer wieder als Motivatoren für die Veränderung des elterlichen Erziehungsverhaltens helfen können.
- Zudem kann mit der Matrix normalisierend erarbeitet werden, welche Gedanken und Gefühle bei den Eltern immer wieder Handlungsimpulse auslösen, die die Umsetzung eines förderlichen elterlichen Verhaltens behindern.

Wichtig

Besonders wichtig ist eine offene, nicht wertende Haltung.
Wenn die Matrix mit beiden Eltern gleichzeitig erarbeitet wird, kann für jedes Elternteil eine andere Farbe in der gleichen Matrix verwendet werden.

Matrix mit Eltern

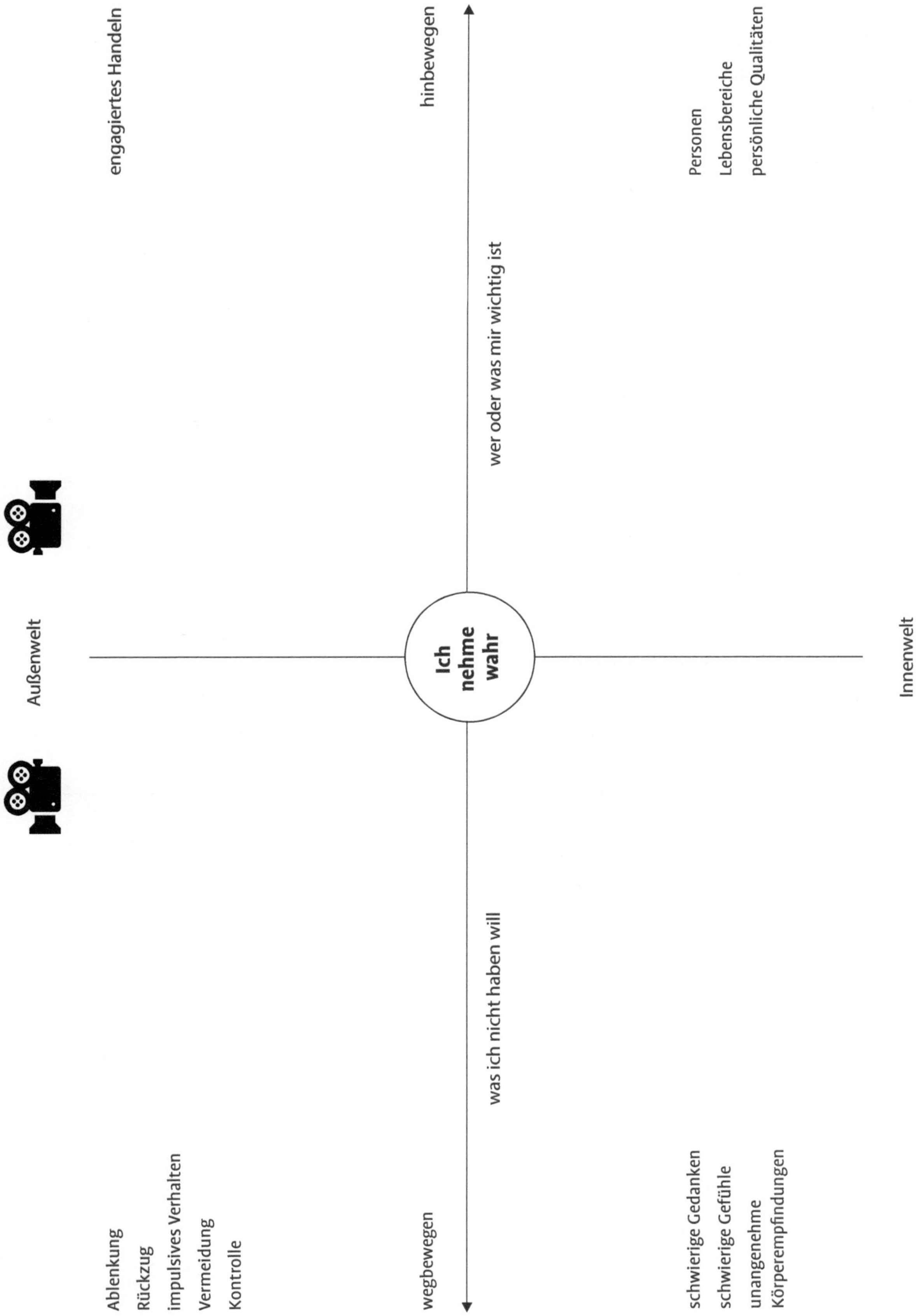

Wertearbeit mit Eltern

Altersbereich: Eltern von Kindern und Jugendlichen von 0–17 Jahren
Thema: ACT mit Eltern
Dauer: 50 Minuten

Durchführung

Ein möglicher Einstieg in die Wertearbeit (insbesondere bei belasteten Eltern) kann die Übung von AB 90 »Vom Krisenmodus zu Werten« sein.
Die hier auf dem Arbeitsblatt benannten Fragen und Metaphern können gemeinsam im Gespräch mit den Eltern durchgegangen werden.

Lerneffekte und Gesprächsthemen

In der Erarbeitung von Werten ist es hilfreich, Folgendes zu beachten:

- Es ist wichtig, Werte ins Erleben zu bringen, sie spürbar zu machen.
- Es ist wichtig zu erkennen, ob Werte nur benannt werden, weil vermutet wird, dass diese erwartet werden (soziale Erwünschtheit).
- Es ist wichtig, Werte von Regeln zu unterscheiden. Regeln erkennt man oft an Worten wie muss, sollte, immer.
- Werte sind flexibel und bestehen über die Zeit. Ein Wert kann über Jahre der gleiche sein, aber die Handlungen variieren (z. B. einem Kind Liebe zeigen, einem Jugendlichen Liebe zeigen).
- Wenn Eltern nach Werten handeln, ist dies emotional intensiver, als wenn sie nach Regeln handeln und damit für die Kinder verstärkender.

Wichtig

Insbesondere bei Metaphern ist ein freier Vortrag hilfreich. Er ermöglicht, diese an die Menschen und deren Kontext anzupassen.

Wertearbeit mit Eltern

Bitte nehmen Sie sich Zeit und beantworten Sie die folgenden Fragen.

Was für eine Mutter bzw. Vater wollen Sie sein?

....

....

....

Was hat für Sie als Mutter bzw. als Vater Bedeutung?

....

....

....

Was bringt Ihnen als Mutter bzw. als Vater Freude?

....

....

....

Was möchten Sie vom Herzen her als Mutter bzw. als Vater tun?

....

....

....

Süße Momente mit dem Kind erfragen

Nennen Sie drei schöne Momente aus Ihrem Alltag mit Ihrem Kind:

....

....

....

Wertearbeit mit Eltern

Was haben Sie getan?

....

....

....

Was hat Ihr Kind getan?

....

....

....

Wie war das Miteinander?

....

....

....

Was bedeuten Ihnen diese Momente mit Ihrem Kind?

....

....

....

Werte als gewählte Richtung, Kompassmetapher

Werte sind wie frei gewählte Richtungen, in die Sie gehen möchten. Einen Wert leben, ist wie nach Westen gehen. Ziele sind wie Orte, welche wir erreichen. Auf dem Weg nach Westen erklimmen Sie möglicherweise Berge. Wenn Sie oben angekommen sind, können Sie sagen: »Das habe ich geschafft es ist erledigt.« Sie werden aber nie sagen können: »Ich bin im Westen ankommen.«
Die Version von Mutter oder Vater, die Sie sein möchten, ist nie fertig, es ist eine stetige Richtung. Eine gewählte Richtung gibt Ihnen immer wieder aufs Neue Orientierung.

Wertearbeit mit Eltern

Werte als richtungsweisende Sterne

Es ist wie auf See in einer Zeit ohne GPS, als Seeleute sich noch an den Sternen orientiert haben, um die Meere zu befahren. Elternsein ist wie ein Abenteuer in eine neue Welt, jenseits von allem, was Sie bisher getan und gekannt haben. Sie wissen auch nicht, wohin die Reise führen wird. Sie werden möglicherweise dem einen oder anderen Seemonster begegnen und sie werden vielleicht auch wunderschöne Inseln bereisen. Während dieser Reise können Ihre Werte wie richtungsweisende Sterne sein. Auch wenn die See besonders rau ist, können Sie zu den Sternen schauen und sich orientieren.

Zeitreise

Stellen Sie sich vor: In 20 bis 30 Jahren … Der tägliche Kampf als Eltern ist vorbei … Sie schauen zurück, wofür sollen die zurückliegenden 20 bis 30 Jahre gestanden haben?

Von jetzt aus 20 bis 30 Jahre in die Zukunft, was wünschen Sie sich für Ihr Kind?

....

....

Was wollen Sie Ihrem Kind hierfür mitgegeben haben?

....

....

Was können Sie jetzt tun, um das zu erreichen?

....

....

Nun reflektiert Ihr erwachsenes Kind über seine Kindheit: Es redet zu einem Freund oder Partner / einer Freundin oder Partnerin, es erzählt über seine Eltern. Was hoffen Sie zu hören?

....

....

....

Wertearbeit mit Eltern

Was genau heißt »gut«? Bleiben Sie nicht bei dem, was Sie vermuten, was es sagen wird. Was *hoffen* Sie zu hören?

Stellen Sie sich vor, Ihr Kind vervollständigt die folgenden Sätze:

Ich bin dankbar, dass meine Eltern …

....

....

Ich bin froh, genau diese Eltern gehabt zu haben, weil …

....

....

Etwas, das ich an meinen Eltern schätze, ist …

....

....

Ein magischer Ort
Niemand beurteilt Sie, kein Druck, nichts ist zu erreichen, niemand bekommt mit, was Sie mit Ihrem Kind machen. Sie und Ihr Kind sind vollständig in Sicherheit. Sie können Fehler machen und es hat keinen negativen Einfluss auf Ihr Kind. Es gibt nichts richtig zu machen, es geht nur darum, das Elternsein mit Freude zu genießen.

Was würden Sie an diesem magischen Ort tun?

....

....

....

....

AB 98 • T

Engagiertes Handeln für Eltern – Der Sprung

Altersbereich: Eltern von Kindern und Jugendlichen von 0–17 Jahren
Thema: ACT mit Eltern
Dauer: 10 Minuten
Materialien: ggf. ein stabiler Stuhl

Durchführung

»Wirkliche Veränderungen sind wie ein Sprung. Die Höhe, von der wir springen, können wir auswählen. Wir können von einer Stufe springen oder vom 10-Meter-Brett. Wir können auch entscheiden, manche Sprünge nie zu tun, z. B. einen Bungeesprung. Nie einen Bungeesprung zu machen, schränkt unser Leben im Sinne dessen, was uns wirklich wichtig ist, möglicherweise auch nicht ein. Aber egal welche Höhe der Sprung hat, um etwas zu verändern, müssen wir springen. Dazu müssen wir den Boden verlassen und bereit sein, für einen Moment in der Luft zu sein.«

Lerneffekte und Gesprächsthemen

Bei dieser Metapher geht es darum, dass engagiertes Handeln wie ein Sprung ist. Wir können aus den verschiedensten Höhen springen, aber wenn wir uns entscheiden zu springen, müssen wir den Boden verlassen.
Die Metapher kann begleitet werden, indem der / die Therapeut*in auf einen Stuhl steigt, während sie / er die Metapher erzählt und einen Sprung vormacht.
Im Anschluss kann mit den Eltern über eine für sie mögliche »Sprunghöhe« im Sinne eines machbaren nächsten Schritts gesprochen werden.

Kontakt mit dem gegenwärtigen Augenblick für Eltern

Altersbereich: Eltern von Kindern und Jugendlichen von 0–17 Jahren
Thema: ACT mit Eltern
Dauer: jeweils 5–10 Minuten

Durchführung
»Oft sind wir im Alltag im Autopiloten. Wir sehen oder hören etwas, wir haben einen Gedanken und unmittelbar folgend einen Handlungsimpuls. Insbesondere in stressigen Situationen erscheint es manchmal fast unmöglich, diesem Handlungsimpuls nicht zu folgen. Um hilfreiche Entscheidungen zu treffen in Richtung der Version von Mutter oder Vater, die wir gerne sein wollen, kann es hilfreich sein, eine der folgenden Übungen in den Alltag zu integrieren.«

Lerneffekte und Gesprächsthemen
Nachdem erste Übungen im Rahmen der Elternarbeit eingeführt wurden, ist ein regelmäßiges Üben im Alltag besonders wichtig.

Wichtig

Es ist hilfreich, einzelne Übungen so gut zu kennen, dass sie von der / dem Therapeut*in frei vorgetragen werden können, damit diese spontan in die Elternarbeit einfließen können.

Übungen mit Eltern

Ankeratmung

»Spüren Sie den Kontakt Ihrer Füße zum Boden und drücken Sie diese nun leicht in den Boden … Während Sie Ihre Füße in den Boden drücken, nehmen Sie den Boden unter Ihren Füßen wahr … Nehmen Sie die Anspannung Ihrer Muskeln in den Ober- und Unterschenkeln wahr, während Sie die Füße in den Boden drücken … Nehmen Sie wahr, wie sich der Boden unter Ihnen anfühlt … Nehmen Sie nun ein ganzes Einatmen und ein ganzes Ausatmen wahr … Nehmen Sie Ihren Atem wahr, wie er kommt und wie er geht. Folgen Sie Ihrem Atem, wie er von der Nase aus einströmt, in die Brust hinein bis in den Bauch, und wie er wieder ausströmt … Atmen Sie tief und lang, tief bis in den Bauch hinein, sodass dieser sich beim Einatmen hebt und beim Ausatmen wieder senkt … Stellen Sie sich das achtsame Atmen wie einen Anker vor. Wenn ein Schiff seinen Anker wirft, bleibt es an der Stelle, wo es bleiben soll, auch bei noch so stürmischer See. Wenn Sie sich in belastenden Gedanken und Gefühlen gefangen oder von diesen überwältigt fühlen, gibt Ihnen das achtsame Atmen Stabilität. Es ist nicht dazu da, die Gedanken und Gefühle zu beseitigen, sondern um Ruhe und Stabilität für kluge Entscheidungen zu finden … Nehmen Sie nun den Kontakt Ihres Körpers zu Boden und Sitzgelegenheit wahr und kommen Sie mit allen Ihren Sinnen zurück in den Raum.«

Kontakt mit dem gegenwärtigen Augenblick für Eltern

Metapher einer Pausetaste

»Oft sind wir im Alltag im Autopiloten. Wir sehen oder hören etwas, wir haben einen Gedanken und unmittelbar folgend einen Handlungsimpuls. Um Raum für hilfreiche Entscheidungen zu treffen in Richtung engagierten Handelns, kann eine Pausetaste hilfreich sein.
Üben Sie im Alltag:

- Pausieren Sie mit was auch immer Sie gerade tun.
- Richten Sie nun Ihre Aufmerksamkeit auf Ihren Atem, ein ganzes Einatmen, ein ganzes Ausatmen.
- Nehmen Sie nun Ihre Gedanken, Gefühle und Köperempfindungen wahr, alles was jetzt gerade da ist.«

Zehn achtsame Atemzüge

»Diese einfache Übung hilft Ihnen, sich zu zentrieren und mit dem Umfeld zu verbinden. Es ist hilfreich, diese im Alltag zu üben, insbesondere dann, wenn Sie feststellstellen, dass Sie sich in Ihren Gedanken und Gefühlen verlieren.

(1) Atmen Sie zehnmal tief ein und aus. Konzentrieren Sie sich darauf, möglichst langsam auszuatmen, bis Ihre Lunge völlig leer ist – und lassen Sie Ihre Lunge sich dann von selbst wieder füllen.
(2) Nehmen Sie wahr, wie es sich anfühlt, wenn die Luft aus den Lungen strömt. Nehmen Sie wahr, wie diese sich wieder füllen. Nehmen Sie wahr, wie sich Ihr Brustkorb hebt und senkt. Nehmen Sie das leichte Heben und Senken der Schultern wahr.
(3) Wenn Sie feststellen, dass Sie abgelenkt sind oder Ihre Gedanken wandern, nehmen Sie dies sanft zur Kenntnis und kehren Sie mit Ihrer Aufmerksamkeit wieder zum Atem zurück.

Nach zehn Atemzügen erweitern Sie nun Ihre Aufmerksamkeit und öffnen langsam Ihre Augen.«

Akzeptanzübungen für Eltern

Altersbereich: Eltern von Kindern und Jugendlichen von 0–17 Jahren
Thema: ACT mit Eltern
Dauer: jeweils 10–20 Minuten

Durchführung

»Welche Gefühle müssen Sie bereit sein zu haben, damit Sie die Version von Mutter bzw. Vater sein können, die Sie gerne sein möchten?«

Lerneffekte und Gesprächsthemen

Elternsein bedeutet, immer wieder mit eigenen schwierigen oder schmerzhaften Gefühlen konfrontiert zu sein.
Oft versuchen wir, das innere Erleben, das durch das Verhalten unseres Kindes ausgelöst wird, möglichst schnell zu beenden.
Sowohl ein bestrafender Erziehungsstil als auch ein gewährender Erziehungsstil haben häufig die Funktion von Erlebensvermeidung.
Erlebensvermeidung hat eine erhöhte Insensitivität für innere und äußere Reize zur Folge und damit auch für direkte Konsequenzen des eigenen Verhaltens. Die führt häufig dazu, dass ein nicht funktionierendes Verhalten beibehalten wird.

Der Sumpf

»Stellen Sie sich einmal vor, dass alle Ihre schwierigen Gedanken und Gefühle wie ein moderiger Sumpf sind. Die Vorstellung, in diesen Sumpf zu treten, ist wirklich unangenehm. Wenn Sie so vor dem Sumpf stehen, merken Sie den Handlungsimpuls, sich wegzudrehen. Am liebsten würden Sie nicht durch diesen Sumpf gehen. Aber auf der anderen Seite des Sumpfes ist Ihr Kind. Wären Sie bereit, durch diesen Sumpf zu waten, wenn es das wäre, was nötig ist, um Ihr Kind zu erreichen?
Und es gibt da noch etwas zu bedenken: Ihr Kind wird später ebenfalls einen solchen Sumpf haben oder hat diesen bereits in manchen Situationen. Und wahrscheinlich wird Ihr Kind auch irgendwann bemerken, dass es notwendig ist, durch diesen Sumpf zu waten, um zu dem hinzukommen, was ihm etwas bedeutet. Also wenn Sie jetzt durch Ihren Sumpf waten, steht dies auch dafür, Ihrem Kind sagen zu können: ›Ich habe dies auch getan und kann dir zeigen, wie es geht.‹«

Achtsamkeit auf Gefühle

Exkurs

Achtsamkeitsmeditationen können eine Möglichkeit sein, eine größere Erfahrungsakzeptanz gegenüber den eigenen Emotionen zu erlernen. Eltern können üben, sich auf bestimmte Emotionen zu fokussieren, mit denen sie in der Vergangenheit zu kämpfen hatten. Einmal erlernt können diese Visualisierungen im Alltag abgerufen werden. Diese Übung umfasst die Visualisierung der Emotion als Objekt oder als ein Wesen. Sie können beide Arten mit Eltern ausprobieren und dann mit den Bildern fortfahren, die für diese am effektivsten sind. Manche Menschen finden es besonders effektiv, sich die Emotionen als Wesen vorzustellen, weil es Empathie für dieses hervorrufen kann. Hierdurch kann das Zulassen der Emotionen erleichtert werden.

Akzeptanzübungen für Eltern

Durchführung

»Nehmen Sie eine entspannte und bequeme Haltung ein … Sie können Ihre Augen schließen oder Sie schauen auf einen Punkt vor sich … Lenken Sie Ihre Aufmerksamkeit auf den gegenwärtigen Moment … Nehmen Sie die Empfindungen Ihres Körpers wahr … Verankern Sie sich im Rhythmus der Atmung … Denken Sie an ein bestimmtes Gefühl, ein Gefühl, mit dem Sie tendenziell zu kämpfen haben, das Sie vermeiden möchten. Vielleicht denken Sie an eine bestimmte Situation, in der Sie dieses Gefühl immer wieder erleben … Begeben Sie sich in diese Erfahrung … Sobald das Gefühl vorhanden ist, öffnen Sie sich für diese Erfahrung … Scannen Sie sanft Ihren Körper … Wo ist dieses Gefühl? … Im Magen? In den Schultern und im Nacken? Im Kopf? … Konzentrieren Sie sich auf die störendste oder intensivste Empfindung … Stellen Sie sich vor, diese Empfindung wäre ein Objekt … Welche Farbe hätte es? … Welche Temperatur hätte es? … Wie würde es sich anfühlen, die Empfindung anzufassen? … Bewegt es sich oder ist es ruhig? … Ist es eng oder weit? … Versuchen Sie, der Empfindung mit Neugierde und Offenheit zu begegnen … Atmen Sie nun in Richtung dieser Empfindung … Atmen Sie mit jedem Einatmen in Richtung der Empfindung und schaffen Sie Raum um die Empfindung … Nehmen Sie wahr, dass Sie größer sind als die Empfindung … Möglicherweise ist es in Ordnung für Sie, sich die Empfindung als ein Wesen vorzustellen. Stellen Sie sich dieses Wesen einmal genau vor … Wie würde es sich anfühlen, dieses Wesen zu berühren? … Bewegt es sich oder ist es ruhig? … Was tut es? … Versuchen Sie, dem Wesen Freundlichkeit entgegenzubringen … Vielleicht ist es so, dass auch wenn es wütend oder sogar hässlich sein sollte, es keinen anderen Ort hat, wo es sein kann … Versuchen Sie, Raum zu geben für dieses Gefühlswesen … Das heißt nicht, dass Sie es mögen müssen … Das bedeutet nur, es zu akzeptieren und ihm zu erlauben, da zu sein … Nehmen Sie sich etwas Zeit, mit dieser Empfindung zu sein … Wenn Sie bereit sein sollten, die Übung zu beenden, tun Sie dies in Ihrem Tempo, nehmen Sie den Atem als Anker, und kommen mit all Ihren Sinnen zurück in den Raum.«

Raum für die Gefühle, die mein Kind bei mir auslöst

Auch hier kann die Visualisierung einmal geübt und dann im Alltag eingesetzt werden. Eltern können Aufforderungen »grenzenlos wie der Himmel« verwenden, um die Qualität der Akzeptanz in ihre Erfahrungen zu bringen, wenn sie mit ihrem Kind interagieren.

Durchführung

»Nehmen Sie eine entspannte und bequeme Haltung ein … Lenken Sie Ihre Aufmerksamkeit auf den gegenwärtigen Moment … Nehmen Sie die Empfindungen Ihres Körpers wahr … Verankern Sie sich im Rhythmus der Atmung … Denken Sie an Ihr Kind … Erinnern Sie sich an Ihr Kind, wie es sich gerade in dieser Phase in seinem Leben befindet … Erinnern Sie sich an all die kleinen Details: Seine Mimik, seine Interessen und Leidenschaften, erinnern Sie sich an das letzte Mal, als Sie zusammen gelacht haben oder wie es sich anfühlt, seine Hand zu halten … Ihr Verstand ist ziemlich beschäftigt und das ist in Ordnung. Erinnern Sie sich an alles, was Ihr Verstand als ›gut‹ benennt und all das was Ihr Verstand als ›schlecht‹ benennt … Lassen Sie alles zu: All die Gedanken, die Gefühle, die Erinnerungen und die Empfindungen … Erinnern Sie sich an eine Zeit, in der Sie sich mit Ihrem Kind nicht verbunden fühlten … Erinnern Sie sich an die Zeit, in der Sie sich mit Ihrem Kind verbunden gefühlt haben … Erinnern Sie sich daran, wie es war, als Sie Ihr Kind zum ersten Mal gesehen haben.
Stellen Sie sich vor, Sie treffen Ihr Kind zur jetzigen Zeit mit dem gleichen Gefühl und der gleichen Neugier wie damals, als Sie Ihr Kind zum ersten Mal gesehen haben … Wer ist dieser Mensch, den Sie so gut kennen?

Akzeptanzübungen für Eltern

Öffnen Sie sich so gut und so sanft wie möglich gegenüber Ihrem Kind … Öffnen Sie sich Ihrem Kind, so wie es ist, mit all den gemeinsamen Geschichten, mit all den guten Dingen und den schlechten Dingen und mit all den Gedanken, Gefühlen, Erinnerungen und Empfindungen, die in Ihnen ausgelöst werden … Es ist, als öffnen Sie sich weit … als wären Sie so grenzenlos wie der Himmel … Denken Sie daran, dass Ihr Herz groß genug ist, um all dies auszuhalten … Sie sind stark genug, um all dies auszuhalten … Ihr Kind … Ihre Geschichte … Die guten Dinge … Die schlechten Dinge … Ihre Gedanken, Gefühle, Erinnerungen und Empfindungen … Atmen Sie tief durch und schaffen Sie für all dieses einen Raum … Sie müssen es nicht gutheißen. Sie müssen es nicht wollen, dass es so ist, wie es ist … Es geht nur darum, Platz in Ihrem Herzen für Ihr Kind schaffen, so wie es ist, und für Sie selbst, so wie Sie sind … Wenn Sie bereit dazu sind, die Übung zu beenden, tun Sie dies sanft und verwenden Sie Ihre Atmung als Anker, um zum gegenwärtigen Moment zurückzukehren.«

Defusionsübungen für Eltern

Altersbereich: Eltern von Kindern und Jugendlichen von 0–17 Jahren
Thema: ACT mit Eltern
Dauer: jeweils 10–15 Minuten

Durchführung
Mögliche Fragen, die eine Einleitung zu Defusionsübungen im Rahmen der Elternarbeit sein können, sind:

- Welche Gedanken kommen Ihnen immer wieder in die Quere, wenn Sie Ihre beste Version von Mutter bzw. Vater sein wollen?
- Welche Gedanken kommen Ihnen immer wieder in die Quere, wenn Sie die hier besprochenen Verhaltensweisen umsetzen wollen?

Lerneffekte und Gesprächsthemen
Nicht der Gedankeninhalt ist das Problem, sondern dass wir unsere Gedanken häufig wörtlich nehmen und sie unser Handeln bestimmen lassen.

Es geht darum, Eltern darin zu unterstützen, eine offene, ausprobierende flexible Haltung zu Erziehung zu finden und herauszufinden, was in welchen Kontext hilfreich ist.

Wichtig

Es ist wichtig, insbesondere selbstkritischen Gedanken zunächst mit einer validierenden und normalisierenden Haltung zu begegnen. Mit einer Haltung, die beinhaltet, dass wir Gedanken nicht auswählen, sondern dass Gedanken auftauchen und noch keiner einen Weg gefunden hat, diese vollständig verschwinden zu lassen.

Übungen und Metaphern für Eltern

Fahrgäste im Bus

Die »Metapher der Fahrgäste im Bus« ermöglicht den Unterschied zwischen Fusion und Defusion zu demonstrieren. Sie beinhaltet zusätzlich Aspekte aus anderen Kernprozessen (Akzeptant, Werte, engagiertes Handeln).

»Stellen Sie sich vor, Sie wären der Fahrer / die Fahrerin eines Busses und der Bus symbolisiert Ihr Leben. Sie möchten mit Ihrem Bus in Richtung Westen fahren, dies ist die Richtung, in die Sie gerne fahren würden. Ihre Gedanken sind wie Fahrgäste im Bus. Manchmal sind die Fahrgäste nett und höflich. Es macht Ihnen wahrscheinlich nichts aus, diese Fahrgäste mitzunehmen. Aber manch anderes Mal sind die Fahrgäste unhöflich, gemein oder fordernd. Möglicherweise sagen diese Fahrgäste, dass Sie den Bus in eine andere Richtung fahren sollen, sie kritisieren Ihre Fahrweise oder sagen gemeine Dinge über Ihren Bus. Was können Sie also tun? Sie könnten versuchen, mit ihnen zu streiten, sich umzudrehen, sie anzuschreien und ihnen zu sagen, dass sie sich hinsetzen sollen. Aber während Sie damit beschäftigt sind, sich mit den Fahrgästen zu streiten, sind Ihre Augen nicht auf den Straßenverkehr gerichtet. Sie könnten auch versuchen, mit diesen Fahrgästen einen Deal abzuschließen. Sie könnten vereinbaren, dass Sie die Fahrgäste dorthin bringen, wo diese hinwollen, wenn diese dann im Gegenzug ruhig sitzen bleiben. Aber was wird dann aus Ihrem Plan, in Richtung Westen zu fahren? Was wäre, wenn Sie sich stattdessen dieser Fahrgäste bewusst werden, während Sie die Straße beachten und Ihren Fokus auf das Fahren des Busses legen, in Richtung Westen fahren und die Fahrgäste mitnehmen?«

Defusionsübungen für Eltern

Mögliche Fragen an Eltern zur Vertiefung

- Was ist Ihre Richtung, Ihr persönlicher Westen als Mutter bzw. als Vater?
- Welche Fahrgäste (Gedanken, Gefühle, Handlungsimpulse, Körperempfindungen) steigen immer wieder in Ihren Bus, wenn Sie in Richtung Westen fahren?
- Wie gehen Sie damit um?
- Haben Sie schon einmal diese Fahrgäste da sein lassen und Ihre Richtung beibehalten? Was haben Sie erlebt?

Ich habe den Gedanken, dass …

»Welcher Gedanke über sich selbst als Mutter bzw. als Vater kommt Ihnen besonders häufig in die Quere?
Drücken Sie Ihre negative Selbstkritik in kurz gefasster Form ›Ich bin X‹ aus, zum Beispiel: ›Ich bin keine gute Mutter‹, ›Ich bin schuld‹. Verschmelzen Sie jetzt zehn Sekunden mit diesem Gedanken. Mit anderen Worten: Lassen Sie sich ganz in seinen Sog hineinziehen und schenken Sie ihm möglichst viel Glauben.
Wiederholen Sie jetzt den Satz noch einmal leise für sich, stellen ihm aber dieses Mal den Satz: ›Ich habe den Gedanken, dass …‹ voran, zum Beispiel: ›Ich habe den Gedanken, dass ich eine schlechte Mutter bin.‹
Wiederholen Sie ihn nun noch einmal, fügen aber diesmal folgenden Satz hinzu: ›Ich nehme wahr, den Gedanken zu haben, dass …‹ zum Beispiel: ›Ich nehme wahr, den Gedanken zu haben, dass ich eine schlechte Mutter bin.‹
Was geschieht? Haben Sie wahrgenommen, dass Sie sich von dem Gedanken distanziert oder einen Abstand zu im hergestellt haben?«

Gedanken in der Hosentasche

»Wählen Sie einen problematischen Gedanken aus. Sprechen Sie diesen mehrfach laut aus und nehmen Sie wahr, welche Gefühle und Vorstellungen Sie bemerken.
Danken Sie Ihrem Verstand für diesen Gedanken und schreiben Sie ihn nun auf ein Stück Papier. Falten Sie dieses und stecken es in Ihre Hosentasche oder in Ihr Portemonnaie, sodass Sie es den Tag über mit sich tragen können.«

AB 102 • T

Flexible Perspektivübernahme für Eltern

Altersbereich: Eltern von Kindern und Jugendlichen von 0–17 Jahren
Thema: ACT mit Eltern
Dauer: jeweils 10–20 Minuten

Durchführung

Eine mögliche Einleitung zur Anwendung der unten aufgeführten Übungen kann sein:
»Für hilfreiche Lösungen im Umgang mit anderen Menschen ist es oft sinnvoll, einmal aus der eigenen Perspektive herauszutreten und die Perspektive des oder der anderen einzunehmen. Ich würde gerne mit Ihnen eine Übung durchführen, bei welcher es darum geht, dass Sie die Perspektive Ihres Kindes einnehmen.«

Lerneffekte und Gesprächsthemen

- Wie war es für Sie, die Perspektive Ihres Kindes einzunehmen?
- War es leicht oder schwer?
- Hat Ihnen diese Übung eine neue Erkenntnis ermöglicht?
- Haben Sie es als hilfreich erlebt, die Perspektive Ihres Kindes einzunehmen?
- Gibt es Situationen, in denen dies im Alltag nützlich sein könnte?

Mein Kind-Ich bzw. Jugendlichen-Ich

- Bitten Sie die Eltern, sich an die Zeit zu erinnern, als sie im Alter ihres Kindes waren.
- Bitten Sie die Eltern, sich zu erinnern, was sie in dieser Zeit am meisten brauchten.

Fragen Sie nun: »Wenn dieses Kind-Ich oder Jugendliche-Ich Sie beraten würde, wie Sie mit Ihrem Kind umgehen sollten, was würde es sagen?«

Ein schwieriger Moment mit meinem Kind

»Schließen Sie Ihre Augen und nehmen Sie wahr, wo Ihr Körper Kontakt hat, Kontakt zum Boden und Kontakt zu Ihrer Sitzgelegenheit … Nehmen Sie nun Ihren Atem wahr, ein ganzes Einatmen und ein ganzes Ausatmen … Denken Sie nun an einen schwierigen Moment mit Ihrem Kind. Versuchen Sie, sich diesen Moment genau vorzustellen … Was sehen Sie in diesem Moment? Was tut Ihr Kind? Wie sieht es aus? Stellen Sie sich alles ganz genau vor … Versuchen Sie nun, die folgenden Sätze zu beenden:

- Mein größter Kampf in der Beziehung mit meinem Kind ist …

Versuchen Sie nur Verhaltensweisen Ihres Kindes zu beschreiben, versuchen Sie dies ohne Bewertungen zu tun.

- Ich fühle …
- Ich bin besorgt über …
- Wenn das so weiter geht, wird …
- Ich würde gerne …

Versuchen Sie nun, sich in Ihr Kind hineinzuversetzen. Was taucht auf?

- Wenn ich mein Kind wäre, würde ich Folgendes fühlen …
- Wenn ich mein Kind wäre, würde ich Folgendes denken …
- Wenn ich mein Kind wäre, würde ich Folgendes unbedingt wollen …
- Eine Frage, die ich meinem Kind gerne stellen würde …
- Ich könnte Folgendes tun, damit wir nicht immer wieder so miteinander feststecken …

Beobachtungsaufgabe Gefühle

Liebe Eltern,

um mit Gefühlen wie z. B. Angst, Wut und Traurigkeit hilfreich umgehen zu lernen, ist es für uns Menschen wichtig, eine gute Selbstwahrnehmung hinsichtlich unserer Gefühle zu entwickeln. Gefühle zeigen sich häufig in Körperempfindungen. Zum Training einer guten Selbstwahrnehmung habe ich Ihrem Kind diese Übung mitgegeben. Bitte unterstützen Sie Ihr Kind beim Eintragen in das Beobachtungsprotokoll. Sehr hilfreich wäre auch, wenn Sie parallel ein paar Beispiele für eigene Gefühle und Körperempfindungen gemeinsam mit dem Kind eintragen könnten. Damit können Sie modellhaft Ihr Kind bei der Bearbeitung unterstützen. Selbstverständlich können Sie den Teil Ihrer Gefühle einfach abtrennen und einbehalten.

Vielen Dank und mit freundlichen Grüßen

Beobachtungsaufgabe Gefühle

Ich bemerke ein Gefühl in meinem Körper.	Welches Gefühl könnte es sein?	Was tue ich gerade und wo bin ich gerade?
Bitte schreibe auf: Wo im Körper? Wie fühlt es sich an? *Beispiel: Ich bemerke ein Drücken im Bauch.*	(Angst, Traurigkeit, Wut, Ekel, Liebe, Scham, Freude) *Beispiel: Es könnte Angst sein.*	*Beispiel: Ich liege im Bett.*
....	....	....
....	....	....
....	....	....
....	....	....
....	....	....
....	....	....
....	....	....
....	....	....
....	....	....
....	....	....
....	....	....
....	....	....
....	....	....
....	....	....
....	....	....
....	....	....
....	....	....

Grundbedürfnisse für Ausgeglichenheit und Zufriedenheit

Altersbereich: Eltern von Kindern und Jugendlichen von 0–17 Jahren
Themen: ACT mit Eltern, Grundbedürfnisse, Ausgeglichenheit, Zufriedenheit, Selbstwahrnehmung, Werte, Familienwerte
Dauer: 20–30 Minuten

Durchführung
Bitte teilen Sie den Fragebogen aus und lassen ihn von den Eltern ausfüllen. Anschließend werden die Themen offen besprochen und diskutiert und die Fragen zur Vertiefung im eigenen Erleben gemeinsam erarbeitet.

Lerneffekte und Gesprächsthemen
Sich auf etwas Neues einlassen können, eine Übung um den Anfängergeist zu reaktivieren.
Im eigenen Erleben herauszufinden das werteorientiertes Handeln Ausgeglichenheit und Zufriedenheit ermöglicht

Tipp

Dieser Fragebogen eignet sich auch für Therapeut*innen in der Selbsterfahrung zur Exploration der angesprochenen Themen!

Grundbedürfnisse für Ausgeglichenheit und Zufriedenheit

Bitte beantworten Sie die folgenden Fragen, wir besprechen Ihre Antworten anschließend.

Welche elementaren Grundbedürfnisse müssen erfüllt sein, damit Sie ausgeglichen und zufrieden sind?

....

....

....

....

Bitte halten Sie kurz inne und überlegen Sie noch einmal: Was macht Sie wirklich ausgeglichen und zufrieden?

....

....

....

....

Welche Hindernisse gibt es?

....

....

....

....

Sind Ihre Grundbedürfnisse im Einklang mit Ihren persönlichen Werten?

....

....

....

....

Grundbedürfnisse für Ausgeglichenheit und Zufriedenheit

Bitte halten Sie kurz inne und überlegen Sie noch einmal: Passen Ihre Werte und Ihre Grundbedürfnisse wirklich zusammen?

....

....

....

Welche Hindernisse gibt es?

....

....

....

Sind Ihre Grundbedürfnisse im Einklang mit den verabredeten Familienwerten?

....

....

....

....

Bitte halten Sie kurz inne und überlegen Sie noch einmal: Passen die Familienwerte und Ihre Grundbedürfnisse wirklich zusammen?

....

....

....

Welche Hindernisse gibt es?

....

....

....

Möglicher Ablauf der videogestützten ACT-Elternarbeit

Im Folgenden soll ein möglicher Ablauf eines videogestützten ACT-Elternarbeits-Prozesses dargestellt werden.

(1) Kontaktaufnahme und Vorgespräch
- Auftrag und Absprachen

(2) Einführungsgespräch
- Präsentation der Methode: Videogestützte ACT-Elternarbeit
- Diagnostik: erste Erhebung der Problemsicht, der Lösungsversuche, Erklärungen und Ziele mit der Übung AB 89 »PELZ Problemsicht und Zieldefinition«; Vergabe des *Eltern-Belastungs-Inventars* (EBI; Tröster, 2011) an die Eltern
- Das informierte Einverständnis wird erarbeitet.

(3) Entwicklung der Begleitfrage
- Ergebnisse der Problemsicht, der Lösungsversuche, Erklärungen und Ziele aus dem PELZ-Modell
- Auswertung des *Eltern-Belastungs-Inventars* (EBI)
- eine aufrichtige und ehrliche Lastanerkennung (auch auf der Grundlage der Auswertung des EBIs): Schwere und Intensität der zu leistenden Aufgaben, aber auch die Traurigkeit und Enttäuschung darüber, dass es nicht so läuft, wie es die Eltern sich wünschen (dies kann mit dem AB 90 »Vom Krisenmodus zu Werten« ergänzt werden)
- Einleitung eines Zielfindungsprozesses, z. B. durch die Übung auf dem AB 60 »Wunderfrage«, Erarbeiten des gemeinsamen Ziels
- ggf. Vertiefung durch AB 91 »Problemverhalten – Zielverhalten« und AB 93 »Hilfreiches Elternverhalten«
- Formulierung einer elterlichen Hilfefrage / Begleitfrage im Sinne von: Was können wir tun, damit unser Kind …?

(4) Struktur des Prozesses
- Terminplanung
- Der erste Aufnahme-Fokus wird festgelegt, es geht um eine konkrete Aufnahmesituation mit einem auftragsbezogenen Fokus.
- Die erste Videoaufnahme (Dauer 5–10 Minuten) wird entweder von einem familiären Ritual oder einer Interaktion (z. B. Übung »Papierkorbball« oder Übung »Gemeinsam lösen«) in den Praxisräumen gemacht. Die erste Aufnahme dient der Diagnostik.

(5) Videoanalyse durch die / den Therapeut*in
- Auswertung der Videoaufnahme für die »Kapazitätenanalyse«, die Fertigkeiten der Eltern werden herausgearbeitet.

(6) Videofeedbacksitzung
- Ressourcenorientiertes Rückmeldegespräch mit den Eltern im Sinne einer Kapazitätenanalyse, die Kompetenzen der Eltern werden sichtbar gemacht und gemeinsam erarbeitet. Des Weiteren kommt es zur Erarbeitung einer Matrix gemeinsam mit den Eltern (AB 96 »Matrix mit Eltern«).

Möglicher Ablauf der videogestützten ACT-Elternarbeit

(7) Trainingsverlaufsplanung

- Durch weitere Videokonsultationen wird an den ACT-Kernprozessen mit den Eltern gearbeitet. Fortlaufende Videoaufnahmen, um immer wieder zu erarbeiten, womit die Eltern wirksam im Sinne ihrer Werte und Ziele sind.
- und / oder familientherapeutische Settings zur Förderung der innerfamiliären Kommunikation und Interaktion

(8) Abschluss

- Reflexion des Prozesses
- Welche Kompetenz-Erweiterungen sind erlebbar, welche ACT-Kernprozesse sind vertieft verstanden und werden handlungsorientiert umgesetzt bzw. selbstwirksam gelebt?
- Resümee

(9) Zusätzliches Angebot

- Follow-up nach drei, sechs, neun und zwölf Monaten.

8 Fallkonzepte

Als transdiagnostischer und prozessbasierter Ansatz orientiert sich die therapeutische Anwendung der Akzeptanz- und Commitmenttherapie (ACT) nicht an psychiatrischen Krankheitsmodellen und somit auch nicht an störungsspezifischen Therapiemanualen. In der ACT geht es um eine individuelle Therapieplanung auf der Grundlage eines individuellen Fallkonzeptes. »Fallkonzeptualisierung bedeutet aus ACT-Perspektive die Fähigkeit, die Probleme der Patient*innen funktional zu analysieren und sie im Sinne des Modells der psychischen Flexibilität in einen neuen Rahmen zu stellen« (Hayes et al., 2014, S. 137). Ein wesentlicher Aspekt eines solchen Fallkonzeptes ist somit, die sechs Kernprozesse zu explorieren. Hierzu ist es zentral wichtig, mit ACT-Ohren zu hören und mit ACT-Augen zu sehen. Ein ACT-Fallkonzept sollte möglichst zu Beginn erstellt und fortlaufend adaptiert werden im Sinne von: Welche Kernprozesse haben sich bereits wie entwickelt und an welchen wäre es wichtig, weiterzuarbeiten?

Insbesondere wenn wir als Therapeut*innen eigene Unklarheiten in der Prozessgestaltung bemerken, kann eine schriftliche Aktualisierung des Fallkonzeptes hilfreich sein.

Wichtig

Es gibt zwei zentrale Fragen, von denen die Erstellung des Fallkonzepts in der ACT hauptsächlich getragen wird (Hayes et al., 2014):
(1) Welche Lebensweise wünscht sich der / die Patient*in im tiefsten Innern?
(2) Welche inneren oder äußeren Hindernisse haben ihn / sie bisher gehindert?

Im Folgenden finden Sie mehrere Möglichkeiten zur Erstellung eines individuellen Fallkonzeptes, wobei diese sich zum Teil gegenseitig ergänzen:
(1) das Hexaflex als Fallkonzept
(2) die Matrix als Fallkonzept
(3) die Verhaltensanalyse
(4) die Fallkonzeptualisierung nach Harris (2014)
(5) die DOTS als Ergänzung im Sinne einer funktionalen Analyse
(6) das Relationale Netz

Ergänzend können Fragebögen hinzugezogen werden. Für die psychotherapeutische Arbeit mit Erwachsenen gibt es bereits eine breite Auswahl an Fragebögen, welche einzelne Hexaflex-Prozesse erheben.

Für Kinder und Jugendliche sind es deutlich weniger und nur wenige liegen bisher in deutscher Übersetzung vor.

Arbeits- und Informationsmaterial

AB 105 Fallkonzept Hexaflex

Dieses Arbeitsblatt bietet Therapeut*innen die Möglichkeit, die bei den Patient*innen beobachteten Kernprozesse abzubilden.

AB 106 Fallkonzept Matrix

Dieses Arbeitsblatt leitet die Durchführung einer Matrix an. Die Matrix ist ein von Polk et al. (2016) entwickeltes ACT-Tool, mit welchem gemeinsam mit den Patient*innen insbesondere die zwei Kernfragen »Welche Lebensweise wünscht sich der / die Patient*in im tiefsten Innern?« und »Welche inneren oder äußeren Hindernisse haben ihn oder sie bisher daran gehindert?« bearbeitet werden können. So kann die Funktionalität des Verhaltens der Patient*innen exploriert und abgebildet werden.

AB 107 Erweiterung der Matrix mit DOTS
Die Erarbeitung der DOTS nach Harris (2014) ermöglicht die Funktionalität von Erlebensvermeidung zu erarbeiten und zu verdeutlichen. Die Ergebnisse können in die Matrix auf **AB 106** »Fallkonzept Matrix« integriert werden.

AB 108 Relationales Netzwerk
Durch eine gemeinsame Bearbeitung des von Anja Meyer entwickelten Arbeitsblattes »Relationales Netzwerk« mit Jugendlichen bzw. Eltern können diese für Zusammenhänge zwischen Umgebungsreizen und innerem Erleben sensibilisiert werden, wodurch die Einordnung und die Betrachtung von Verhaltensimpulsen ohne Durchführung einer automatisierten Handlung erleichtert wird.

AB 109 ACT-Fallkonzeptualisierung
Dieses Fallkonzept in Anlehnung an Harris (2014) ermöglicht eine umfangreiche Zusammenfassung aller sechs Kernprozesse. Zusätzlich können eine Problembeschreibung, die Zusammenfassung von Ressourcen und eine Therapieplanung abgebildet werden.

INFO 4 Verhaltensanalyse
Dieses Informationsblatt ermöglicht die strukturierte Erstellung einer Verhaltensanalyse auf der Grundlage der im Laufe der Diagnostik gewonnen Informationen.

AB 110 Verhaltensanalyse für Kinder und Jugendliche
Dieses Arbeitsblatt ermöglicht die Erstellung einer Verhaltensanalyse gemeinsam mit den Kindern bzw. mit den Jugendlichen.

AB 111 Verhaltensanalyse für Eltern
Dieses Arbeitsblatt ermöglicht die Erstellung einer Verhaltensanalyse gemeinsam mit den Eltern oder anderen wichtigen Bezugspersonen.

AB 105 • T

Fallkonzept Hexaflex

Thema: Fallkonzept Hexaflex
Dauer: 10–20 Minuten, wird von der / dem Therapeut*in zwischen den Sitzungen bearbeitet

Durchführung

In der Akzeptanz- und Commitmenttherapie ist es wichtig, bereits zu Beginn der Therapie mit ACT-Ohren zu hören, mit ACT-Augen zu sehen und auf die Ausprägung der einzelnen Kernprozesse zu achten, um diese gezielt zu fördern, regelmäßig die Veränderungen zu überprüfen und so weitere Interventionen zu planen.

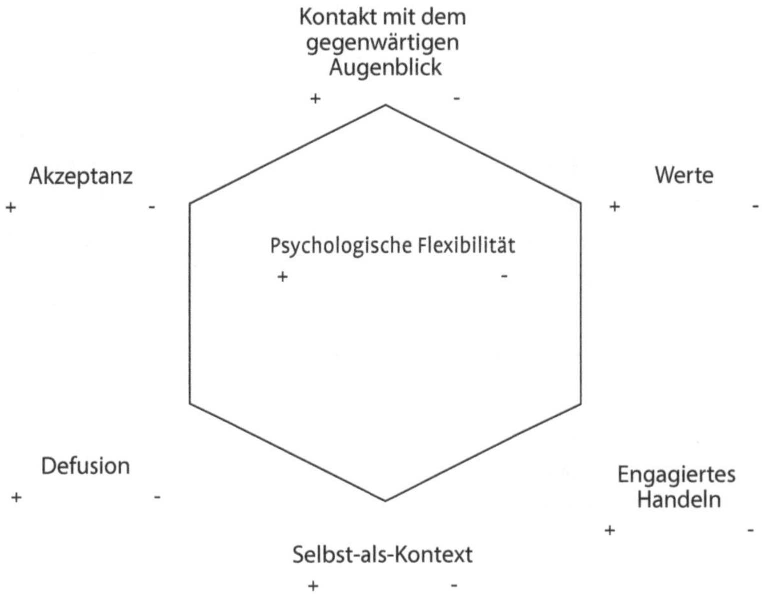

Kontakt mit dem gegenwärtigen Augenblick flexible Aufmerksamkeit: Was ist hier und jetzt wahrnehmbar?	↔	**Dominanz der vorgestellten Vergangenheit und Zukunft** Gedanken in Vergangenheit oder Zukunft, Autopilot
Akzeptanz den Kampf einstellen	↔	**Erlebensvermeidung** Kampf mit schwierigen, Gedanken und Gefühlen
Werte Was ist mir wirklich wichtig?	↔	**Mangel an Klarheit der Werte** Vorherrschen von sozial erwünschten, fusionierten oder ängstlich-vermeidenden »Werten«
Engagiertes Handeln an eigenen Werten orientiertes Handeln	↔	**Untätigkeit** Impulsivität oder Beharrlichkeit im Vermeiden
Defusion Ich bin nicht meine Gedanken.	↔	**Fusion** Gedanken wörtlich nehmen und danach handeln
Selbst-als-Kontext flexibler Perspektivwechsel	↔	**Selbst-als-Konzept** starres Selbstkonzept

Fallkonzept Matrix

Altersbereich: ab 8 Jahren
Themen: Fallkonzept, mit dem Kind bzw. der / dem Jugendlichen die Funktionalität des eigenen Verhaltens zu explorieren
Dauer: 30–50 Minuten
Materialien: Flipchart-Papier, Stifte

Durchführung

Die Matrix ist ein Arbeitsmodell, welches in der Stunde gemeinsam mit den Kindern bzw. Jugendlichen erstellt wird. Sie kann aber ebenso als Fallkonzept-Tool für den Therapeuten bzw. die Therapeutin dienen.
Zunächst wird ein Blatt Papier in vier Quadranten unterteilt mit einem Kreis in der Mitte des Kreuzes. Die untere linke Hälfte des Blattes bezieht sich auf inneres Erleben (Gedanken, Gefühle, Körpersensationen, Erinnerungen) welche der oder die Jugendliche gerne loswerden möchten, die untere rechte Hälfte bezieht sich auf inneres Erleben im Sinne eigener Werte. Die obere Hälfte beinhaltet beobachtbares Verhalten: oben links was wir tun, um als unangenehm bewertete Gedanken und Gefühle zu minimalisieren oder zu kontrollieren, oben rechts an den eigenen Werten orientiertes Verhalten im Sinne von engagiertem Handeln. Der Kreis in der Mitte symbolisiert die Person, welche all dies wahrnimmt und beobachtet (Selbst-als-Kontext / Beobachter Selbst).
Der Prozess kann in jedem Quadranten gestartet werden.
Ein möglicher Ablauf ist:
(1) Wer oder was ist dir wichtig? (unten rechts)
(2) Was kommt dir manchmal innerlich in die Quere? (unten links)
(3) Was tust du, um von diesen schwierigen Gedanken und Gefühlen wegzukommen? (oben links)
(4) Was tust du oder könntest du tun, um dich in Richtung der wichtigen Dinge und Personen zu bewegen? (oben rechts)
(5) Wer kann auswählen und wahrnehmen, was dir wichtig ist? Wer kann die inneren Dinge wahrnehmen, die auftauchen und sich in den Weg stellen? (Kreis in der Mitte: »Ich nehme wahr«).

Lerneffekte und Gesprächsthemen

- Die Erstellung einer Matrix ermöglicht eine Unterscheidung von Verhalten im Sinne von Erlebensvermeidung und Verhalten im Sinne der eigenen Werte.
- Sie ermöglicht einen validierenden Umgang mit den kurzfristig wirkenden Vermeidungsstrategien, indem gemeinsam erarbeitet wird, welche kurzfristigen und welche langfristigen Konsequenzen die Vermeidungsstrategien haben (s. AB 107 »Erweiterung der Matrix mit DOTS«)
- Die aktuell besonders wichtigen Lebensbereiche können herausgearbeitet werden. Eine Matrix beleuchtet den Kontakt zu eigenen Werten und bietet die Möglichkeit zur Vertiefung von Werten.
- Im Rahmen der Matrix wird eine Unterscheidung zwischen Achtsamkeit im Innen und Achtsamkeit im Außen eingeführt.
- Die Matrix fördert die Einnahme einer Beobachterperspektive und das selbstständige Wahrnehmen, Benennen und Einordnen eigenen Erlebens und Verhaltens.
- Die Matrix bietet die Möglichkeit, den Jugendlichen die eigene therapeutische Haltung im Sinne eines informierten Einverständnisses zu vermitteln.
- Die Matrix kann als Handyfoto von den Jugendlichen mit nach Hause genommen werden. Den Jugendlichen kann z. B. die Beobachtungsaufgabe gestellt werden, ihr Verhalten in dieser Zeit aus der Matrixperspektive heraus wahrzunehmen.

Fallkonzept Matrix

Wichtig

Wenn von manchen Jugendlichen nur kurze und einsilbige Antworten gegeben werden, kann durch die Matrix dennoch ein hilfreicher Prozess entstehen, in welchem wertvolle Informationen gesammelt werden können. Es geht nicht um eine vollständige Erhebung aller Hin- und Wegbewegungen, sondern zunächst darum, eine gewisse Sichtweise einzunehmen.

Tipps

- Kleine Zeichnungen in den vier Quadranten können hilfreich sein, z. B. ein Herz unten rechts, ein Monster unten links, ein Notausgangsschild oben links und ein Mensch in Aktion oben rechts.
- Bei Kindern hat sich eine Erarbeitung der Matrix im Raum bewährt. So können z. B. mit Kreppband die vier Felder auf dem Boden aufgeklebt und mit dem Kind exploriert werden, indem sich das Kind in den jeweiligen Quadranten setzt oder stellt.
- Auch durch das Kind mitgebrachte Fotos können hilfreich eingesetzt werden.

Fallkonzept Matrix

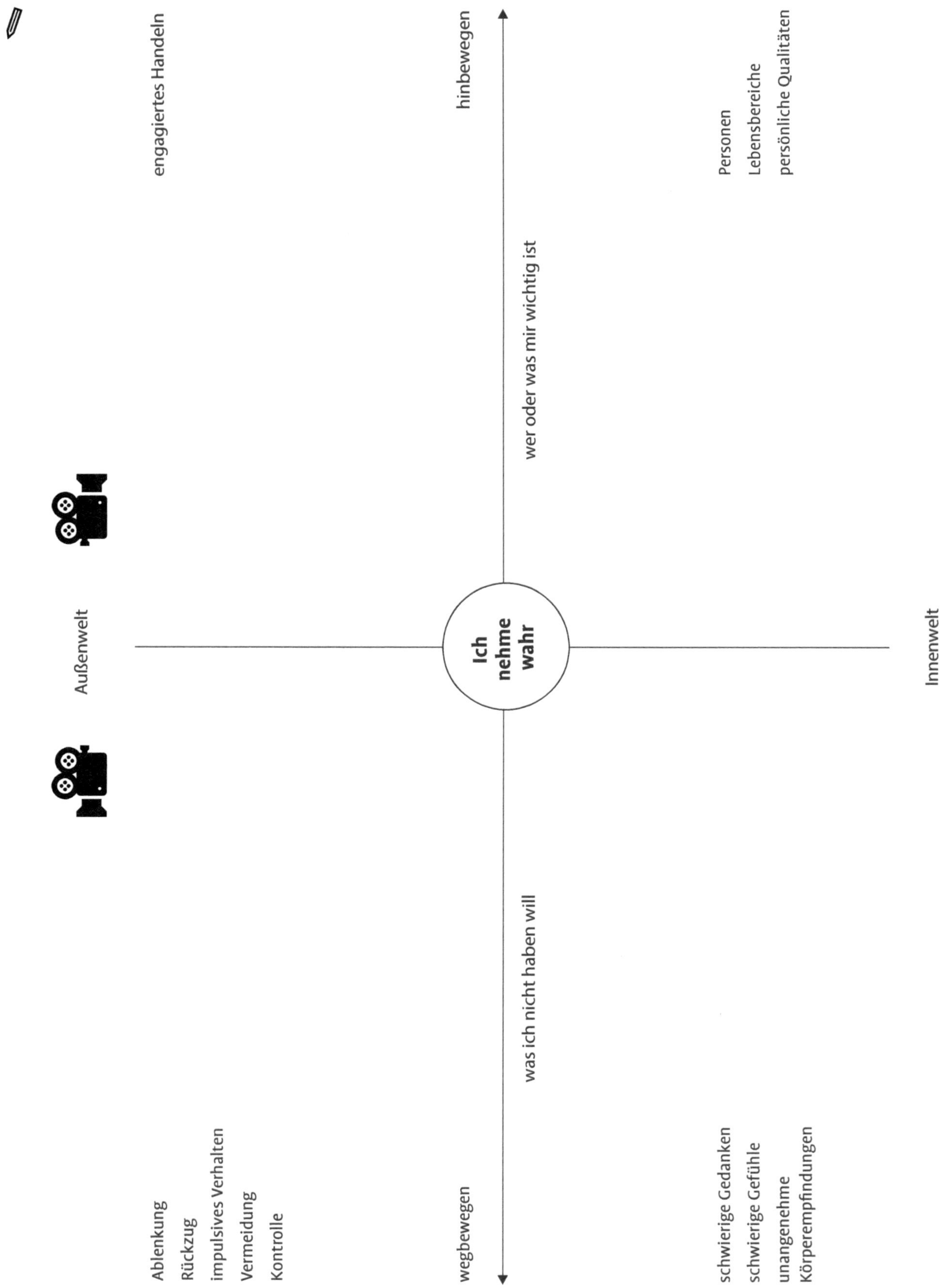

Erweiterung der Matrix mit DOTS

Altersbereich: ab 13 Jahren
Thema: Fallkonzept
Materialien: Flipchart-Papier, Stifte

Durchführung

Wird mit den Jugendlichen eine Matrix erarbeitet, so können innerhalb dieser die sogenannten DOTS – ein von Harris (2011) entwickeltes Akronym – eingeführt werden.

Definition

DOTS steht für
D = Distraction (Ablenkung)
O = Opting Out (Rückzug)
T = Time Travel (Gedankenreisen in Zukunft oder Vergangenheit)
S = Self Harm (selbstschädigendes Verhalten inkl. Substanzmissbrauch)

Im Laufe der Erstellung der Matrix wird die Frage gestellt: »Was tust du, um von diesen schwierigen Gedanken und Gefühlen wegzukommen?« An dieser Stelle können gezielt die DOTS exploriert werden.
Während diese exploriert werden, wird konstant nach den kurzfristigen und langfristigen Konsequenzen dieser Verhaltensweisen gefragt. Diese von den Jugendlichen erlebten und beschriebenen Konsequenzen können dann mithilfe von Plus- und Minuszeichen in der Matrix im Sinne einer Tabelle dargestellt werden, wobei die folgenden Zeichen vorgegeben werden:

- Eine erlebte Verbesserung, z. B. weniger Angst, wird mit einem Plus (+) vermerkt. Die Intensität der Verbesserung wird durch die Anzahl der Pluszeichen dargestellt (maximal drei Pluszeichen).
- Eine erlebte Verschlechterung, z. B. mehr Angst, wird mit einem Minus (–) vermerkt. Die Intensität der Verschlechterung wird durch die Anzahl der Minuszeichen dargestellt (maximal drei Minuszeichen).
- für gleichbleibend: 0

Beispieltabelle

Verhalten	kurzfristig	langfristig
Rückzug in mein Zimmer	+ +	–
mich selbst verletzen	+ + +	– – –
meine Mutter beschimpfen	+	– – –

Erweiterung der Matrix mit DOTS

Einarbeitung in die Matrix

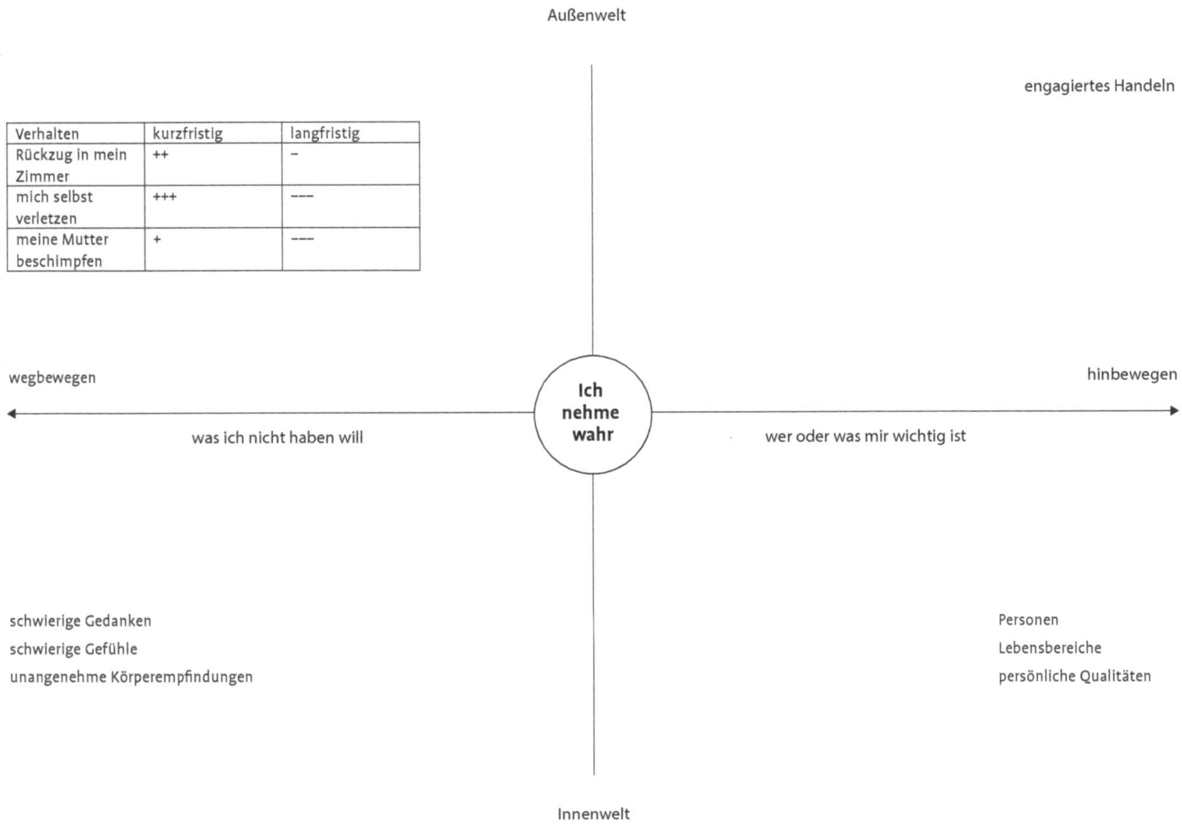

Verhalten	kurzfristig	langfristig
Rückzug in mein Zimmer	++	–
mich selbst verletzen	+++	–––
meine Mutter beschimpfen	+	–––

Lerneffekte und Gesprächsthemen

Gemeinsam kann exploriert werden, dass diese Verhaltensweisen häufig kurzfristig zu einer erlebten Verbesserung der eigenen Befindlichkeit führen. So kann die Funktionalität von Erlebensvermeidung verdeutlicht werden. Gleichzeitig bietet diese Exploration die Möglichkeit eines validierenden Umgangs der / des Therapeut*in mit diesen Verhaltensweisen. Außerdem können die Jugendlichen für die langfristigen negativen Konsequenzen dieser Verhaltensweisen sensibilisiert werden (Förderung von langfristigem Tracking).

Wichtig

Zumeist liefert eine Erarbeitung der DOTS auch für die Therapierenden wichtige Hinweise zur weiteren Therapieplanung.

Relationales Netzwerk

Altersbereich: ab 12 Jahren
Thema: Fallkonzept

Durchführung

Das Arbeitsblatt wird mit den Jugendlichen oder den Eltern gemeinsam erarbeitet und ausgefüllt. Ein Einstieg kann das zuvor erarbeite Problemverhalten der Jugendlichen oder der Eltern (im Sinne von nicht hilfreichem Erziehungsverhalten) oder die über die Matrix erarbeiteten DOTS (AB 107) sein. Dieses wird unter *Verhaltensimpuls / Drang* eingetragen. Anschließend werden den Jugendlichen oder den Eltern die folgenden Fragen gestellt:

(1) In welcher Situation hattest du in der letzten Zeit diesen Verhaltensimpuls? Bitte beschreibe diese Situation genau:
- Wo warst du?
- Wer war anwesend?
- Was haben die anwesenden Personen gesagt und getan?

(2) In dieser Situation, in der du diesen Verhaltensimpuls hattest:
- Welche Gedanken hast du bei dir bemerkt? → unter »Gedanken« eintragen
- Welche Gefühle hast du bei dir bemerkt? → unter »Gefühle« eintragen
- Welche Körperempfindungen hast du bei dir bemerkt? → unter »Körperempfindungen« eintragen

(3) Aus welchen Situationen kennst du / kennen Sie dieses Muster noch?

(4) Welche deiner Lebenserfahrungen könnten Einfluss auf deinen Verhaltensimpuls haben? → (wird bei Erfahrungen eingetragen)

(5) Bist du dem Verhaltensimpuls nachgegangen? Wenn ja, was hast du getan?
- Wie hättest du dich verhalten, wenn es dir in dieser Situation gelungen wäre, sich so zu verhalten wie der Mensch, der du sein möchtest?

Andere Einstiegsmöglichkeiten sind denkbar (z. B. über eine geschilderte schwierige Situation, über ein Gefühl, welches eine Person versucht zu vermeiden, oder über eine schmerzhafte Erinnerung).

Lerneffekte und Gesprächsthemen

Durch eine gemeinsame Erstellung des Relationalen Netzwerks mit den Jugendlichen bzw. den Eltern können diese für Zusammenhänge zwischen Umgebungsreizen und innerem Erleben sensibilisiert werden (Förderung von Kontextsensitivität), wodurch die Einordnung und die Betrachtung von Verhaltensimpulsen ohne Durchführung einer automatisierten Handlung erleichtert wird. Gleichzeitig kann das Verständnis für eigenes Verhalten im Kontext der eigenen Lerngeschichte gefördert und die Wahrscheinlichkeit für die Durchführung einer von der Person wertgeschätzten Handlung erhöht werden, indem das gewünschte Verhalten im Sinne von engagiertem Handeln exploriert wird.

Tipp

Das Arbeitsblatt kann nach einer ersten gemeinsamen Erarbeitung zur Analyse weiterer Situationen mit nach Hause gegeben werden.

Relationales Netzwerk

Situation: ....

Erfahrungen

Gedanken

Verhaltensimpulse/Drang

Körperempfindungen

Gefühle

gewünschtes/gewähltes Verhalten: ....

ACT-Fallkonzeptualisierung

Name der / des Patient*in: .... Datum: ....

Seien Sie beim Benennen und Aufzeichnen genau.

Probleme
Was beschreibt der oder die Jugendliche bzw. das Kind als die eigenen Hauptprobleme?
Probleme aus Sicht des oder der Jugendlichen bzw. des Kindes:

....

....

Was beschreiben die Bezugspersonen als die Hauptprobleme?
Probleme aus Sicht der Bezugspersonen:

....

....

Hinweise zum Kontext Lebensmittelpunkt:
Gibt es irgendwelche äußeren Hindernisse (es sind hier nicht psychologische Hindernisse gemeint), die einem reichen und erfüllten Leben im Wege stehen? (Beispiel: soziale, gesundheitsbezogene, rechtliche, finanzielle und berufliche Probleme, die eine aktive Problemlösung oder ein Fertigkeiten-Training benötigen)

....

....

Nicht hilfreiches Verhalten für den Prozess: Engagiertes Handeln
Welches Verhalten des Kindes bzw. des oder der Jugendlichen verschlechtert die Lebenssituation, lässt ihn oder sie stecken bleiben, verschlimmert die Probleme, verhindert Entwicklung, verhindert gesunde Lösungen, verschlechtert die Gesundheit oder schädigt Beziehungen?

....

....

Welche Personen, Orte, Ereignisse, Situationen, Aktivitäten und Herausforderungen vermeidet oder verlässt der oder die Jugendliche bzw. das Kind, z. B. durch Rückzug, Verlassen, Aufschieben, Fernbleiben

....

....

ACT-Fallkonzeptualisierung

Fusion
Bitte notieren Sie hier Gedanken, welche sich auf die Vergangenheit oder Zukunft beziehen. (Beispiel: grübeln, sich sorgen, fantasieren, beschuldigen, dramatisieren, katastrophisieren, Idealisierung der Vergangenheit und / oder Zukunft, alte Wunden pflegen, Flashbacks)

....

....

Selbstbeschreibung des Kindes bzw. der oder des Jugendlichen
Wie beschreiben die Betroffenen sich selbst? Was glauben diese zu können bzw. nicht zu können? (Selbstüberschätzungen, Selbstverurteilung, selbstbegrenzende Ideen zu eigenen Fähigkeiten, »Was kann ich?«, »Was kann ich nicht?«, »Wer bin ich?«)

....

....

Begründungen für Stillstand
Was sind die Begründungen des Kindes bzw. der / des Jugendlichen, warum es zu keinen Verbesserungen oder Veränderungen in deren Leben kommt?

....

....

Regeln
Welche Regeln des Kindes bzw. der Jugendlichen werden deutlich?
(wie ich selbst sein sollte, andere oder das Leben sein sollte: Suche nach Schlüsselwörtern, wie z. B.: sollte, muss, richtig, falsch, immer, nie, kann nicht, weil, werde nichts tun bis nicht … passiert, sollte nicht sein bevor nicht … usw.)

....

....

Bestehende Bewertungen / Urteile
Welche Bewertungen und Urteile des Kindes bzw. der oder des Jugendlichen werden deutlich?
(Meist werden diese negativ sein, aber manchmal auch positiv, können über alles und jeden sein, andere Leute, einen selbst, den Job, die Schule, den Körper, die eigenen Gefühle und Gedanken, die Vergangenheit, die Zukunft oder das Leben selbst.)

....

....

Sonstiges
Bitte notieren Sie hier alle weiteren, nicht hilfreichen Kognitionen, Glaubenssätze, Ideen, Haltungen, Annahmen usw. Notieren Sie alles, was das Kind bzw. der oder die Jugendliche sagt, was nervt, verwirrt, Angst macht oder Sie als Therapeut*in »feststecken lässt«.

....

....

Erlebensvermeidung Prozess Akzeptanz
Bitte notieren Sie hier Gedanken, Bilder und Erinnerungen, die der oder die Jugendliche bzw. das Kind versucht zu vermeiden, loszuwerden oder die es nicht haben will.

....

....

Bitte notieren Sie hier Gefühle, Empfindungen und Impulse, die der oder die Jugendliche bzw. das Kind versucht zu vermeiden, loszuwerden oder die es nicht haben will.

....

....

Prozesse Werte und engagiertes Handeln
Welche Lebensbereiche erscheinen für diesen Jugendlichen bzw. das Kind am wichtigsten, z. B. Arbeit, Studium, Schule, Gesundheit, persönliche Beziehungen, Freunde, Familie, Spiritualität, Gemeinde, Umwelt?

....

....

Welche Werte erscheinen wichtig für diesen Lebensbereich?

....

....

Welche wertekongruenten Ziele hat sich der oder die Jugendliche bzw. das Kind gesetzt und welche werden bereits im Sinne dieser Werte umgesetzt?

....

....

ACT-Fallkonzeptualisierung

Voraussetzung für ein Fertigkeiten-Training
Hat der oder die Jugendliche bzw. das Kind die Fähigkeit für eine zielfokussierte Aufmerksamkeit, d. h. dabeizubleiben, den Fokus der Aufmerksamkeit zu erweitern oder zu verengen, je nachdem, wie es für das Ziel notwendig ist?

....

Welche Stärken, Fertigkeiten und persönlichen Ressourcen hat der / die Jugendliche bzw. das Kind bereits, die eingesetzt werden können? Welche Ressourcen aus der Umwelt könnten möglicherweise genutzt werden?

Persönliche Ressourcen

....

Umwelt-Ressourcen

....

Meine persönlichen Hindernisse – Selbstreflexion der Therapeut*in
Welche problematischen Gedanken und Gefühle tauchen bei Ihnen auf? Seien Sie beim Benennen und Aufzeichnen genau und ehrlich.

....

Weitere Planung
Welche Fragen, Übungen, Arbeitsblätter, Metaphern, Werkzeuge, Techniken und Strategien können Sie in der nächsten Sitzung anwenden?

....

Welches Fertigkeiten-Training ist notwendig?

....

Ist situationsspezifisches, praktisches Problemlösen notwendig aufgrund von äußeren Hindernissen? Wenn ja, aufgrund von welchen?

....

Verhaltensanalyse

Altersbereich: für jedes Alter geeignet
Thema: Fallkonzept
Dauer: 10–50 Minuten
Materialien: Flipchart oder Arbeitsblatt

Durchführung

Verhaltensanalysen können gemeinsam mit den Jugendlichen oder den Eltern, aber auch allein durch den / die Therapeut*in zwischen den Sitzungen erstellt werden.

Lerneffekte und Gesprächsthemen

Verhaltensanalysen stellen die Funktionalität des Verhaltens im jeweiligen Kontext dar. Sie ermöglichen den Patient*innen, ein tieferes Verständnis ihres Verhaltens und Erlebens zu erlangen und unterstützen sie dabei, steuernden Einfluss auf ihr Verhalten auszuüben.

Verhaltensanalyse für den / die Therapeut*in als Fallkonzept

Verhaltensanalysen können für die Therapieplanung wertvolle Hinweise liefern. Die Analyse des kindlichen oder jugendlichen Verhaltens im Sinne einer Verhaltensanalyse liefert wichtige Hinweise darüber, welches therapeutische Verhalten welche verstärkenden Einflüsse haben kann. Auf dieser Grundlage können die Therapierenden immer wieder ihr Verhalten ausrichten.
Folgende Fragen ermöglichen eine gezielte Planung des therapeutischen Verhaltens als Verstärker dem Kind bzw. dem oder der Jugendlichen gegenüber:

- Was ist das konkrete Problemverhalten?
- Was ist das konkrete Zielverhalten?
- Was sind für Patient*innen relevante Hinweisreize?
- Was sind für Patient*innen relevante Verstärker?

Beispiel Anfang

Einer Jugendlichen mit depressivem Erleben fällt es schwer, ihre eigene Meinung zu sagen. Sie benennt als Ziel, mehr Selbstbewusstsein erlangen zu wollen. In einer Verhaltensanalyse kann erarbeitet werden, dass das Vermeidungsverhalten »die Meinung nicht sagen« negativ verstärkt wird (Angst und Scham lassen nach). Um das Zielverhalten »eigene Meinung äußern« im Therapiesetting zu fördern, werden hierzu vielfältige Anlässe durch den Therapeuten bzw. die Therapeutin geschaffen. Wenn die Jugendliche das Zielverhalten zeigt, wird dieses verstärkt.

Ein Grundschüler reagiert bei Frustrationserleben intensiv laut und wütend. Anhand der mit den Eltern erstellten Verhaltensanalyse wird deutlich, dass er bei den unterschiedlichsten Anforderungen schnell aufgibt und dabei schimpft und meckert. Sein Verhalten wird von den Eltern verstärkt, indem sie die gestellte Anforderung zurücknehmen und für ihn erledigen.
Um das Zielverhalten »weitermachen, auch wenn die Aufgabe schwierig ist« im Therapiesetting zu fördern, werden dem Jungen vielfältig und kleinschrittig Aufgaben gestellt, bei welchen das Zielverhalten verstärkt wird.

Verhaltensanalyse

Verhaltensanalysen mit Jugendlichen

Durch eine gemeinsame Erstellung einer Verhaltensanalyse mit den Jugendlichen können diese für die jeweiligen Auslöser (Stimuli) und die kurzfristigen sowie langfristigen Konsequenzen eigenen Verhaltens sensibilisiert werden (Förderung von Kontextsensitivität). Ebenso werden die Patient*innen für die Nützlichkeit dieses Verhaltens (Nutzen versus Kosten) im Sinne eigener Werte (funktionale Kohärenz) sensibilisiert.

Beispiel

Eine Jugendliche hat vor dem Hintergrund intensiver Mobbingerfahrungen vor zwei Jahren Angst vor Ablehnung. In freundschaftlichen Beziehungen zieht sie sich häufig zurück. Dadurch lässt ihre Angst kurzfristig nach und ihr Rückzugsverhalten wird negativ verstärkt.

Verhaltensanalysen mit Eltern

In der Elternarbeit ist es äußerst hilfreich mit einer gemeinsam erstellten Verhaltensanalyse, die auslösenden und aufrechterhaltenden Bedingungen des Problemverhaltens des Kindes zu erarbeiten. Da zumeist das elterliche Verhalten eine Konsequenz auf das kindliche Problemverhalten ist, können mithilfe von Verhaltensanalysen wichtige Ansatzpunkte für Verhaltensveränderungen der Eltern erarbeitet werden.

Weiterhin kann durch eine gemeinsame Verhaltensanalyse die Funktionalität des elterlichen Verhaltens erarbeitet werden. Hierzu erweisen sich Verhaltensketten als besonders hilfreich. Nachdem eine Verhaltensanalyse zum kindlichen Problemverhalten erstellt wurde, wird im Anschluss das Verhalten des Kindes als Stimulus für das elterliche Verhalten eingetragen, um so eine Verhaltensanalyse über das elterliche Verhalten zu erstellen. Wird dieser Prozess wertschätzend gestaltet, ist dies für die Eltern zumeist entlastend. Darüber hinaus gibt die Verhaltensanalyse wertvolle Hinweise für die Gestaltung der Elternarbeit.

Beispiel

Das oben genannte Beispiel des Grundschülers wird in der Elternarbeit mit der Mutter in einer Verhaltensanalyse erarbeitet. Die Mutter kann erkennen, dass sie mit ihrem Verhalten das Problemverhalten verstärkt. In einer weiteren Verhaltensanalyse mit der Mutter, bezogen auf ihr Verhalten »Anforderungen zurücknehmen und dem Kind die Aufgabe abnehmen«, kann erarbeitet werden, inwiefern dieses elterliche Verhalten verstärkt wird. Möglicherweise löst die Wut des Kindes Gedanken wie »Ich bin eine schlechte Mutter« aus, verbunden mit Gefühlen von Scham. Die Mutter hat möglicherweise die Erfahrung gemacht, dass, wenn sie die Anforderungen zurücknimmt und dem Kind die Aufgabe abnimmt, das Kind aufhört, wütend zu sein und dann unmittelbar ihre Scham nachlässt. So wird ihr Verhalten negativ verstärkt.

Verhaltensanalyse

Es gibt verschiedenste verhaltensanalytische Modelle. Im deutschsprachigen Raum hat sich das SORKC-Modell (Kanfer & Saslow, 1976) durchgesetzt. Im angloamerikanischen Raum wird mit dem sogenannten ABC (A = Antecedent, B = Behavior, C = Consequences) gearbeitet.
Die hier dargestellten Arbeitsblätter zur Durchführung einer Verhaltensanalyse orientieren sich am verhaltensanalytischen ABC-Modell.

Vorgehen

(1) Zunächst wird das konkrete Problemverhalten herausgearbeitet und eingetragen.
(2) Dann wird versucht, die möglichen Auslöser für dieses Verhalten zu explorieren: Was ging dem Verhalten voraus?
(3) Nun werden die kurzfristigen und die langfristigen Konsequenzen des Verhaltens exploriert. Um dem / der Patient*in zu helfen, die Konsequenzen – insbesondere die aufrechterhaltenden – zu erkennen, kann es hilfreich sein, zunächst darauf hinzuweisen, dass fast jedes problematische Verhalten vier grundlegende Arten von Gewinn haben kann (Harris, 2014):
    (1) Es führt dazu, dass wir uns gut fühlen.
    (2) Es führt dazu, dass wir unangenehme Gedanken und Gefühle vermeiden oder sie loswerden.
    (3) Es führt dazu, dass wir einer unangenehmen Situation entkommen.
    (4) Wir bekommen Aufmerksamkeit.

Zumeist sind es die kurzfristigen Konsequenzen, welche ein Verhalten aufrechterhalten.

Verhaltensanalyse für Kinder und Jugendliche

- Was sind die konkreten problematischen Verhaltensweisen des Kindes bzw. des oder der Jugendlichen auf den vier Ebenen (sichtbares Verhalten, Gedanken, Gefühle, Körperreaktionen)?
- Was geht dem Verhalten voraus? Welche äußeren und welche inneren Hinweisreize gibt es?
- Welche kurzfristigen und welche langfristigen Konsequenzen folgen auf das Verhalten (dies können äußere und innere Konsequenzen sein)?

Auslöser	**Problemverhalten**	**Konsequenzen**
....	....	....
....	....	....
....	....	....
....	....	....
....	....	....
....	....	....
....	....	....
....	....	....
....	....	....
....	....	....
....	....	....
....	....	....

- Welche Auslöser gehen besonders häufig dem Problemverhalten voraus? Bitte unterstreichen Sie diese.
- Welche Konsequenzen wirken aufrechterhaltend? Bitte unterstreichen Sie diese.
- Welches Problemverhalten ist auch im Therapieraum sichtbar?

Verhaltensanalyse für Kinder und Jugendliche

Welches Verhalten möchtest du verändern (Problemverhalten)?

....

....

Was denkst du, während du dieses Verhalten zeigst?

....

....

Was fühlst du, während du dieses Verhalten zeigst?

....

....

Welche Körperempfindungen treten bei dir auf, während du dieses Verhalten zeigst?

....

....

Was würdest du gerne stattdessen tun?

....

....

Was ist häufig direkt vor deinem »Problemverhalten«?

....

....

Wo bist du dann?

....

....

Verhaltensanalyse für Kinder und Jugendliche

Wer ist dann auch anwesend?

....

....

Was sagen und tun andere?

....

....

Was denkst du in dieser Situation?

....

....

Was fühlst du in dieser Situation?

....

....

Was merkst du in deinem Körper?

....

....

Was folgt nach deinem »Problemverhalten« (Konsequenzen)?

kurzfristig

....

....

langfristig

....

....

Verhaltensanalyse für Kinder und Jugendliche

Welche dieser Konsequenzen führen möglicherweise dazu, dass du das Problemverhalten wieder zeigst? Bitte sortiere hier nun die Antworten von oben ein.

Auslöser	**Problemverhalten**	**Konsequenzen**
....	....	....
....	....	....
....	....	....
....	....	....
....	....	....
....	....	....
....	....	....
....	....	....
....	....	....
....	....	....
....	....	....
....	....	....
....	....	....
....	....	....
....	....	....

- ▶ Welche Auslöser gehen besonders häufig deinem Problemverhalten voraus. Bitte unterstreiche diese.
- ▶ Welche Konsequenzen wirken aufrechterhaltend? Bitte unterstreiche diese.

Verhaltensanalyse für Eltern

(1) Was sind die konkreten problematischen Verhaltensweisen des Kindes bzw. der oder des Jugendlichen auf den vier Ebenen (sichtbares Verhalten, Gedanken, Gefühle, Körperreaktionen)? Führen Sie für jedes Problemverhalten eine Verhaltensanalyse durch.
(2) Was geht dem Verhalten voraus? Welche äußeren und welche inneren Hinweisreize gibt es?
(3) Welche kurzfristigen und welche langfristigen Konsequenzen folgen auf das Verhalten? Dies können sowohl äußere als auch innere Konsequenzen sein.

Auslöser	**Problemverhalten**	**Konsequenzen**
....	....	....
....	....	....
....	....	....
....	....	....
....	....	....
....	....	....
....	....	....
....	....	....
....	....	....
....	....	....
....	....	....
....	....	....

- Welche Auslöser gehen besonders häufig dem Problemverhalten voraus? Bitte unterstreichen Sie diese.
- Welche Konsequenzen wirken aufrechterhaltend? Bitte unterstreichen Sie diese.

Verhaltensanalyse für Eltern

Das elterliche Verhalten, welches als aufrechterhaltende Konsequenz für das kindliche Problemverhalten identifiziert wird, wird nun mit einer weiteren Verhaltensanalyse abgebildet:

(4) Was sind die konkreten (problematischen) Verhaltensweisen der Eltern auf den vier Ebenen (sichtbares Verhalten, Gedanken, Gefühle, Körperreaktionen). Führen Sie für jedes elterliche Problemverhalten eine Verhaltensanalyse durch.
- Was geht dem Verhalten voraus? Welche äußeren und welche inneren Auslöser gibt es?
- Welche kurzfristigen und welche langfristigen Konsequenzen folgen auf das Verhalten? Dies können sowohl äußere als auch innere Konsequenzen sein. Welche Konsequenzen wirken aufrechterhaltend? Bitte unterstreichen Sie diese.

Auslöser	**Problemverhalten**	**Konsequenzen**
....	....	....
....	....	....
....	....	....
....	....	....
....	....	....
....	....	....
....	....	....
....	....	....
....	....	....

Literatur

Bell, M. & Turrell, S. L. (2016). ACT for Adolescents. Treating Teens and Adolescents in Individual and Group Therapy. Oakland: Context Press.

Ciarrochi, J. V., Hayes, L. & Bailey, A. (2012). Get out of your mind & into your life for teens. A guide to living an extraordinary life. Oakland: New Harbinger Publications.

Gottman, L. W. & Murell, A. R. (2011). Freude am Elternsein – Mut zum Erziehen. Hilfe für einen achtsamen und wirksamen Umgang mit Ihrem Kind. Bern: Huber.

Eiffert, G. (2011). Akzeptanz- und Commitment-Therapie (ACT). Göttingen: Hogrefe.

Eifert, G. & Gloster, A. (2016). ACT bei Angststörungen. Göttingen: Hogrefe.

Fang, S. & Ding, D. (2020). A meta-analysis of the efficacy of acceptance and commitment therapy for children. Journal of Contextual Behavioral Science, 15, 225–234.

Frantzis, B. (2014). Die Kraft der inneren Kampfkünste und des Chi. Aitrang: Windpferd.

Gloster, A. T., Walder, N., Levin, M. E., Twohig, M. P. & Karekl, M. (2020). The empirical status of acceptance and commitment therapy: A review of meta-analyses. Journal of Contextual Behavioral Science, 18, 181–192.

Gottman, J. (1997). The heart of parenting. Raising an emotionally intelligent child. New York: Simon and Schuster.

Harris, R. (2010). Der Weg zu echtem Selbstvertrauen. Freiburg: Arbor.

Harris, R. (2011). ACT leicht gemacht. Freiburg: Arbor.

Harris, R. (2013). Wer dem Glück hinterher rennt, läuft daran vorbei. Ein Umdenk-Buch. München: Goldmann.

Harris, R. (2014). Schwierige Situationen in der Akzeptanz- und Commitmenttherapie. Weinheim: Beltz.

Hayes, S. C. (1984). Making sense of spirituality. Behaviorism, 12, 99–110.

Hayes, S. C. (2020). Kurswechsel im Kopf. Weinheim: Beltz.

Hayes, S. C., Strosahl, K. D. & Wilson, K. G. (2014). Akzeptanz- & Commitment-Therapie. Achtsamkeitsbasierte Veränderungen in Theorie und Praxis. Paderborn: Junfermann.

Kabat-Zinn, J. (2007). Im Alltag Ruhe finden. Meditationen für ein gelassenes Leben. Frankfurt/M.: Fischer.

Kanfer, F. H. & Saslow, G. (1976). Verhaltenstheoretische Diagnostik. In D. Schulte (Hrsg.), Diagnostik in der Verhaltenstherapie (S. 24–59). München: Urban & Schwarzenberg.

Leonard-Curtin, A. (2021). Workshop-Präsentation ACBS World Conference. Poznań, Poland, 24.–27.06.2021.

Luoma, J., Hayes, S. & Walser, R. (2009). ACT Training. Paderborn: Junfermann.

McHugh, L. (2019). A Contextual Behavioral Guide to the Self. Oakland: Context Press.

McHugh, L. & Stewart, I. (2012). The self and perspective taking. Oakland: New Harbinger Publications.

McHugh, L., Barnes-Holmes, Y. & Barnes-Holmes, D. (2004). Perspective-taking as relational responding: A developmental profile. The Psychological Record, 54, 115–144.

Meibert, P. (2016). Achtsamkeitsbasierte Therapie und Stressreduktion MBCT / MBSR. München: Ernst Reinhardt.

Moran, O., Almada, P. & McHugh, L. (2018). An investigation into the relationship between the three Selves (Self-as-Content, Self-as-Process and Self-as-Context) and mental health in adolescents. Journal of Contextual Behavioral Science, 7 (218), 55–62.

Polk, K., Schoendorff, B., Webster, M. & Olaz, F. (2016). Praxishandbuch ACT-Matrix. Heidelberg: Springer.

Rossa, R. & Rossa, J. (2018). Gefühle-Monster-Mix zum Externalisieren mit Kindern. Weinheim: Beltz.

Schepers, G. & König, C. (2000). Video Home Training. Eine neue Methode der Familienhilfe. Weinheim: Beltz.

Singh, N. et al. (2006). Mindful Parenting Decreases Aggression, Noncompliance, and Self-Injury in Children With Autism. Journal of Emotional and Behavioral Disorders, 14 (3), 169–177.

Singh, N. et al. (2007). Mindful Parenting Decreases Aggression and Increases Social Behavior in Children With Developmental Disabilities. Behavior Modification, 31, 749–471.

Stosahl, K. & Robinson, P. (2012). Brief Interventions for Radical Behavior Change: Principles and Practice for Focused Acceptance and Commitment Therapy: Principles and Practice of Focused Acceptance. Oakland: New Harbinger.

Timko, C. A., Eifert, G. & Harres, A. (2013). Akzeptanz und Commitmenttherapie bei Anorexia nervosa. Weinheim: Beltz.

Törneke, N. (2010). Bezugsrahmentheorie. Paderborn: Junfermann.

Trevarthen, C. (1979). Communication and cooperation in early infancy: A description of primary intersubjectivity. In M. Bullowa (Ed.), Before speech: The beginning of human communication (pp. 321–347). Cambridge: Cambridge University Press.

Tröster, H. (2011). Eltern-Belastungs-Inventar. Deutsche Version des Parenting Stress Index (PSI) von R. R. Abidin. Göttingen: Hogrefe.

Vogt-Hillmann, M. & Burr, W. (2002). Lösungen im Jugendstil. Dortmund: Borgmann.

Vilatte, M., Vilatte, J. L. & Hayes, S. (2020). Sprache als psychotherapeutische Intervention. Stuttgart: Kohlhammer.

Wengenroth, M. (2017). Therapie-Tools Akzeptanz- und Commitmenttherapie. Weinheim: Beltz.

Whittingham, K. & Coyne, L. (2019). Acceptance and Commitment Therapy. The Clinicians' Guide for Supporting Parents. London: Academic Press.

Zettle, R., Hayes, S., Barnes-Holmes, D. & Biglan, A. (Eds.). (2016). The Wiley Handbook of Contextual Behavioral Science. Hoboken: Wiley.

Bildnachweis

Die Illustrationen in diesem Buch hat Sylvian Merot angefertigt, außer
Annika Botved: S. 51, 52, 220, 221
Claudia Styrsky: S. 155